Haug

Homöopathische Behandlung bei akuten und chronischen Erkrankungen

Effiziente Mittelfindung mit der Polaritätsanalyse

Heiner Frei

2., aktualisierte Auflage

12 Abbildungen
4 Tabellen

Karl F. Haug Verlag · Stuttgart

Bibliografische Information
der Deutschen Nationalbibliothek

Die Deutsche Nationalbibliothek verzeichnet
diese Publikation in der Deutschen Nationalbibliografie;
detaillierte bibliografische Daten sind im Internet
über http://dnb.d-nb.de abrufbar.

Anschrift des Autors:

Dr. med. Heiner Frei
Kreutzplatz 6
3177 Laupen
Schweiz

1. Auflage 2008

Die 1. Auflage erschien unter dem Titel:
Effiziente homöopathische Behandlung. Ein strukturiertes
Konzept für den Praxisalltag

Unsere Homepage: www.haug-verlag.de

Printed in Germany

Zeichnungen: Christoph Frei, Bern
Umschlaggestaltung: Thieme Verlagsgruppe
Umschlaggrafik: Christoph Frei, Bern
Satz: Mitterweger & Partner, Plankstadt
Satzsystem: Typo-Script
Druck: Grafisches Centrum Cuno, Calbe

ISBN 978-3-8304-7430-2 2 3 4 5 6

Für
Hanskaspar, Christoph,
Anna und Sophie

Geleitwort

Der durch seine dokumentierten Erfolge in der ADS/ADHS-Behandlung ausgewiesene Verfasser gründet sein hier auf andere Krankheitsbereiche ausgeweitetes methodisches Vorgehen bei der Symptomenerhebung auf die Verwendung von Fragebögen. Der diesen im Allgemeinen anhaftende fragwürdige Ruf beruht üblicherweise auf dem Einwand, dadurch dem Patienten eine freie Äußerung seiner Leiden zu verunmöglichen und Gefahr zu laufen, ihn in bestimmte Richtungen zu drängen. Im Einzelnen könne es dazu beispielsweise durch die Verwendung von Alternativfragen oder solcher, die nur mit Ja oder Nein zu beantworten sind, kommen, oder allein schon dadurch, dass auf bestimmte Leibesbereiche hingewiesen und der Patient sich zur Stellungnahme gedrängt fühle. Schließlich könne man ihn nicht beobachten, um im Zuge dessen abzuschätzen, welcher Wert dem betreffenden Aspekt zukäme.

Diese Einwände sind nicht leichterdings zu verwerfen, sondern erfordern eine nähere Betrachtung der Thematik. So sei zunächst daran erinnert, dass bereits Hahnemann durch seine bedeutende Korrespondenzpraxis genötigt war, die Patienten zu einer genauen Symptomenbeobachtung anzuhalten. Daher legte er ihnen die Lektüre des *Organon* nicht nur deshalb nahe, um sie auf die Grundprinzipien der Homöopathie einzustimmen und für deren Verfahrensweise das erforderliche Verständnis zu entwickeln, sondern auch gerade um sie für eine effiziente Symptomenwahrnehmung zu öffnen, worauf er zahlreiche Paragrafen mit einschlägigen Beispielen verwandte.

Darüber hinaus widmete der besonders in Fragen der homöopathischen Praxis so talentierte Bönninghausen diesem Gesichtspunkt eine mehr als zwanzig Druckseiten umfassende Abhandlung (*Die homöopathische Diät*, 2. Auflage, Münster 1833) und listete darin nach dem Kopf-zu-Fuß-Schema die verschiedenen Leibesbereiche mit ihren zugehörigen speziellen Eigenheiten so detailliert auf, dass sich dieser Text durchaus als Stammvater der Fragebogentradition bezeichnen lässt. Um in der historischen Entwicklung fortzufahren, sei auf den zwischen 1900 und 1911 entstandenen Privatdruck J.T. Kents verwiesen, der sich auf über dreißig eng bedruckten Seiten eigens an brieflich behandelte Patienten wendet und in seiner Genauigkeit den vorgenannten Fragebogen bei weitem übertrifft. Da sich in der Geschichte der Homöopathie Fragebögen zur Symptomengewinnung nachweislich bis in die Gegenwart einen Platz erobert haben, ist die Stellung der Grundfrage längst überfällig: Bei Einhaltung welcher Kriterien kann deren Anwendung sinnvoll sein? Hier im Zuge bedeutender, im Rahmen einer ausgedehnten homöopathisch-pädiatrischen Landarztpraxis gewonnener Erfahrungen eine Antwort gefunden zu haben, ist zwar lediglich ein Nebenprodukt der von Herrn Kollege Dr. Frei vorgelegten Arbeit, aber deshalb kein weniger verdienstvolles. So benutzt er Fragebögen unter folgenden Voraussetzungen: Zuerst erfolgt die gewöhnliche klinische Anamneseerhebung einschließlich Diagnosestellung, wonach die Entscheidung fällt, ob eine homöopathische Behandlung überhaupt indiziert ist. Im positiven Fall verlässt der Patient die Praxis mit dem einschlägigen, auf seinen Leidensbereich zugeschnittenen Fragebogen, der nach Art einer Checkliste ausgewählte, für die Mittelwahl häufig relevante Aspekte thematisiert, ohne zu suggerieren, und erhält nun zwei bis vier Wochen Zeit zu entsprechenden Beobachtungen. Dabei hat es sich dem Autor als besonders hilfreich erwiesen, dadurch den Patienten überhaupt auf Umstände, die sich möglicherweise beobachten lassen, aufmerksam zu machen. Darin liegt vermutlich die Stärke seiner Vorgehensweise, denn nicht wenige unserer Patienten sind überhaupt nicht damit vertraut, in dieser detaillierten Weise ihre krankhaften Phänomene wahrzunehmen. Schließlich spricht der Verfasser die abgelieferten Aufzeichnungen mit dem Patienten durch, sodass er die Stimmigkeit jeder Angabe abschätzen kann, und nimmt eine ergänzende Befragung vor. Darüber hinaus gewährt sein jeweiliger Fragebogen in bestimmten Abschnitten die freie Symptomenäußerung, sodass auch Symptome, die nicht im Fragebogen aufgeführt werden, Erwähnung finden können und ein Symptomenverlust begrenzt wird. Dem Werk sei auf seinem Weg in die Praxis gewünscht, dass es diese zum Wohle der Patienten befruchten möge.

Glees, im Februar 2007

Dr. med. Klaus-Henning Gypser

Der ist kein Arzt
der das Unsichtbare nicht weiß,
das keinen Namen hat,
das keine Materie
und doch seine Wirkung hat.
Paracelsus

Vorwort

Ein Arzt, der Homöopathie in der medizinischen Grundversorgung anbietet, ist mit dem Dilemma konfrontiert, dass er pro Konsultation in der Regel nur eine begrenzte Zeit zur Verfügung hat, die korrekte homöopathische Mittelfindung jedoch häufig einen hohen Zeitaufwand erfordert. Ziel dieses Buches ist es, mit der hier vorgestellten Arbeitstechnik, unter Einhaltung aller wichtigen Regeln der homöopathischen Kunst, ein effizientes Arbeiten zu ermöglichen. Die hier dargestellten Erkenntnisse wurden in der stark frequentierten pädiatrischen Praxis des Autors entwickelt und erprobt. Einerseits ging es darum, die Gesetze und Regeln der Homöopathie herauszukristallisieren, die für eine erfolgreiche homöopathische Verordnung unerlässlich sind, um andererseits auf Unnötiges verzichten zu können. Dabei haben sich die ursprünglichen Anweisungen Hahnemanns, Bönninghausens und Herings als wesentlich herausgestellt; es wurden jedoch noch einige Modifikationen vorgenommen:

Als Hilfsmittel für eine zeitsparende und präzise Fallaufnahme werden repertoriumsspezifische Checklisten für akute Krankheiten und repertoriumsspezifische Fragebögen für chronische Krankheiten vorgestellt. Eine mit diesen Hilfsmitteln verkürzte Fallaufnahme widerspricht zwar der von Hahnemann geforderten freien Fallaufnahme, der Autor geht aber davon aus, dass auch Hahnemann, der selbst eine sehr umfangreiche Sprechstunde führte, seine Arbeitsweise der Patientenzahl anpassen musste. Die Checklisten und Fragebögen sind in der praktischen Anwendung rigoros evaluiert worden und haben sich bewährt. Bei ihrer Ausarbeitung spielte Paragraf 133 im *Organon* eine wesentliche Rolle: Hahnemann formuliert darin die Erkenntnis, dass das Eigentümliche und Charakteristische eines Symptoms sich ganz besonders in den Modalitäten zeigt. Gemütssymptome und Empfindungen hingegen weisen in ihrer Formulierung einen sehr hohen Subjektivitätsgrad auf und sind deshalb eher weniger zuverlässig. Sie sollten möglichst nicht an die Spitze der Arzneimittelbestimmung gestellt werden, können aber nach Würdigung all dessen, was als zuverlässig gelten kann, den abschließenden Ausschlag für ein bestimmtes Arzneimittel geben.

Hinsichtlich der Methodik wurde das geniale Konzept der Kontraindikationen Bönninghausens zur Polaritätsanalyse erweitert, das einen hochpräzisen Materia-medica-Vergleich ermöglicht. Mit diesem Vorgehen kann eine genaue Mittelbestimmung bereits mit relativ wenigen (aber qualitativ hochwertigen) Symptomen vorgenommen werden.

Ein weiterer wichtiger Faktor ist die Verwendung des bestmöglichen Repertoriums. Hier hat sich das Bönninghausen Taschenbuch 2000, eine von allen späteren Zusätzen befreite Version des Taschenbuchs 1846, für den täglichen Gebrauch als optimal erwiesen. Obschon es nur 133 Arzneimittel umfasst, lassen sich damit die meisten Fälle sehr gut lösen. Es ist davon auszugehen, dass die umfangreichen Repertorien, die heute oft bevorzugt werden, durch Zusätze von vielen Seiten eine hohe Fehlerhäufigkeit aufweisen. Mit dem Taschenbuch 2000 und dessen Software, in das auch die Polaritätsanalyse integriert ist, kehren wir zurück zur Quelle, in deren Nähe „das Wasser bekanntermaßen am reinsten ist". Dennoch bleibt natürlich die Revision der ganzen Materia medica ein wichtiges Fernziel, um den großen Schatz an homöopathischen Arzneimitteln optimal ausschöpfen zu können. Mit der hier vorgestellten Methode liegen die Heilungsquoten trotz der Beschränkung auf 133 Arzneimittel deutlich über dem üblichen Niveau. Interessant ist, dass der bisherige Arzneimittelschatz der Homöopathie auf diese Art viel optimaler genutzt werden kann, und nicht selten so genannte kleine Mittel zu sehr schönen Heilungen führen. Durch die erhöhte Treffsicherheit der Verordnungen und die klare Methodik sind – unter Wahrung der homöopathischen Individualisierung – auch homöopathische Doppelblindstudien mit einer guten Erfolgsaussicht möglich. Nachdem es in der ADS/ADHS-Doppelblindstudie (Frei, 2005) dank dieser Optimierungsschritte gelungen war nachzuweisen, dass sich die Wirkung homöopathischer Arzneimittel signifikant von Placebo unterscheidet, konnte die Optimierung in angepasster Form auch auf andere, der homöopathischen Behandlung zugängliche Krankheiten übertragen werden. Dies ist das Thema des vorliegenden Buches, das sich an alle homöopathischen Ärzte richtet, denen effizientes Arbeiten ein Anliegen ist.

Während also der erste Teil des Buches der Methodik, insbesondere der Einführung der Polaritätsanalyse gewidmet ist, enthält der zweite Teil die Geniussymptome der 133 Arzneimittel aus Bönninghausens Therapeutischem Taschenbuch 2000. Als Nachschlagewerk konzipiert, ermöglicht er während der praktischen Arbeit einen schnellen erweiterten Materia-medica-Vergleich.

Ziel des vorliegenden Werkes ist es, dem Leser eine klare, reproduzierbare Methode der homöopathischen Fallaufnahme zu vermitteln, die mit einem verhältnismäßig geringen Zeitaufwand verbunden ist und sich in der klinischen Erprobung mit hohen Erfolgsquoten vielfach bewährt hat.

Möge das Buch dazu beitragen, der Homöopathie den Stellenwert zu geben, der ihr in einer zukünftigen sanften medizinischen Grundversorgung zum Wohle vieler Patienten zukommen soll.

Ein ganz herzlicher Dank gilt meinem Freund Dr. Klaus-Henning Gypser, der die Entstehung des Manuskripts mit seinem fachlichen Rat begleitete, es kritisch sichtete und Korrekturen anregte, wo sie erforderlich waren. Mit seiner Unterstützung ist ein Werk entstanden, das das Potenzial in sich trägt, die Praxis der Homöopathie effizienter zu gestalten, als wir es mit herkömmlichen Vorgehensweisen gewohnt sind. Ebenso herzlich danke ich Herrn Dr. Sverre Klemp vom Haug Verlag, der die Ausstattung des vorliegenden Buches maßgeblich beeinflusste und ebenfalls erheblich zum Gelingen des Werkes beitrug. Vielen Dank auch dem gesamtem Verlagsteam, insbesondere Herrn Cornelius von Grumbkow und Frau Cornelia Kost, für die immer harmonische und wertvolle Zusammenarbeit. Ein weiterer liebevoller Dank gilt schließlich meiner Frau Lotti und meiner Familie, die sich mit allen Diskussionen, die die Entstehung eines solchen Werkes begleiten, geduldig auseinandersetzten.

Laupen, im Juli 2007

Dr. med. Heiner Frei

Inhalt

Anhang

1 Die wichtigsten Begriffe und Konzepte der Homöopathie

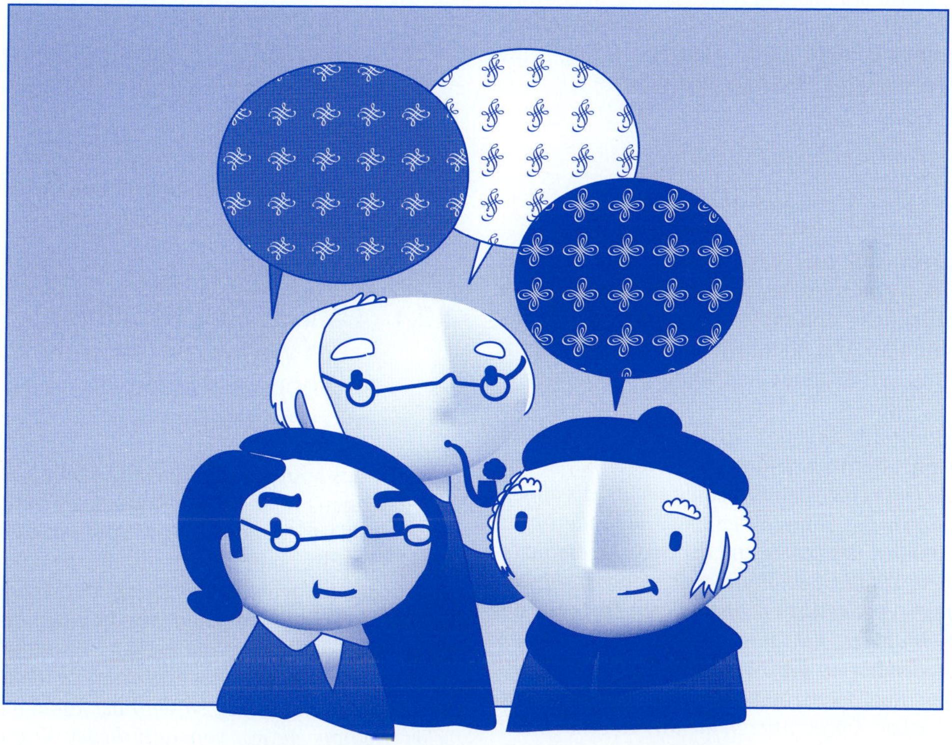

Die Homöopathie hat sich im Laufe ihrer über 200-jährigen Geschichte in mehrere Richtungen aufgefächert. Einige dieser Richtungen haben sich derart ausgebreitet und festgesetzt, dass es heute nicht immer einfach ist, die Therapievorstellungen Hahnemanns in ihrer reinen Form noch klar zu erkennen. Da dem in diesem Buch vorgestellten Optimierungskonzept eben diese ursprüngliche, von Hahnemann, Bönninghausen und Hering geprägte Vorgehensweise zugrunde liegt, werden in diesem Kapitel zunächst einmal die Begriffe und Konzepte der „großen Alten" zusammengefasst. Erst danach erfolgt die Besprechung der Optimierungsschritte.

1.1 Der Krankheitsbegriff

Zunächst soll die Frage beantwortet werden, was der homöopathische Arzt heilen soll. Der ursprüngliche und eigentliche Auftrag, den der Patient dem Arzt überantworten möchte, ist die Heilung seiner aktuellen, akuten oder chronischen Krankheit. Hahnemann definiert die *Krankheit* im *Organon* §6 mit den folgenden Worten: *„Der vorurteillose Beobachter [...] nimmt [...] an jeder einzelnen Krankheit nichts, als äußerlich durch die Sinne erkennbare Veränderungen im Befinden des Leibes und der Seele, Krankheitszeichen, Zufälle, Symptome wahr, das ist, Abweichungen vom gesunden, ehemaligen Zustande des jetzt Kranken, die dieser selbst fühlt, die die Umstehenden an ihm wahrnehmen, und die der Arzt an ihm beobachtet. Alle diese wahrnehmbaren Zeichen repräsentieren die Krankheit in ihrem ganzen Umfange, das ist, sie bilden zusammen die wahre und einzig denkbare Gestalt der Krankheit."*

Daraus leitet er im Organon §7 den Auftrag ab, den der Patient dem Arzt gibt: *„Da man nun an einer Krankheit [...] nichts wahrnehmen kann, als die Krankheitszeichen, [...] so muß die Gesamtheit dieser Symptome [...] für den Heilkünstler das Hauptsächlichste, ja Einzige sein, was er an jedem Krankheitsfalle zu erkennen und durch seine Kunst hinweg zu nehmen hat, damit die Krankheit geheilt und in Gesundheit verwandelt werde."*

Im *Organon* §2 fasst er die ärztliche Aufgabe mit den folgenden Worten zusammen: *„Das höchste Ideal der Heilung ist schnelle, sanfte, dauerhafte Wiederherstellung der Gesundheit, oder Hebung und Vernichtung der Krankheit in ihrem ganzen Umfange auf dem kürzesten, zuverlässigsten, unnachteiligsten Wege, nach deutlich einzusehenden Gründen."*

Dieser in seiner Form einfache Auftrag entspricht auch dem, was jeder Arzt in seinem Studium über Krankheit und Heilung gelernt hat; er soll im Weiteren als Richtschnur dienen.

1.2 Similia similibus curentur

Die Grundlage der Homöopathischen Lehre: Ähnliches wird mit Ähnlichem geheilt.

1.2.1 Hahnemanns Hypothese zum Wirkungsprinzip der homöopathischen Arzneimittel

Anstelle des heute in der konventionellen Medizin gängigen, materiellen Krankheitsverständnisses, erklärt Hahnemann im *Organon* §29 die Krankheit mit einer Verstimmung der Lebenskraft: *„Indem jede (nicht einzig der Chirurgie anheim fallende) Krankheit nur in einer besondern, krankhaften, dynamischen Verstimmung unserer Lebenskraft (Lebensprinzip) in Gefühlen und Tätigkeiten besteht, so wird bei homöopathischer Heilung dieses, von natürlicher Krankheit dynamisch verstimmte Lebensprinzip, durch Eingabe einer, genau nach Symptomen-Ähnlichkeit gewählten Arznei-Potenz, von einer etwas stärkern, ähnlichen, künstlichen Krankheitsaffektion ergriffen; es erlischt und entschwindet ihm dadurch das Gefühl der natürlichen (schwächern) dynamischen Krankheitsaffektion, die von da an nicht mehr für das Lebensprinzip existiert, welches nun bloß von der stärkern, künstlichen Krankheitsaffektion beschäftigt und beherrscht wird, die aber bald ausgewirkt hat und den Kranken frei und genesen zurückläßt."*

Im Folgenden soll der Werdegang aufgezeigt werden, der ihn zu dieser Hypothese führte.

Drei wesentliche Elemente bestimmten die Entdeckung der Homöopathie:

- Das Ähnlichkeitsprinzip,
- die Arzneimittelprüfung am Gesunden und
- die Verwendung hochverdünnter, potenzierter Arzneimittel.

Um den inneren Zusammenhang zwischen den drei Elementen herzustellen, wird in den nächsten drei Abschnitten kurz die Entdeckung der Homöopathie gestreift.

1.2.2 Das Ähnlichkeitsprinzip

Hahnemann beschreibt in seiner Einleitung zum *Organon* 6 (S. 50) das Ähnlichkeitsprinzip mit folgenden Worten:

> „Wähle, um sanft, schnell, gewiß und dauerhaft zu heilen, in jedem Krankheitsfalle eine Arznei, welche ein ähnliches Leiden (omoion patos) für sich erregen kann, als sie heilen soll!"

Das Ähnlichkeitsprinzip war bereits den ionischen Ärzten um Hippokrates (460-361 v. Chr.) bekannt, scheint dann aber im Mittelalter in Vergessenheit geraten zu sein. Durch Paracelsus (1493-1541) wurde es wieder entdeckt, von Hahnemann später aufgegriffen und in seine neue Heilkunst integriert.

1.2.3 Die Arzneimittelprüfung am Gesunden

Die Arzneimittelprüfung am Gesunden ist von dem Berner Arzt und Naturwissenschaftler Albrecht von Haller 1771 im Vorwort zur *Pharmacopoea Helvetica Basiliensis* entworfen worden: *„Natürlich ist zunächst die Arznei am gesunden Körper zu prüfen, ohne irgendein fremdes Beigemisch; ihr forscht zunächst nach deren Geruch und Geschmack, eine schwache Dosis derer ist dann einzuflössen und dabei zu achten auf alle Zustände, welche davon herrühren, was für ein Puls, welche Temperatur, welche Atmung, was für Absonderungen schließlich. Nach solcher Herleitung von Phänomenen, wie sie am Gesunden uns begegnen, mögest du übergehen zur Probe am kranken Körper [...]"*. Haller formuliert damit das von Hahnemann gewählte Vorgehen zur Ermittlung des Wirkungsspektrums der homöopathischen Arzneimittel. Bei seiner Übersetzung von William Cullen's Abhandlung über die Materia medica stieß Hahnemann auf die Behauptung, Chinarinde heile das Wechselfieber (Malaria) durch seine ‚magenstärkende' Wirkung. Skeptisch, dass dem so sei, wollte er dies nachprüfen und nahm während mehrerer Tage therapeutische Dosen von Chinarinde ein. Bald zeigten sich bei ihm die Symptome eines intermittierenden Fiebers, identisch mit jenen Fiebern, die durch Chinarinde geheilt werden können. Hahnemann hatte damit die Interpretation Cullen's widerlegt und gleichzeitig eine Bestätigung für das Ähnlichkeitsprinzip erhalten. Weitere Prüfungen mit Quecksilber (Mercurius solubilis), Tollkirsche (Belladonna), Fingerhut (Digitalis purpurea) und anderen Substanzen folgten – alles Heilmittel der damaligen Medizin – und führten ihn zu analogen Ergebnissen. Danach schritt er zur klinischen Prüfung der untersuchten Arzneimittel, und fand, dass sich sowohl das Ähnlichkeitsprinzip, wie auch die Arzneimittelprüfung am Gesunden bestätigten.

1.2.4 Die Potenzierung der Arzneimittel

Bei seinen weiteren Experimenten versuchte Hahnemann die Wirkungen der Arzneimittel mit immer kleineren Dosen zu erreichen, um bei korrekter Mittelwahl auftretende Erstverschlimmerungen der Beschwerden zu vermeiden. Dabei stellte er fest, dass die Wirkung der Arzneien, sofern sie bei jedem Verdünnungsschritt kräftig geschüttelt („dynamisiert" oder „potenziert") wurden, bei Verabreichung an den Patienten nicht wie erwartet ab-, sondern eher zunahm. Hahnemann formuliert seine Entdeckung im Organon § 277: *„[...] da eine wohl dynamisierte Arznei, bei vorausgesetzter, gehöriger Kleinheit ihrer Gabe, um desto heilsamer[...] wird, je homöopathischer sie ausgesucht war, muß auch*

Grundlagen

eine Arznei, deren Wahl passend homöopathisch getroffen worden, desto heilsamer sein, je mehr ihre Gabe zu dem für sanfte Hülfe angemessensten Grade von Kleinheit herabsteigt.“ Im Organon § 279 geht Hahnemann noch weiter, indem er sagt: *„ [...] die Gabe des homöopathisch gewählten, hochpotenzierten Heilmittels für den Anfang der Kur einer wichtigen, (vorzüglich chronischen) Krankheit, kann in der Regel nie so klein bereitet werden, daß sie nicht noch stärker als die natürliche Krankheit wäre, daß sie dieselbe nicht, wenigstens zum Teil, zu überstimmen, nicht schon einen Teil derselben im Gefühle des Lebensprinzips auszulöschen und so schon einen Anfang der Heilung zu bewirken vermöchte.“*

Die Entdeckung der Homöopathie fasste er im Organon § 3 wie folgt zusammen: *„Sieht der Arzt deutlich ein [...] was an jedem einzelnen Krankheitsfalle zu heilen ist (Krankheits-Erkenntnis, Indikation), sieht er deutlich ein, was [...] an jeder Arznei das Heilende ist (Kenntnis der Arzneikräfte), und weiß er[...] das Heilende der Arzneien auf das, was er am Kranken unbezweifelt Krankhaftes erkannt hat, so anzupassen, dass Genesung erfolgen muss, [...] (Wahl des Heilmittels), als auch in Hinsicht der genau erforderlichen Zubereitung und Menge derselben (rechte Gabe) und der gehörigen Wiederholungszeit der Gabe: – kennt er endlich die Hindernisse der Genesung in jedem Falle und weiß sie hinwegzuräumen, damit die Herstellung von Dauer sei: so versteht er zweckmäßig und gründlich zu handeln und er ist ein echter Heilkünstler.“*

1.3 Die Rangordnung der Symptome des Patienten

Da nicht jedes Symptom des Patienten die gleiche Bedeutung für die Mittelbestimmung hat, sei im Folgenden erklärt, worauf sich die Herstellung einer Ähnlichkeitsbeziehung ganz besonders erstreckt.

Im *Organon* § 153 schreibt Hahnemann: *„Bei dieser Aufsuchung eines homöopathisch spezifischen Heilmittels, [...] sind die auffallendern, sonderlichen, ungemeinen und* ***eigenheitlichen (charakteristischen) Zeichen und Symptome*** *des Krankheitsfalles vorzüglich und fast einzig fest in's Auge zu fassen; denn vorzüglich diesen müssen sehr ähnliche in der Symptomenreihe der gesuchten Arznei entsprechen, wenn sie die passendste zur Heilung sein soll. Die allgemeineren und unbestimmteren: Esslust-Mangel, Kopfweh, Mattigkeit, unruhiger Schlaf, Unbehaglichkeit u.s.w., verdienen in dieser Allgemeinheit und Unbestimmtheit [...] wenig Aufmerksamkeit, da man so etwas Allgemeines fast bei jeder Krankheit und fast von jeder Arznei sieht.“*

Im *Organon* § 133 beschreibt er, was unter *eigentümlichen* und *charakteristischen Symptomen* zu verstehen ist, nämlich besonders die natürlichen Einflüsse, die das Befinden des Patienten verschlimmern oder bessern, die so genannten **Modalitäten**: *„Bei Empfindung dieser oder jener Arzneibeschwerde, ist's zur genauen Bestimmung des Symptoms dienlich, ja erforderlich, sich dabei in verschiedne Lagen zu versetzen und zu beobachten, ob der Zufall durch Bewegung des leidenden Teils, durch Gehen in der Stube oder in freier Luft, durch Stehen, Sitzen oder Liegen sich vermehre, mindere oder vergehe, und etwa in der ersten Lage wiederkomme, – ob durch Essen oder Trinken oder durch eine andre Bedingung sich das Symptom ändre, oder durch Sprechen, Husten, Niesen oder bei einer andern Verrichtung des Körpers, und darauf zu achten, zu welcher Tages- oder Nachtzeit es sich vorzüglich einzustellen pflege, wodurch das jedem Symptome Eigentümliche und Charakteristische offenbar wird.“*

Über die Bedeutung der **Gemütssymptome** gibt § 210 im *Organon* Aufschluss: *„[...] in allen zu heilenden Krankheitsfällen [ist] der Gemütszustand des Kranken als eins der vorzüglichsten mit in den Inbegriff der Symptome aufzunehmen, wenn man ein treues Bild von der Krankheit verzeichnen will [...]“.* In den Anmerkungen zum *Organon* § 210 führt Hahnemann aus, dass er darunter *Veränderungen des Gemüts bei Krankheit* versteht, also nicht die Wesensart des Patienten, wenn dieser gesund ist.

Ein weiterer wichtiger Punkt bei der Behandlung chronischer Krankheiten ist der Umgang mit **Symptomen der Körperoberfläche**. In Band I der *Chronischen Krankheiten*, (S. 120), warnt Hahnemann: *„[...] eben so unverständig und unverzeihlich gedankenlos bildeten sich die Ärzte der alten Schule,[...] jenen falschen Begriff von der Krätze, dass sie ein bloßes Übel der Haut sei, woran der innere Körper keinen Anteil nehme,* *folglich [...] nichts Besseres zu tun sei, als dieses Übel von der Oberfläche der Haut wegzubringen – während doch einzig die Tilgung der innern [...] Krankheit, als der Erzeugerin des Hautausschlags, zur Hülfe erforderlich war, um bei deren Heilung auch das Hautübel, als die notwendige Folge der innern Krankheit, naturgemäß verschwinden zu machen [...]“* . Das heißt, dass bei Vorliegen von Hautausschlägen gegebenenfalls auftretende Symptome innerer Organe zuerst geheilt werden müssen, und sie deshalb in der Rangordnung über die Symptome der Körperoberfläche zu setzen sind. Diese Ausführungen Hahnemanns sind sehr bemerkenswert, weil sie die schulmedizinischen Erfahrungen mit Atopien voll bestätigen: Wird eine Neurodermitis mit Kortikosteroiden behandelt, so entsteht daraus sehr oft eine Verschiebung der Symptomatik in die inneren Organe, also z.B. Asthma; unterdrückt man dieses wiederum mit topischen Kortikosteroiden, so verschiebt sich die Allergie zurück auf die Haut usw. Die Schulmedizin geht deshalb davon aus, dass sie Atopiker nicht heilen kann.

Bei chronischen Erkrankungen von Frauen hebt Hahnemann schließlich die Bedeutung der **gynäkologischen Symptome** hervor (*Organon* § 94, Fußnote 88). *„Vorzüglich muss bei chronischen Krankheiten des weiblichen Geschlechtes, auf Schwangerschaft, Unfruchtbarkeit, Neigung zur Begattung, Niederkünften, Fehlgeburten, Kindersäugen, Abgänge aus der Scheide und auf den Zustand des monatlichen Blutflusses Rücksicht genommen werden. [...].“*

Damit sind die wesentlichen Anweisungen des alten Meisters zusammengefaßt. Um bei der Rangordnung der Symptome zusätzliche Klarheit zu erlangen, sei auf einen Artikel Herings zurückgegriffen. In der Zeitschrift *„Hahnemannian Monthly“* vom August 1865 formuliert er die nach ihm benannte Regel unter dem Titel:

Hahnemann's Three Rules Concerning the Rank of Symptoms:

(Übersetzung des Verfassers): **Die Rangordnung der Symptome nach Hahnemann**:

1. Die hochrangigen Symptome bestimmen die Mittelwahl.
2. Bei chronischen Krankheiten sind hochrangige Symptome solche, die die Richtung der Krankheitsentwicklung von außen nach innen anzeigen. Symptome innerer, vitaler Organe sind in der Rangordnung über solche der Körperoberfläche zu stellen, auch wenn dieselben noch so lästig oder zerstörerisch wirken.
3. Die in der Krankheitsentwicklung zuletzt aufgetretenen Symptome haben bei der Mittelwahl den höchsten Rang. Der Heilungsprozess sollte also folgendermaßen ablaufen (Zitat Hering): „Gesetzt den Fall, der Patient leidet an den Symptomen, die in der Reihenfolge a, b, c, d, e aufgetreten sind, dann sollten sie ihn, vorausgesetzt die Behandlung soll vollständig und dauerhaft sein, in der Reihenfolge e, d, c, b, a verlassen.“ Und: „Treten neue Symptome während einer homöopathischen Behandlung auf, wie das bei chronischen Krankheiten nicht selten der Fall ist, so sind diese neuen Symptome von höchstem Rang.“

Hahnemann selbst hat die **Regel der *jüngsten Symptome*** nie explizit erwähnt. Indirekt finden sich Hinweise darauf, indem er beispielsweise in den *Chronischen Krankheiten* sagt (CK I/S. 168): *„Die neuerlichst hinzugekommenen Symptome einer sich selbst überlassen gebliebenen [...] chronischen Krankheit weichen in der antipsorischen Kur am ersten, die ältesten [...] am spätesten und nur, nachdem alle übrigen Beschwerden schon verschwunden und die Gesundheit in jeder andern Rücksicht fast völlig wiedergekehrt ist.“* Voraussetzung für einen solchen Verlauf ist natürlich, dass das homöopathische Arzneimittel korrekt gewählt wurde. Zusammenfassend ergibt sich aus diesen Anweisungen von Hahnemann und Hering die Rangordnung der Symptome, wie sie in **Abbildung 1** dargestellt ist.

Aus der Hering'schen Regel ergeben sich folgende praktische Konsequenzen:

1. Die zeitliche Reihenfolge des ersten Auftretens der Symptome muss immer erfragt werden.
2. Alle Symptome sollen in der Reihenfolge ihrer Bedeutung für die Mittelwahl notiert

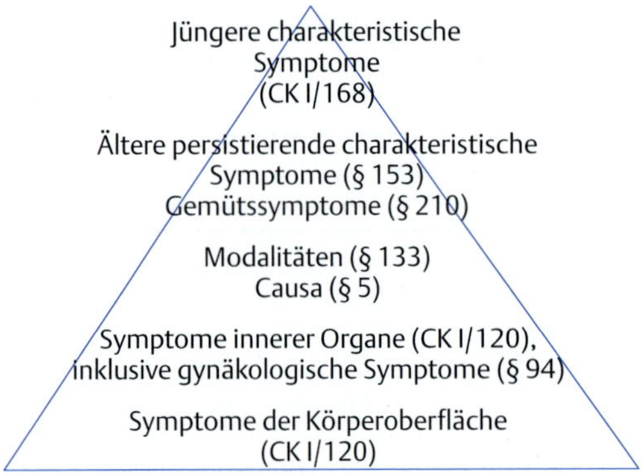

Abb. 1 Die Rangordnung der Symptome nach Hahnemann (Bedeutung der Symptome von oben nach unten abnehmend)

werden. Zuletzt aufgetretene Symptome sind in den Vordergrund zu stellen.

3. In jedem chronischen Fall, bei dem das richtige Mittel genug Zeit hatte, eine Verbesserung zu erreichen und nun in seiner Wirkung nachlässt, muss eine *neue* Symptomenaufnahme erfolgen, um ein Gesamtbild des *aktuellen* Zustandes des Kranken zu erhalten.
4. Wenn es gelungen ist, einen chronisch kranken Patienten wiederherzustellen und *die Symptome in der umgekehrten Reihenfolge ihres Erscheinens verschwunden sind,* kann man diesen Fall mit vollem Vertrauen als geheilt abschließen. Wenn die Symptome nicht in der umgekehrten Reihenfolge ihres Erscheinens verschwunden sind, sollte der Patient darauf aufmerksam gemacht werden, dass er früher oder später wieder erkranken kann, selbst wenn er mit der teilweisen Heilung zufrieden ist. [Bönninghausen hat hierzu angemerkt, dass die Wiederkehr alter Symptome dann nicht erfolgen muss, wenn das verabreichte Mittel auch diesen vollständig entspricht (Bönninghausen, 1984, S. 88; Bönninghausen, 1979, S. 349).]

Die Totalität der Symptome

Aufgrund des eingangs dargestellten Krankheitsbegriffs Hahnemanns betrifft die zu behandelnde Symptomatik immer die Symptomentotalität, also das, was der Gesamtsymptomatik des Patienten entspricht *seit dem Auftreten des aktuellen Leidens*, einschließlich eventuell auftretender Vorläufer-Symptome. Bei chronischen Krankheiten verschwinden bei korrekter Verordnung mit diesem Vorgehen zunächst die jüngsten Symptome. Danach werden wiederum die jüngsten *noch verbliebenen* Symptome behandelt usw., bis die ganze Krankengeschichte rückwärts aufgerollt ist und alle vorhandenen Leiden geheilt sind.

1.4 Der Genius des Arzneimittels

Mit Hilfe der Arzneimittelprüfungen sind für jedes Arzneimittel Symptomlisten erstellt worden. Hahnemann hat seine Prüfungen in der *Reinen Arzneimittellehre*, in den *Chronischen Krankheiten* und in weiteren, kleineren Publikationen der Öffentlichkeit zugänglich gemacht. (→ Gesamtausgabe *Gesamte Arzneimittellehre. Alle Arzneien Hahnemanns: Reine Arzneimittellehre, Die chronischen Krankheiten und weitere Veröffentlichungen in einem Werk*.).

Spätere Publikationen wie T.F. Allens *Enyclopedia of pure Materia medica* (ab 1874) und Herings *Guiding Symptoms* (ab 1879) enthalten den damaligen Stand des Arzneimittelschatzes mehr oder weniger vollständig. So genannte „große" Arzneimittel wie z.B. Sulphur lotum, Phosphorus oder Lycopodium clavatum umfassen in diesen Enzyklopädien 3000 bis 4000 Symptome, „mittelgroße" wie Calcium carbonicum oder Pulsatilla pratensis 1000 bis 2000, „kleinere", z.B. Ipecacuanha oder Strontium carbonicum immer noch einige hundert Symptome. Angesichts dieser Fülle schreibt Bönninghausen: *„Die meisten Arzneistoffe, die auf ihre eigentümlichen Wirkungen ausgeprüft sind, enthalten in ihren Symptomreihen das Material für sehr viele der verschiedenartigsten Krankheiten, so daß man beim ersten Anblicke geneigt sein möchte, zu glauben, man könne damit fast alle Beschwerden heilen. In der Tat kann auch jede Arznei für sehr viele derselben das richtige Heilmittel abgeben, aber nur in solchen Fällen, wo das Charakteristische nebst ihrer individuellen Gesamtwirkungsart gleichzeitig genau dem Patienten entspricht."* (Bönninghausen, 1979, S. 549).

Des Weiteren stellt er fest, *„[…] daß man von den verschiedensten Mitteln, welche der Gattung der Krankheit entsprechen, deren Unterschiede und wahren Genius kennen muß, um im Stand zu sein, dasjenige auszuwählen, was der vorhandenen Art und Varietät am genauesten entspricht“*. (Bönninghausen, 1984, S. 245).

Im Folgenden werden zwei Möglichkeiten vorgestellt, System in dieses Dickicht von Symptomen zu bringen, nämlich die *Gradeinteilung* und der *Genius.*

1. Gradeinteilung der Symptome

In *Bönninghausens Therapeutischem Taschenbuch von 1846* erfolgte eine Strukturierung durch die Gradeinteilung der Symptome:

I. Grad:	Seltenes Vorkommen des Symptoms in der Arzneimittelprüfung.
II. Grad:	Häufiges Vorkommen des Symptoms in der Arzneimittelprüfung.
III. Grad:	Das Symptom kommt in den Arzneimittelprüfungen vor und ist auch klinisch geheilt worden.
IV. Grad:	Das Symptom kommt in den Arzneimittelprüfungen vor und ist häufig klinisch geheilt worden.
V. Grad:	Symptom IV. Grades, das von Bönninghausen durch zusätzliche Unterstreichung aufgrund *sehr* häufiger klinischer Beobachtung hervorgehoben wurde.

Symptome des III. bis V. Grades sind *charakteristisch* für das Arzneimittel. Betrachtet man bei einem Arzneimittel nur die hochwertigen Symptome (Grade III bis V), so gewinnt die Symptomatik einiges an Klarheit.

2. Der Genius

Zusätzlich zur Gradeinteilung hat Bönninghausen den Begriff des Genius geprägt: *„Ohne genügende Kenntnis der [charakteristischen Zeichen und Eigentümlichkeiten der Arzneimittel], welche wie der rote Faden in den Tauen der englischen Marine, durchgehends die ganze Reihe der Symptome jedes einzelnen Heilmittels durchlaufen, verliert jedes Individualisieren den größten Teil seines Werts.“* (Bönninghausen, 1853, S. 3). Und *„Der Genius des Heilmittels muss in allen Fällen dem Genius der Gesamtkrankheit, wie er sich durch seine charakteristischen Symptome zu erkennen gibt, genau entsprechen.“* (Bönninghausen, 1979, S. 407). Aus dem ausgedehnten Schrifttum Bönninghausens lässt sich die folgende Geniusdefinition zusammenstellen:

> Der **Genius** einer Arznei umfasst all jene Eigenschaften und Zeichen, die das Arzneimittel wie einen roten Faden durchlaufen, Symptome also, die von verschiedenen Prüfern mehrfach beobachtet wurden, in verschiedenen Körperbereichen auftreten und sich durch klinische Bestätigungen deutlich kundtun.

Damit der Genius einer Arznei erfasst werden kann, müssen die Symptome der *Grade III bis V* durchgesehen werden. Die folgenden werden markiert:

1. Symptome, die sich wiederholen oder ähnlich sind
2. Modalitäten und polare Symptome (siehe unten)
3. Auffällige Gemütssymptome

Danach wird das, *was sich wiederholt* und was im Sinne der Geniusdefinition *individuell und auffallend ist*, herausgeschrieben. Als erläuterndes Beispiel hierfür sollen die Symptome von Bryonia dienen: Bei den Arzneimittelprüfungen von Bryonia kommt es häufig zu *stechenden Schmerzen an verschiedenen Lokalisationen, verschlimmert durch jede Bewegung, gebessert jeweils durch Druck.* Diese Symptomkombination ist so häufig, dass sie (nach Bönninghausen) *generalisiert* werden kann. D.h., dass stechende Schmerzen, < durch Bewegung und > durch Druck, jeder Lokalisation zugeordnet werden können, also auch auf Leibesbereiche übertragen werden dürfen, in denen sie in der Prüfung nicht aufgetreten sind, und zwar weil sie zum Genius dieser Arznei gehören.

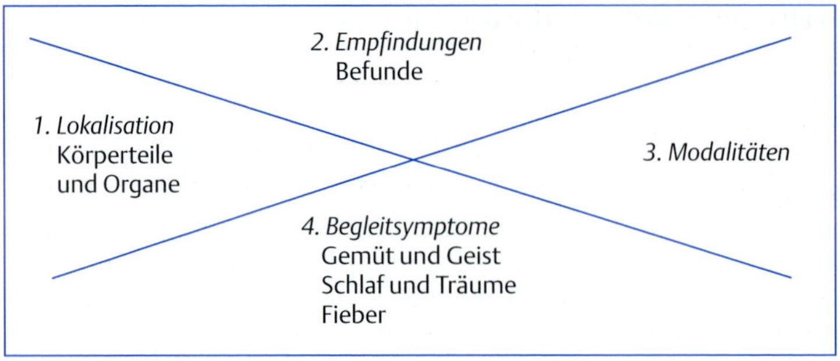

Abb. 2 Die Einteilung des Therapeutischen Taschenbuchs von Bönninghausen in das Schema des vollständigen Symptoms von Hering

Im letzten Teil des Buches folgt eine Darstellung des Genius aller 133 Arzneimittel aus *Bönninghausens Therapeutischem Taschenbuch 1846/2000.* Beim hier propagierten praktischen Vorgehen wird durch eine Repertorisation der charakteristischen Patientensymptome eine erste Differenzialdiagnose der Arzneimittel erstellt. Danach muss in einem ersten *Materia-medica-Vergleich* überprüft werden, bei welchem Arzneimittel die Patientensymptome am genauesten mit den Symptomen der Arzneimittelprüfung übereinstimmen. Dies erfolgt am besten mit einer gut strukturierten Enzyklopädie, z.B. *Clarkes Enzyklopädie für den homöopathischen Praktiker.* In der zweiten Phase des Materia-medica-Vergleichs kann mit Hilfe der im letzten Teil des Buches dargestellten Geniussymptome überprüft werden, welches der in Frage kommenden Arzneimittel in seiner Charakteristik am besten der Patientensymptomatik entspricht (→ **doppelter Materia-medica-Vergleich**).

1.5 Bönninghausens Therapeutisches Taschenbuch 1846/2000

Bönninghausen experimentierte in engem Kontakt mit Hahnemann von 1830 bis 1845 mit Probeversionen seines ersten Repertoriums. Nachdem die Versuche positiv ausgefallen waren, publizierte er 1846 sein *Therapeutisches Taschenbuch*, das zwei Funktionen erfüllen sollte: einerseits sollte es als *Repertorium* dienen, anderseits aber auch das *Studium der Materia medica* erleichtern. Es ist so aufgebaut, dass darin die charakteristischen und eigentümlichen (also die hochwertigen) Symptome eines Arzneimittels hervorgehoben sind, und so der Genius eines Arzneimittels erfasst werden kann. Bönninghausen betonte seinerseits, dass kein Repertorium das sorgfältige Studium der Arzneimittellehre vollständig ersetzen kann. Das Taschenbuch ist in sieben Teile gegliedert. Die Kapitel, die den Symptomen gewidmet sind, können ohne weiteres in das Schema des *vollständigen Symptoms* von Hering eingefügt werden (**Abb. 2**).

Wenn man die Einteilung von Bönninghausens Therapeutischem Taschenbuch in das Hering'sche Schema einzufügen sucht, sind die drei kleinen Kapitel Gemüt und Geist, Schlaf und Träume, sowie Fieber als so genannte Begleitsymptome zu werten. Im letzten Kapitel behandelt Bönninghausen die Arzneimittelbeziehungen. Er hat darin die Verwandtschaften der Arzneimittel untereinander aufgezeichnet und daraus Folgemittel abgeleitet.

Die dissoziierte Repertorisation

Nachdem Bönninghausen realisiert hatte, dass ein Repertorium, das alle Symptome der Reinen Arzneimittellehre beinhaltet, zu umfangreich und unübersichtlich würde, brach er die Arbeit an dem zur Hälfte fertig gestellten Manuskript ab und entschloss sich, die Symptome zu *dissoziieren*, d.h. in ihre Elemente (entsprechend dem vollständigen Symptom Herings) zu zerlegen. Mit diesem Vorgehen eröffnete er nach seinen Worten *„...einen Weg in das weite Feld der Combination, welcher bisher noch nicht betreten war“ (Bönninghausens Therapeutisches Taschenbuch – PB, 1846/2000, Vorrede, S. XIII).* Tatsächlich ist die Dissoziation der Symptome ein hochmodernes Vorgehen, das heute durch die Möglichkeiten der Computer-Repertorisation in effizienter Weise ausgeschöpft werden kann.

Das *Genius-Konzept* erlaubt eine Verallgemeinerung von Symptomen. Bönninghausen schreibt im Vorwort des Buches zum sechsten Kapitel, das die Veränderungen des Befindens nach Zeit, Lage und Umständen, also die Modalitäten zum Thema hat, Folgendes: *„[...] die hier verzeichneten Bedingungen der Verschlimmerung oder Besserung [stehen] in einer weit ausgedehnteren Beziehung zu dem Gesamtleiden und dessen einzelnen Zeichen, als gewöhnlich geglaubt wird, und beschränken sich niemals auschliesslich auf das eine oder andere Symptom; im Gegenteil hängt sehr oft vorzugsweise von diesen die richtige Wahl des passenden Heilmittels ab“ (PB 1846/2000, Vorrede, S. XVII).* Damit wird § 133 im *Organon* (s.o.) verallgemeinert:

> Die Modalitäten sind die Elemente des vollständigen Symptoms, die den Charakter einer Krankheit am besten bestimmen.

Der Unterschied zwischen einer dissoziierten und einer synthetischen Repertorisation sei am Symptom: *Herzklopfen, verursacht durch den Genuss von Wein* erläutert:

Bei der *synthetischen Repertorisation*, z.B. nach Kent, kommen für das Symptom nur zwei Mittel in Frage: Kents Repertorium S. 633 bzw. Band II, S. 227: BRUST, HERZKLOPFEN, Wein, durch: *Naja, Nux-v.*

Bei der *dissoziierten Repertorisation* werden in *Bönninghausens Therapeutischem Taschenbuch* 2000 zwei Rubriken verwendet, nämlich: III. 2. GEFÄSSE, PULS UND HERZSCHLAG: Herzklopfen: 102 Arzneimittel, und VI. VERSCHLIMMERUNG NACH UMSTÄNDEN, Nahrungsmittel, Alkoholika, Wein: 35 Arzneimittel. Beide Symptome gemeinsam werden durch 30 Arzneimittel abgedeckt.

Das Problem einer synthetischen Repertorisation ist die starke Eingrenzung der Mittelwahl aufgrund weniger Symptome, womit die Gefahr besteht, dass das bestpassende Arzneimittel verfehlt wird. Diese ist lediglich von Vorteil bei symptomarmen Krankheiten, die mit einer dissoziierten Repertorisation kaum gelöst werden können.

Grenzen des Therapeutischen Taschenbuchs von Bönninghausen

Die *Begrenzung des Repertoriums von Bönninghausen auf 133 Mittel* mag von vielen als Mangel betrachtet werden. Die praktische Arbeit zeigt aber, dass mit diesen Mitteln die meisten Fälle bestens gelöst werden können. Fällt dem versierten homöopathischen Arzt auf, dass ein nicht enthaltenes Arzneimittel die Patientensymptomatik besser abdecken könnte, so ist der Wechsel auf ein anderes Repertorium angezeigt. Diejenigen, die an ein synthetisches Repertorium gewöhnt sind, werden *bestimmte Rubriken im Taschenbuch vermissen.* Da die Mittelbestimmung nach Bönninghausen jedoch vor allem über die Modalitäten erfolgt, die sehr ausführlich behandelt sind, wird die tägliche Praxis durch diesen Mangel kaum berührt. Allerdings besteht die Möglichkeit der *widersprüchlichen Modalitäten.* In diesem Falle muss abgeklärt werden, ob alle Modalitäten der *aktuellen* Krankheit zuzuweisen sind. Wenn ja, dann haben diejenigen, die das Hauptsymptom betreffen, Vorrang vor denjenigen der Nebensymptome. Betreffen die widersprüchlichen Modalitäten beide das Hauptsymptom, so ist zu klären, ob die vom Patienten gewählte Formulierung der beiden Symptome wirklich präzise zutrifft, oder ob sich der Widerspruch nicht auflösen lässt.

1.6 Das praktische Vorgehen Bönninghausens

Bevor zur Besprechung von Bönninghausens Arbeitsweise übergegangen wird, sei nochmals betont, dass jede individuelle Patientensymptomatik eine entsprechende Methode der Mittelwahl erforderlich macht. Es gehört zu den Aufgaben eines homöopathischen Arztes, jeweils nach der Symptomerhebung zu entscheiden, welche Methode der Fallanalyse beim jeweiligen Kranken die besten Erfolgsaussichten hat, um sich dann für die Repertorisation nach Boger, Guernsey (Key-notes), Bönninghausen oder

Kent zu entscheiden. Es soll hier kein Lobgesang auf eine spezielle Methode anstimmt werden. Dieses Buch stützt sich jedoch explizit auf die Methoden von Bönninghausen und Boger, die sich als besonders effizient erwiesen haben, und sich nur wenig voneinander unterscheiden.

Bönninghausens Arbeitsweise

Bönninghausen geht davon aus, dass ein Patient ihm zum jetzigen Zeitpunkt den Auftrag erteilt, *seine aktuelle Krankheit zu heilen.* Die Gesamtheit aller das *gegenwärtige* Kranksein ausmachenden Haupt- und Nebenbeschwerden werden von ihm als *Totalität* der zu heilenden Symptome betrachtet. Symptome, die schon vor dem jetzigen Leiden bestanden, gehören *nicht* in die Mittelbestimmung, auch wenn sie jetzt noch andauern. Auch Charakter, Konstitutionsmerkmale und familiäre Dispositionen werden bei der Mittelwahl *nicht* berücksichtigt, da sie nicht zur eigentlichen Krankheitssymptomatik gehören. Die Heilung chronischer Erkrankungen erfolgt schrittweise. Nachdem ein richtig gewähltes Arzneimittel ausgewirkt hat, ist die aktuell noch vorhandene Restsymptomatik – die in der Regel der vorher bestehenden Erkrankung entspricht – maßgeblich für die Wahl des Folgemittels.

Den *ersten Platz* in der **Symptomgewichtung** nimmt bei Bönninghausen die *Ursache* des *Hauptsymptoms* ein, also die *Causa occasionalis (vgl. „Veranlassung" in §5 Organon).* Diese verliert aber ihre Bedeutung, wenn sich die Symptomatik zum Zeitpunkt der Behandlung gegenteilig darstellt; wenn z.B. Kälte, als Auslöser der Erkrankung, nicht mehr verschlimmert, sondern bessert. An *zweiter Stelle* steht das *Hauptsymptom* mit seinen Eigenheiten (Modalitäten, Befunde, Empfindungen), d.h. die Beschwerden, die den Patienten zum Arzt führen. An *dritter Stelle* rangieren die *Nebensymptome*, die begleitend zum Hauptsymptom auftreten und andere Leibesbereiche betreffen. An *letzter Stelle* werden die *Gemütssymptome* berücksichtigt, falls sie nicht selbst das Hauptsymptom bilden. Hierbei ist zu beachten, dass den Gemütssymptomen bei Hahnemann ein anderes Verständnis zugrunde liegt als bei Kent. Für Hahnemann und Bönninghausen war die grobe Veränderung der Stimmung gegenüber dem gesunden Zustand für die Arzneiwahl ausschlaggebend, wie im *Organon* §§ 210 und 211 ausgeführt wird:

§210: *„Die in gesunden Zeiten Geduldigen, findet man oft in Krankheiten störrisch, heftig, hastig, auch wohl unleidlich, eigensinnig und wiederum auch wohl ungeduldig oder verzweifelt; die ehedem Züchtigen und Schamhaften findet man nun geil und schamlos. Den hellen Kopf trifft man nicht selten stumpfsinnig, den gewöhnlich Schwachsinnigen wiederum gleichsam klüger, sinniger und den von langsamer Besinnung zuweilen voll Geistesgegenwart und schnellem Entschlusse u.s.w."* §211: *„Dies geht so weit, daß bei homöopathischer Wahl eines Heilmittels, der Gemütszustand des Kranken oft am meisten den Ausschlag gibt, [...]".* Die Formulierung „den Ausschlag gibt" bedeutet, dass die Gemütssymptome das wahlentscheidende Kriterium unter den Arzneimitteln bilden, die aufgrund der übrigen Symptome alle in Frage kommen.

Die Symptomengewichtung nach Bönninghausen

Causa
Hauptsymptom mit seinen Eigenheiten
Nebensymptome mit ihren Eigenheiten
Veränderungen des Gemüts

Die Problematik der Gemütssymptome

Gemütssymptome sind oft schwer von der „normalen" Wesensart des Patienten, also von seinem Charakter und seinen Eigenheiten zu unterscheiden. Gemäß §§ 208 und 209 im Organon zählen nicht zu den Symptomen. Hahnemann empfiehlt lediglich Folgendes: In §208 *„So darf auch seine Gemüts- und Denkungs-Art, ob sie die Kur hindere, oder ob sie psychisch zu leiten, zu begünstigen oder abzuändern sei, nicht aus der Acht gelassen werden,"* – und in §209 *„Dann* [danach] *erst sucht der Arzt in mehren Unterredungen, das Krankheits-Bild des Leidenden so vollständig als möglich zu entwerfen, [...]."* Damit trennt er Persönlichkeit und Krankheitssymptome klar voneinander. Bei kranken Kindern, und insbesondere *kleinen* Kindern, gilt es zudem zu beachten, dass gewisse Verhaltensweisen wie die Symptome < *Alleinsein*, > *Gesellschaft*, > *durch Berührung* oder > *durch Halten/Tragen* in gewissen Entwicklungsphasen normal sind und in der Regel nicht in die Repertorisation einbezogen werden sollten.

Die Überprüfung der Mittelwahl durch den Materia-medica-Vergleich

Zur Absicherung der Mittelwahl empfiehlt Bönninghausen, die Symptome eines Patienten mit den Geniussymptomen eines gewählten Arzneimittels zu vergleichen und sie auf evtl. Widersprüche zu überprüfen, die wiederum eine Kontraindikation zur Verschreibung des Mittels darstellen würden. Hierbei geht es insbesondere um die so genannten „Polaritäten" (Gypser in PB 2000, Einleitung I, S. XXXIII).

1.7 Die Kontraindikationen

Fast jedes homöopathische *Arzneimittel* weist eine gewisse Anzahl polarer Symptome auf, z. B. *Bewegungsverlangen – Bewegungsabneigung, Durst – Durstlosigkeit, Wärme bessert – Wärme verschlimmert*, usw. Ein Arzneimittel kann sowohl das Symptom des Patienten als auch den Gegenpol abdecken, und zwar in unterschiedlichen Wertigkeiten. Nach Bönninghausen ist der Genius eines Arzneimittels dadurch gekennzeichnet, dass sich ein hochwertiges Symptom (Grad III bis V) in verschiedenen Bereichen wiederholt. Da für die optimale Mittelwahl das Arzneimittel gefunden werden muss, das den charakteristischen Patientensymptomen am besten entspricht, sollten die wichtigen Patientensymptome möglichst hochwertig, im Idealfall von Geniussymptomen, abgedeckt werden. Wird nun ein polares Patientensymptom von einem bestimmten Arzneimittel geringwertig, der Gegenpol aber hochwertig abgedeckt, so entspricht dies – nach Bönninghausen – einer *Kontraindikation* für dieses Mittel. Bei *Nux vomica* ist z. B. die *Abneigung gegen Bewegung* dreiwertig, das *Bedürfnis zu Bewegen* nur einwertig. *Nux vomica* wird deshalb einen Patienten, der ein Bedürfnis hat, sich zu bewegen, nicht vollständig heilen, obschon es dieses Symptom in sich trägt. Bönninghausen pflegte auf diese Weise seine Mittelwahl zu überprüfen (PB 2000, Einleitung I, S. XXXIII). Sind Patientensymptom und Gegenpol im gleichen Grade hochwertig, so handelt es sich nicht um ein Geniussymptom und damit auch nicht um eine Kontraindikation. Sind beide hochwertig, der Gegenpol aber höher gradiert als das Patientensymptom, so handelt es sich um eine *relative Kontraindikation*. Pulsatilla pratensis hat z. B. das Symptom Gereiztheit im dritten Grad, Sanftheit im vierten. In diesem Falle muss die korrekte Mittelwahl durch den weiteren Materia-medica-Vergleich entschieden werden.

1.8 Ein Fallbeispiel Bönninghausens

Im *Therapeutischen Taschenbuch* (PB 2000, Vorrede, S. XX-XXII) schildert Bönninghausen den folgenden Fall, an dem er den Nutzen des Repertoriums und der Kontraindikationen erklärt:

„E. N. aus L., ein Mann von 50 Jahren, mit blühender, fast allzu roter Gesichtsfarbe, in der Regel heiteren, bei den heftigeren Anfällen aber zu Zornausbrüchen geneigten Gemüts und deutlich nervöser Aufgeregtheit, leidet seit ein paar Monaten, (nach vorgängiger allopathischer Vertreibung eines so genannten rheumatischen Schmerzes der rechten Augenhöhle durch äussere Mittel, welche nicht zu erfahren waren), – an einer eigenen Art von heftigen Schmerzen am rechten Unterschenkel, welche sämtliche Muskeln der hinteren Seite, namentlich die Wade bis zur Ferse herab, jedoch nicht die Gelenke des Knies oder Unterfusses ergreifen. Den Schmerz beschreibt er als ein höchst schmerzhaftes, krämpfeartiges, zuckendes Reissen, oft von Stichen unterbrochen, die von Innen nach Aussen gehen, in der Morgenzeit aber, wo der Schmerz überhaupt viel erträglicher ist, dumpf wühlend und wie zerschlagen. Die Schmerzen verschlimmern sich am Abend und in der Ruhe, besonders, nach vorgängiger Bewegung, im Sitzen und Stehen, und namentlich, wenn er dies bei einem Spaziergang im Freien tut. Während des Gehens springt der Schmerz oft plötzlich von der rechten Wade in den linken Oberarm, und wird dann am unerträglichsten, wenn er die Hand in die Rocktasche oder in den Busen steckt und den Arm ruhig hält, während er durch Bewegung des Armes gelindert wird und davon oft plötzlich zur

rechten Wade zurückkehrt. Die meiste Erleichterung gewährt auf und ab Gehen in der Stube und Reiben des leidenden Theils.

Die Nebenbeschwerden bestehen in Schlaflosigkeit Vormitternacht, abendlichen, öfters wiederkehrenden Anfällen von schnell überlaufender Hitze mit Durst, ohne vorgängigen Frost, widrigfettigem Mundgeschmack mit Uebelkeit im Halse und in einem, fast beständigen, drückenden Schmerze in dem unteren Theile der Brust und in der Herzgrube, als wenn sich daselbst etwas herausdrängen wollte."

Fallanalyse: Es handelt sich um eine vollständige Symptomatik mit Haupt- und Nebensymptomen, welche dem homöopathischen Arzt in ihrer Komplexität ohne Repertorium „ein gerüttelt Maß" an Materia-medica-Kenntnissen abfordert, soll er diese einem spezifischen Arzneimittel zuordnen. Bönninghausen diskutiert, warum nicht *Pulsatilla pratensis* oder *China officinalis* in Frage kommen, die dem Anfänger ins Auge zu springen scheinen: *Pulsatilla* deckt zwei Symptome nicht ab, nämlich < durch Aufstützen der Giedmaßen und > durch Reiben; es hat zudem die Kontraindikationen Gereiztheit (relative Kontraindikation), < durch Gehen im Freien, und > im Zimmer. Bei *China* fehlen ebenfalls zwei Symptome, nämlich < nach Bewegung und < durch Aufstützen der Gliedmaßen. Zudem besteht eine Kontraindikation mit dem Symptom > durch Bewegung. Bönninghausen begründet im Weiteren seine Mittelwahl durch seine hervorragenden Materia-medica-Kenntnisse. Sie fällt auf *Valeriana officinalis*, das auch die vorher unterdrückten Augensymptome in seinem Genius enthält. Er verabreichte eine (nicht näher spezifizierte) Hochpotenz, die sowohl das Hauptsymptom als auch die Nebensymptome innerhalb von drei Tagen vollständig zum Verschwinden brachte.

Als Prüfstein für die in diesem Buch vorgestellte Methode wird nun die Fallanalyse auf die *Modalitäten, die polaren Symptome und die Gemütsveränderungen reduziert.* Dabei interessiert vor allem, ob man mit dieser Eingrenzung auf das Wesentliche zur gleichen Mittelwahl gelangt wie Bönninghausen.

Die Repertorisation (siehe S. 13) ergibt fünf Arzneimittel, die alle Symptome abdecken, nämlich *Valeriana officinalis, Stannum metallicum, Arnica*

Fallanalyse

Hauptsymptom	Modalitäten	< Ruhe < nach Bewegung < im Sitzen < im Stehen < Gehen im Freien < Aufstützen Gliedmaßen > Bewegung > im Zimmer > Reiben leidender Teile
	Polare Empfindungen	Stechen innen heraus
Nebensymptome	Modalitäten	Keine
	Polare Empfindungen	Hitze mit Durst Drücken von innen heraus
Gemütsveränderungen		Gereiztheit

montana, Phosphorus und Causticum Hahnemanni. Davon kommen die letzten drei wegen Kontraindikationen nicht in Frage.

Der doppelte Materia-medica-Vergleich

Im doppelten Materia-medica-Vergleich wird zuerst die Übereinstimmung der *Hauptsymptome* mit den Symptomen der Arzneimittel überprüft, die alle Patientensymptome abdecken und keine Kontraindikationen aufweisen, in diesem Falle also von *Valeriana officinalis* und *Stannum metallicum.* Dies geschieht mit Hilfe einer möglichst gut strukturierten Enzyklopädie wie z. B. *Clarkes Enzyklopädie für den Homöopathischen Praktiker* (Clarke, 1990). Danach wird auch der *Genius* der in Frage kommenden Arzneimittel mit der *Totalität der Patientensymptome* verglichen. Zu diesem Zweck kann die Materia medica im letzten Teil dieses Buches herangezogen werden.

Materia-medica-Vergleich für Valeriana officinalis *(Der Neue Clarke*, Band 10, S. 6124 ff)

Extremitäten: Rheumatische Schmerzen in den Gliedern, selten Gelenken; < in Ruhe nach vorausgehender Bewegung; > durch Bewegung.

Repertorisation (PC-Programm zu Bönninghausens Therapeutischem Taschenbuch 2000 (PB 2000)

Arzneimittel	**Val**	**Stan**	**Arn**	**Phos**	**Caust**	**Rhus**	**Sulph**	**Bell**
Anzahl der Treffer	13	13	13	13	13	12	12	12
Summe der Grade	37	26	22	22	18	37	27	26
Polaritätsdifferenzen*	**26**	**11**	**1**	**4**	**0**	**18**	**12**	**5**
Patientensymptome								
< Ruhe	4	1	1	1	1	4	1	1
< nach Bewegung	4	4	2	2	2	4	0	0
< im Sitzen	3	2	1	1	3	4	1	1
< im Stehen	4	2	1	1	2	3	3	1
< Gehen im Freien	2	1	2	2	2	1	3	5
< Aufstützen der Gliedmaßen	1	2	3	1	1	3	1	3
> Bewegung während	4	1	1	1	1	4	1	1
> im Zimmer	3	1	1	1	1	2	1	2
> Reiben leidender Teile	2	2	3	4	1	2	3	1
Stechen innen heraus	4	4	2	1	1	3	4	3
Hitze mit Durst	2	2	2	1	1	4	4	3
Drücken von innen heraus	2	1	1	3	1	3	2	2
Gereiztheit	2	3	2	3	1	0	3	3
Gegenpolsymptome								
> Ruhe	0	1	3KI**	3KI	1	1	1	4KI
> im Sitzen	1	1	2	2	1	1	1	2
> im Stehen	0	1	2	4KI	0	1	0	4KI
> Gehen im Freien	0	1	1	2	1	3KI	1	1
> Aufstützen der Gliedmaßen	0	0	0	2	1	0	2	0
< Bewegung während	1	1	3KI	3KI	3KI	1	2	4KI
< im Zimmer	3***	2	2	4KI	2	3KI	2	1
< Reiben leidender Teile	0	1	1	1	3KI	0	1	0
Stechen außen herein	0	0	4KI	1	2	2	0	2
Hitze mit Durstlosigkeit	1	0	1	2	0	1	1	1
Drücken von außen herein	1	1	0	0	1	1	1	2
Sanftheit	0	2	0	0	1	1	3	0

* Die Polaritätsdifferenz wird im 2. Kapitel erläutert. (Polare Symptome sind blau aufgeführt).

** KI = Kontraindikation: Das Patientensymptom ist tiefwertig, der Gegenpol hochwertig.

*** Hier besteht keine Kontraindikation, da Patientensymptom und Gegenpol die gleiche Wertigkeit aufweisen. Das Symptom ist deshalb auch kein Geniussymptom des Arzneimittels.

Untere Extremitäten: Zwickender Schmerz an der äußeren Seite der Wade beim Sitzen. Im Sitzen pulsierendes Reißen in der rechten Wade, nachmittags.

Allgemeines: Rheumatisches Reißen in den Gliedern, meist außerhalb der Gelenke, vorzüglich in der Ruhe, nach Bewegung, und meist > durch Bewegung, oder durch Gehen in andere Empfindungen an andern Stellen umgewandelt.

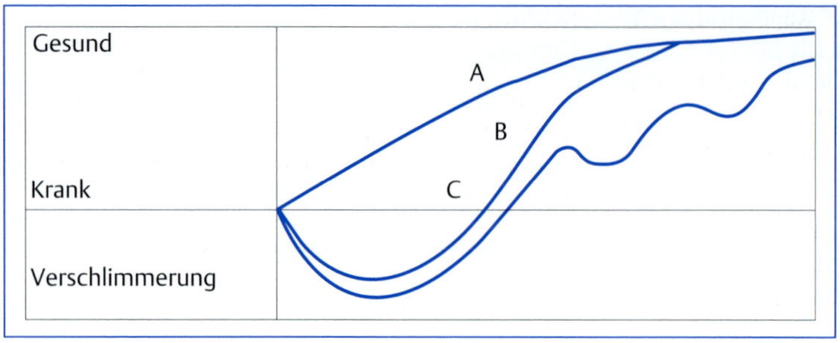

Abb. 3 Heilungsverläufe bei richtig gewählten Arzneimitteln

Materia-medica-Vergleich für Stannum metallicum (*Der Neue Clarke*, Band 9, S. 5473 f)

Extremitäten: Die Schmerzen in den Gliedern verschlimmern sich allmählich und bessern sich in derselben Weise.

Vergleich der Genius-Symptomatik von Valeriana officinalis und Stannum metallicum (*→Materia medica, Seiten 346 und 331*): Während die Valeriana-Symptomatik weitgehend der des Patienten entspricht, findet sich im Genius von Stannum metallicum nur wenig Ähnliches.

Mittelwahl

Selbst wenn man die zur Repertorisation verwendeteten Symptome auf *Modalitäten, polare Symptome und Gemütsveränderungen* eingrenzt, fällt die Mittelwahl auf *Valeriana officinalis.*

Begründung: Die Symptome sind vollständig abgedeckt, Kontraindikationen fehlen und die Polaritätsdifferenz ist hoch (zur Polaritätsdifferenz siehe Kapitel 2.2).

1.9 Die Verlaufsbeurteilung

Da die korrekte Verlaufsbeurteilung ein sehr wichtiges Instrument zur Steuerung des Heilungsverlaufes ist, sei abschließend etwas ausführlicher darauf eingegangen. Hahnemanns Hypothese zur Wirkung homöopathischer Arzneimittel (siehe Kapitel 1.2.1.) basiert auf der Beobachtung, dass nach Verabreichung eines richtig gewählten homöopathischen Arzneimittels nicht selten eine so genannte *Erstverschlimmerung* der Symptome eintritt. Diese entspricht in ihrer Interpretation einer Kunstkrankheit (ausgelöst durch das homöopathische Arzneimittel), die die Selbstheilungsmechanismen des Organismus stimuliert und nach ihrem Abklingen in Heilung übergeht. Bei akuten Erkrankungen kann diese so kurz sein, dass sie vom Patienten kaum bemerkt wird. Oft verschwindet dann das akute Leiden binnen kurzer Zeit, z. B. nach einigen Stunden oder innerhalb von zwei Tagen. Bei chronischen Krankheiten kann die Erstverschlimmerung ebenfalls so kurz sein, dass sie kaum bemerkt wird (**Abb. 3**, Verlauf A). Häufig dauert sie jedoch länger (einige Tage bis ca. zwei

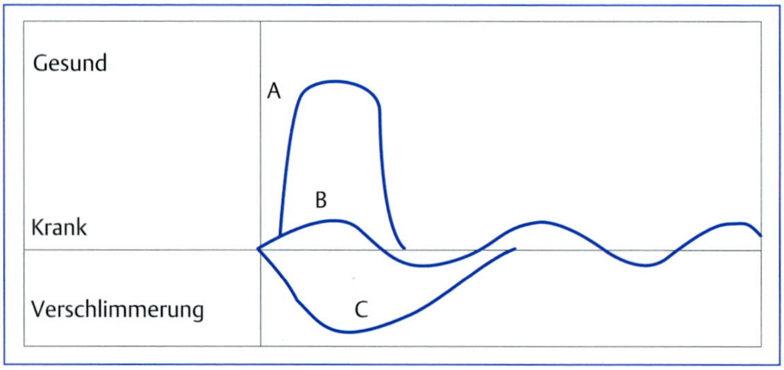

Abb. 4 Heilungsverläufe bei falsch gewählten Arzneimitteln

Wochen), und wird dann in der Regel vom Patienten und seiner Umgebung auch bemerkt und als störend empfunden (**Abb. 3**, Verlauf B). Die anschließende Heilung (der Hauptsymptome) ist die Bestätigung dafür, dass das Arzneimittel korrekt gewählt wurde.

Gelegentlich zeigt sich auch ein wellenförmig abflauender Verlauf der Krankheitssymptomatik mit mehreren kurzen Verschlimmerungsphasen, denen jedoch jeweils eine graduelle Besserung folgt. (**Abb. 3**, Verlauf C).

Falsch gewählte Arzneimittel können bestenfalls zu einer kurz dauernden Palliativwirkung führen, die eindrücklich sein kann, sich aber bei Wiederholung desselben Arzneimittels nicht reproduziert (**Abb. 4**, Verlauf A).

Ein wellenförmig an- und abflauendes Krankheitsgeschehen muss als Spontanverlauf der Krankheit interpretiert werden (**Abb. 4**, Verlauf B).

Schließlich kann ein nicht richtig gewähltes Arzneimittel auch nur zu einer vorübergehenden, reversiblen Verschlimmerung der Symptomatik führen, ohne dass danach eine Besserung eintritt (**Abb. 4**, Verlauf C).

In all diesen Fällen muss ein besser passendes Arzneimittel gesucht werden.

2 Optimierung der Behandlung mit Polaritätsanalyse, repertoriumsspezifischen Checklisten und Fragebögen

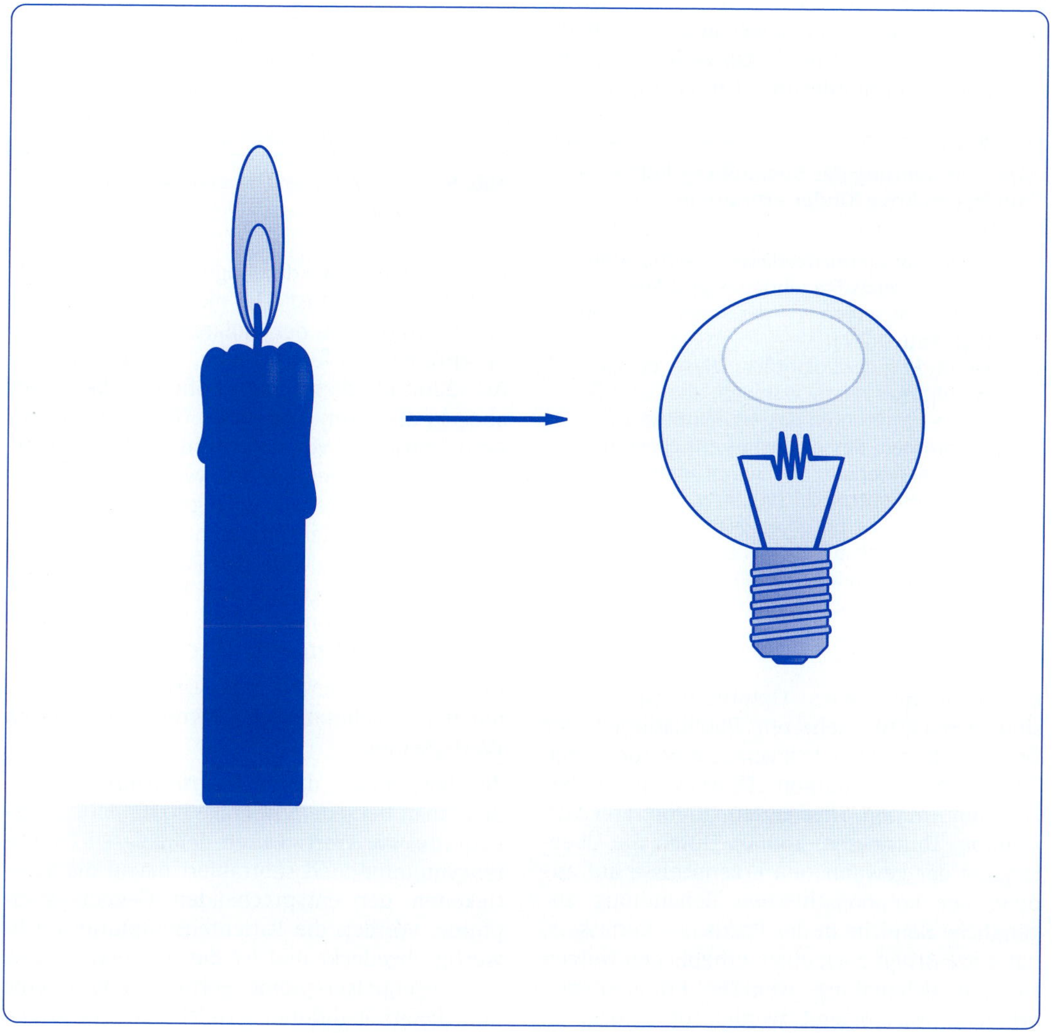

2.1 Einführung

Die beeindruckenden Behandlungserfolge mit Homöopathie bei hyperaktiven Kindern sollten in der Berner Doppelblindstudie verifiziert werden. Anders als unter offenen Praxisbedingungen deckt die Verblindung jede Schwäche der Behandlung schonungslos auf. Daher wurde angestrebt, die bisher angewandte Methode Bönninghausens nochmals zu verbessern, um auch höchsten Anforderungen zu genügen.

Die Optimierung des Behandlungskonzepts für hyperaktive Kinder erfolgte in drei Schritten:

1. Identifikation unzuverlässiger Symptome mit Hilfe eines Fragebogens und Ausschluss derselben von der Repertorisation (vgl. Kap. 4.2.2).
2. Einführung der Polaritätsanalyse, die es erlaubt, mit relativ wenigen, aber spezifischen Symptomen das Arzneimittel zu bestimmen, dessen Genius am ehesten der charakteristischen Symptomatik des Patienten entspricht (vgl. Kap. 2.2).
3. Einschluss der primären Wahrnehmungssymptome als besonders zuverlässige (aber pathognomonische) Symptome in die Repertorisation (vgl. Kap. 2.3).

Die Resultate dieses Optimierungsprozesses sind bereits in mehreren Publikationen der Öffentlichkeit zugänglich gemacht worden (Frei, 2005; Frei, von Ammon, Thurneysen, 2006a; Frei, von Ammon, Thurneysen, 2006b; Frei, von Ammon, Thurneysen, 2006c). Durch die Übertragung der gewonnenen Erkenntnisse auf andere, der homöopathischen Behandlung zugängliche Bereiche in der Praxis des Verfassers, hat diese Arbeit auch einen erheblichen Nutzen für die Behandlung weiterer Erkrankungen erbracht. Nachfolgend werden die einzelnen Schritte des Übertragungsprozesses vorgestellt. Der weitaus bedeutendste ist die Einführung der Polaritätsanalyse, die eine Arbeitsweise ermöglicht, die die Mittelbestimmung vor allem auf die zuverlässigsten Angaben der Patienten stützt, nämlich auf die Modalitäten und die polaren Symptome.

2.2 Die Polaritätsanalyse

Die Polaritätsanalyse besteht aus zwei Elementen, den *Kontraindikationen* Bönninghausens, die bereits in Kapitel 1.7 besprochen wurden, und der neu eingeführten *Polaritätsdifferenz* (**Abb. 5**).

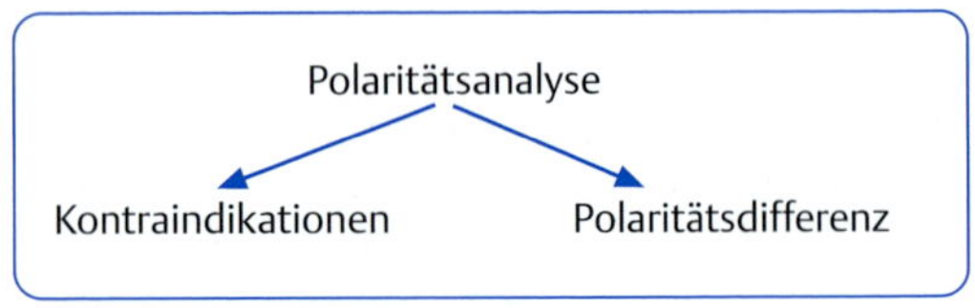

Abb. 5 Die wesentlichen Elemente der Polaritätsanalyse

Zur Erinnerung: Bei der Frage, ob ein Arzneimittel kontraindiziert ist oder nicht, geht es darum, die Wertigkeiten der polaren Symptome zu überprüfen und festzustellen, ob das gewählte Arzneimittel diese mit höherer Wertigkeit abdeckt als deren Gegenpole. (Beispiel: In dem Arzneimittelbild von Nux vomica ist die Abneigung gegen Bewegung dreiwertig, das Bedürfnis, sich zu bewegen, hingegen nur einwertig aufgeführt. Hat der Patient nun das Bedürfnis, sich zu bewegen, wäre das Patientensymptom tiefwertig, der Gegenpol aber hochwertig abgedeckt, es wäre somit – nach Bönninghausen – eine ***Kontraindikation*** für Nux vomica.)

Die Polaritätsdifferenz befasst sich nun konkret mit der Errechnung der Differenz von polaren Wertigkeiten.

Zur Berechnung dieser ***Polaritätsdifferenz*** addiert man bei jedem in Frage kommenden Arzneimittel die Wertigkeiten der polaren Patientensymptome, und subtrahiert davon die Wertigkeiten der entsprechenden Gegenpolsymptome. Werden die Patientensymptome hochwertig abgedeckt und ist die Additionssumme der Gegenpolsymptome gering, so wird eine hohe Polaritätsdifferenz erreicht, und die Wahrscheinlichkeit, dass das betreffende Arzneimittel die Geniussymptome des Patienten abdeckt, ist hoch. *Je höher die Polaritätsdifferenz, umso eher entspricht ein Arzneimittel der charakteristischen Patientensymptomatik – vorausgesetzt, dass keine Kontraindikationen vorliegen.* Polaritätsdifferenzen von 0 oder kleiner (also negative Werte) zeigen Arzneimittel an, die auf unspezifische Weise, also *nicht* mit ihrem Genius alle Patientensymptome abdecken. Solche Arzneimittel haben eine sehr geringe Heilungswahrscheinlichkeit für die beim Patienten vorliegende Symptomatik.

Das Vorgehen sei anhand des folgenden, fiktiven Beispiels erläutert: Ein Patient leidet an einer Tonsillitis mit den Symptomen Halsschmerzen, *< durch Schlucken, < durch Sprechen, < durch kalte Nahrungsmittel, < nach dem Erwachen, > nach dem Essen, Durst vermehrt.* Alle diese Symptome sind polar, und sie werden durch 19 homöopathische Medikamente abgedeckt, aber nur drei davon weisen keine Kontraindikationen im Sinne Bönninghausens auf, nämlich *Natrium carbonicum, Mercurius solubilis* und *Magnesium carbonicum*. Für diese drei Mittel wird nachfolgend die Polaritätsdifferenz berechnet; die Zahlen entsprechen der Wertigkeit des Symptoms (**Tab. 1**).

Polaritätsdifferenz

Die Polaritätsdifferenz berechnet sich wie folgt:

Summe der Wertigkeiten der *polaren* Patientensymptome *minus* Summe der Wertigkeiten der *polaren* Gegenpolsymptome:

Natrium: 16 – 6 = 10	Mercurius: 15 – 6 = 9	Magnesium: 10 – 4 = 6

Im vorliegenden Beispiel weist *Natrium carbonicum* die höchste Heilungswahrscheinlichkeit auf, *Mercurius* solubilis die zweithöchste. Mit der Polaritätsdifferenz kann also bei einem Repertorisationsresultat, bei dem mehrere Arzneimittel alle Patientensymptome abdecken, das bestpassende leichter identifiziert werden. Mit Hilfe der **Tabelle 2** kann diese mit etwas Zeitaufwand auch manuell berechnet werden. Die Polaritätsanalyse ist heute im Repertorisationsprogramm zu Bönninghausens Therapeutischem Taschenbuch 2000 (Bönninghausen Arbeitsgemeinschaft, 2000) sowie im Amokoor Programm (Steiner, 2007) integriert. Nach den bisherigen Erfahrungen des Autors ergibt sich

Tab. 1 Die Polaritätsdifferenz

Arzneimittel	Natrium carb.	Mercurius sol.	Magnesia carb.
Patientensymptome			
< Schlucken	1	3	2
< Sprechen	4	1	2
< Nahrungsmittel kaltes	1	2	1
< nach dem Erwachen	4	4	3
> nach dem Essen	4	1	1
Durst	2	4	1
Summe der Wertigkeiten	**16**	**15**	**10**
Gegenpolsymptome			
> Schlucken	1	2	1
> Sprechen	0	0	0
> Nahrungsmittel kaltes	0	2	1
> nach dem Erwachen	1	0	0
< nach dem Essen	3	1	2
Durstlosigkeit	1	1	0
Summe der Wertigkeiten	**6**	**6**	**4**

Tab. 2 Manuelle Bestimmung der Polaritätsdifferenzen

Polare Patientensymptome							
Arzneimittel → **Symptom ↓**							
Summe der Wertigkeiten							
Gegenpolsymptome (GP)							
Summe der Wertigkeiten							
Differenz (PP – GP)							

folgende Gewichtung der Resultate der Polaritätsanalyse (von 1 – 4 abnehmende Bedeutung):

Gewichtung der Resultate der Polaritätsanalyse

Gewichtung der Resultate der Polaritätsanalyse

1. Abwesenheit von Kontraindikationen
2. Höhe der Polaritätsdifferenz
3. Anzahl Treffer
4. Übereinstimmung der Patientensymptome mit dem Genius der in Frage kommenden Arzneimittel (Materia-medica-Vergleich)

2.3 Die Zuverlässigkeit der Symptome: ein neues Kriterium in der Symptomgewichtung

In Kapitel 1.3 wurde bereits dargelegt, dass sich das Charakteristische der Krankheiten besonders in den *Modalitäten* zeigt (*Organon* § 133). Die *Causa occasionalis* eines Leidens nimmt einen ähnlich hohen Stellenwert ein (*Organon* § 5). Empfindungen und Gemütssymptome hingegen lassen sich weitaus schwieriger formulieren und fassen. Dies trifft nicht nur auf Patienten, sondern auch auf Teilnehmer an Arzneimittelprüfungen zu, was es umso schwieriger macht, eine Empfindung oder ein Gemütssymptom mit einem Prüfungssymptom in Übereinstimmung zu bringen.

Die Bestimmung der Zuverlässigkeit der Symptome bei ADS-Kindern hatte diesbezüglich eine ernüchternde Wirkung, da sich, abgesehen von den Wahrnehmungsmodalitäten, sehr vieles, was üblicherweise als individuelle Symptomatik betrachtet wird, in Einzelfällen als unzuverlässig erwies. Mit der Einführung der *Wahrnehmungssymptome* in die Repertorisation musste ein homöopathisches Dogma missachtet werden, nämlich der nach Auffassung des Verfassers *missverstandene* Lehrsatz, dass **pathognomonische Symptome** nicht für die Repertorisation verwendet werden sollten. Dunham, der ursprünglich auf das Problem aufmerksam machte, verstand darunter Symptome, die bereits mehr oder weniger ausgeprägte Gewebeläsionen verursacht hatten (Dunham, 2003). Spätere Homöopathen haben den Begriff pathognomonisch in seine heutige medizinische Bedeutung uminterpretiert und damit die Symptome bezeichnet, die Grundlage einer schulmedizinischen Diagnose sind. Diese Uminterpretation bedeutet, dass auch durchaus charakteristische Symptome unter den Begriff pathognomonisch fallen. Werden diese nun aus der Repertorisation ausgeklammert, so bedeutet dies eine Missachtung der rein phänomenologisch orientierten Vorgehensweise Hahnemanns. Dass mit der Verwendung der Wahrnehmungssymptome eine Steigerung des Behandlungserfolgs erreicht werden konnte, zeigt, dass die Erweiterung des Begriffs pathognomonisch über die Gewebeläsionen Dunhams hinaus unzulässig ist.

Ein weiteres Problem ist die Tatsache, dass die Patienten ihre Symptome in ihrer eigenen Sprache schildern, und der Arzt diese in die Formulierung der Repertoriumsrubriken übersetzen muss. Dieser Prozess kann eine zusätzliche Fehlerquelle sein.

2.4 Repertoriumsspezifische Checklisten und Fragebögen

Um hier Abhilfe zu schaffen, wurden elf Checklisten für verschiedene Gruppen von *akuten* Erkrankungen sowie ein allgemeiner Fragebogen und elf Fragebögen für *chronische* Erkrankungen verschiedener Organsysteme erstellt, die auf den Symptomformulierungen von *Bönninghausens Therapeutischem Taschenbuch 2000* basieren.

2.4.1 Auswahl der Symptome für Checklisten und Fragebögen

Berücksichtigt wurden nur Repertoriumsrubriken mit über zehn Arzneimittelzuordnungen, da kleinere Rubriken zu einer unzulässig starken Eingrenzung der Mittelwahl durch ein einziges Symptom führen. Zur Umsetzung der oben aufgeführten Überlegungen wurden die folgenden Symptomenkategorien ausgewählt:

- Grundmodalitäten
- Lokale Modalitäten
- Polare Symptome
- Empfindungen und Befunde (besonders solche mit polarem Charakter)
- Gemütssymptome mit polarem Charakter

2.4.2 Aufbau der Checklisten für akute Erkrankungen

Als Grundschema für die Gliederung der Checklisten wurde die folgende Einteilung gewählt (und bei Bedarf leicht modifiziert):

1. Ursache der Erkrankung (freie Beschreibung)
2. Grundmodalitäten
3. Lokale Modalitäten, Empfindungen und Befunde
4. Gemütsveränderungen
5. Freie Schilderung nicht zuzuordnender Symptome

Polare Symptome wurden in blauer, nichtpolare in schwarzer Farbe dargestellt. Nachfolgend sind die Themen der Checklisten aufgeführt.

Checklisten zur Fallaufnahme bei akuten Erkrankungen

Akute Erkrankungen der Atemwege
Akute Erkrankungen des Bewegungsapparates
Grippale Erkrankungen
Heuschnupfen und allergische Bindehautentzündung
Akute Erkrankungen im HNO-Bereich
Kinderkrankheiten
Akute Kopfschmerzen und Schwindel
Akute Erkrankungen des Magen-Darm-Traktes
Akute Erkrankungen der Nieren und Harnwege
Reisekrankheit
Erkrankungen von Säuglingen

2.4.3 Aufbau der Fragebögen für chronische Erkrankungen

Für die Fragebögen wurde der gleiche Aufbau wie bei den Checklisten gewählt, ergänzt mit einer Gliederung der Symptome nach Organsystemen oder Funktionen. Zusätzlich zu den spezifischen Krankheitsgruppen wurde auch ein allgemeiner Fragebogen zur Erfassung der Nebensymptome geschaffen und nach dem Kopf-zu-Fuß-Schema gegliedert. Die Fragebögen für chronische Erkrankungen sind im Folgenden aufgeführt. Sie werden in Kapitel 4 detailliert und mit Fallbeispielen besprochen.

Fragebögen zur Fallaufnahme bei chronischen Erkrankungen

Allgemeiner Fragebogen
ADS und Wahrnehmungsstörungen
Allergien
Erkrankungen des Bewegungsapparats
Gynäkologische Erkrankungen
Erkrankungen der Herz-Kreislauf-Organe
HNO- und Atemwegserkrankungen
Erkrankungen des Magen-Darm-Trakts
Neurologische Erkrankungen
Psychosomatische Erkrankungen
Schlafstörungen
Urologische Erkrankungen

2.5 Resultate

2.5.1 Auswirkung von Polaritätsanalyse und Checklisten auf die Behandlungsresultate akuter Erkrankungen

Die Auswirkung der Polaritätsanalyse auf die Behandlungsresultate wurde *prospektiv* anhand von zwei Gruppen von Kindern geprüft, die mit dem Leitsymptom Husten in die Praxis kamen. Die erste Gruppe umfasste 100 Patienten, bei denen die Mittelbestimmung nach einer offenen Fallaufnahme mit Hilfe der *Polaritätsanalyse* [PA] und dem Repertorisationsprogramm von Bönninghausens Therapeutischem Taschenbuch erfolgte. Bei der zweiten Gruppe (48 Patienten) wurde die Fallaufnahme mit der *Checkliste für akute Erkrankungen der Atemwege* strukturiert [CL]. In einer dritten Gruppe (206 Kinder) wurden die Behandlungsresultate verschiedener anderer Erkrankungen erhoben, bei denen die *übrigen zehn Checklisten* verwendet wurden. Als Vergleichsgruppe dienten 103 Kinder mit Husten, bei denen nach einer offenen Fallaufnahme die Resultate der Repertorisation mit den Hustenrubriken von *Boenninghausens Characteristics and Repertory* von C.M. Boger (ohne Polaritätsanalyse) untersucht worden waren. Es wurde das bestpassende Arzneimittels in der Potenz C 200 verabreicht. Für den Fall, dass die erste Dosis keine überzeugende Wirkung zeigte, wurde nach zwei Tagen zusätzlich das nächstähnliche Arzneimittel in gleicher Potenz verabreicht.

Outcome-Parameter war in jeder Gruppe ein telephonisch erhobenes Eltern-Rating des Krankheitsverlaufs. Eine Besserung der akuten Symptomatik um 50% oder mehr nach vier Tagen, sowie die fehlende Notwendigkeit für eine Folgekonsultation wurden als Treffer gezählt.

Resultate: In der konventionell behandelten Patientengruppe (Vergleichskollektiv) konnten unter Verwendung der Boger'schen Hustenrubriken (Boger, 1984) 75 der 103 Kinder gebessert bzw. geheilt werden (73%). Wurde nur die Polaritätsanalyse angewandt, waren 81 von 100 Kindern (81%) innerhalb von 4 Tagen gebessert

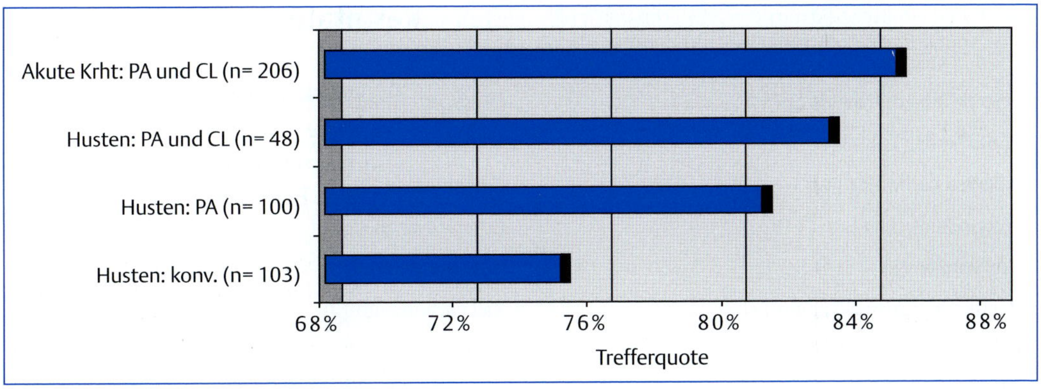

Abb. 6 Auswirkung von Polaritätsanalyse (PA) und Checklisten (CL) auf die Trefferquote in der Behandlung akuter Erkrankungen

bzw. geheilt. Bei der Verwendung der *Checkliste für akute Erkrankungen der Atemwege* stieg diese Zahl auf 83%. Die gleiche Analyse bei 206 Patienten mit einer Mischung verschiedener akuter Erkrankungen wie Tonsillitis, Enteritis, Grippe, Sinusitis, Mittelohrentzündung, Zahnungsschmerzen, Blähungskoliken etc., unter Verwendung der jeweils *spezifischen Checkliste*, ergab eine Besserung oder Heilung bei 175 Patienten, was einer Trefferquote von 85% entspricht (**Abb. 6**).

Arzneimittelspektrum

Die veränderte Vorgehensweise bewirkte keineswegs eine Einschränkung auf bestimmte Arzneimittel, ganz im Gegenteil, wie **Tabelle 3** zeigt.

Bei der Auswertung der Hustenrubriken von *Boenninghausens Characteritics and Repertory* (Boger, 1984) benötigten wir für 75 erfolgreich behandelte Patienten 24 verschiedene Arzneimittel (Anzahl der Patienten, die dasselbe Medikament erhielten: 3,13). Mit der Anwendung der Polaritätsanalyse waren es 65 Arzneimittel für 215 erfolgreich behandelte Patienten (Anzahl der Patienten, die dasselbe Medikament erhielten: 3,30). Diese breite Diversifizierung der Arzneien kann nur erreicht werden, wenn man für die Repertorisation lediglich die Symptome der akuten Erkrankung verwendet, und Symptome, die bereits vor der Erkrankung bestanden und noch andauern, nicht in die Mittelbestimmung miteinbezieht.

2.5.2 Auswirkungen der Polaritätsanalyse und repertoriumsspezifischer Fragebögen auf die Behandlungsresultate bei chronischen Erkrankungen

Die Erprobung der repertoriumsspezifischen Fragebögen bei *chronischen Erkrankungen* erfolgte ebenfalls prospektiv mit 153 Patienten. Erfasst wurde die Trefferquote der ersten Verschreibung sowie ein Rating der durchschnittlichen Besserung des Hauptleidens in Prozent zwei Monate nach einer Einzeldosis C 200. Besserungen des Hauptsymptoms um 50% oder mehr konnten als Treffer gezählt werden. Als konventionell homöopathisch behandelte Vergleichsgruppe dienten 50 Patienten einer früheren Studie, in der die Gewichtung der Symptome nach Hahnemann untersucht worden war. (Frei, 1999). (Die ADS/ADHS-Statistik, die in dem Buch *Die homöopathische Behandlung von Kindern mit ADS/ADHS* (Frei, 2005) ausführlich erörtert ist, stellt einen Sonderfall dar und wurde bei dieser Untersuchung ausgeklammert.)

Resultate: Mit Polaritätsanalyse und repertoriumsspezifischen Fragebögen wurde eine durchschnittliche Trefferquote von 84% erreicht. Die durchschnittliche Besserung der erfolgreichen Verschreibungen lag ebenfalls bei 85%. In der konventionell homöopathischen Vergleichsgruppe lag die Trefferquote bei 68% und die

Tab. 3 Arzneimittelspektrum von 215 erfolgreich behandelten, akut erkrankten Patienten unter Berücksichtigung der Polaritätsanalyse und der Checklisten. (Anzahl der Verordnungen in Klammer)

Bryonia alba aut dioica (17)	Capsicum annuum (2)
Phosphorus (14)	Causticum Hahnemanni (2)
Calcarea carbonica (12)	Cicuta virosa (2)
Lycopodium clavatum (11)	Crocus sativus (2)
Nux vomica (8)	Helleborus niger (2)
Hepar sulphuris calcareum (7)	Kali carbonicum (2)
Pulsatilla pratensis (7)	Mezereum (2)
Silicea terra (7)	Natrium carbonicum (2)
Arsenicum album (6)	Sarsaparilla officinalis (2)
Graphites naturalis (6)	Agnus castus (2)
Natrum muriaticum (6)	Alumina (1)
Sulphur lotum (6)	Belladonna (1)
Ambra grisea (4)	Carbo vegetabilis (1)
Anacardium orientale (4)	Cina maritima (1)
Chamomilla (4)	Coffea cruda (1)
Cocculus indicus (4)	Conium maculatum (1)
Iodum purum (4)	Dulcamara (1)
Ipecacuanha (4)	Hyoscyamus niger (1)
Mercurius solubilis (4)	Ignatia amara (1)
Veratrum album (4)	Laurocerasus (1)
Aconitum napellus (3)	Ledum palustre (1)
Asarum europeum (3)	Magnesia muriatica (1)
Baryta carbonica (3)	Magnetis polus arcticus (1)
Cannabis sativa (3)	Manganum aceticum aut carbonicum (1)
China officinalis (3)	Menyanthes trifoliata (1)
Magnesia carbonica (3)	Nux moschata (1)
Nitri acidum (3)	Sabina (1)
Rhus toxicodendron (3)	Spongia tosta (1)
Spigelia anthelmia (3)	Stannum metallicum (1)
Arnica montana (2)	Staphysagria (1)
Asa foetida (2)	Teucrium marum verum (1)
Aurum foliatum (2)	Thuja occidentalis (1)
Borax veneta (2)	

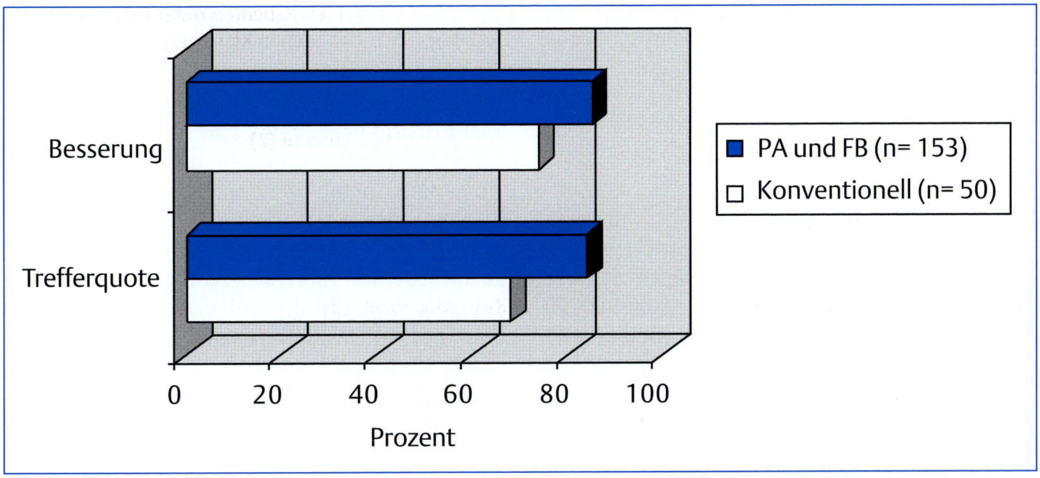

Abb. 7 Polaritätsanalyse (PA) und repertoriumsspezifische Fragebögen (FB) in der Behandlung chronischer Erkrankungen

durchschnittliche Besserung der erfolgreichen Verschreibungen bei 75% (**Abb. 7**). Die Resultate der Erprobungsphase werden in Kapitel 4 bei der Besprechung der einzelnen Fragebögen für jeden Patienten aufgeführt (siehe auch **Abb. 8**).

Die Evaluation zeigte, dass die Fallaufnahme zeitsparender abläuft, als dies mit allen bisherigen Vorgehensweisen möglich war. Die Fragebögen sind für die Patienten anspruchsvoll, weil sie genaue Beobachtungen einfordern. Nicht sel-

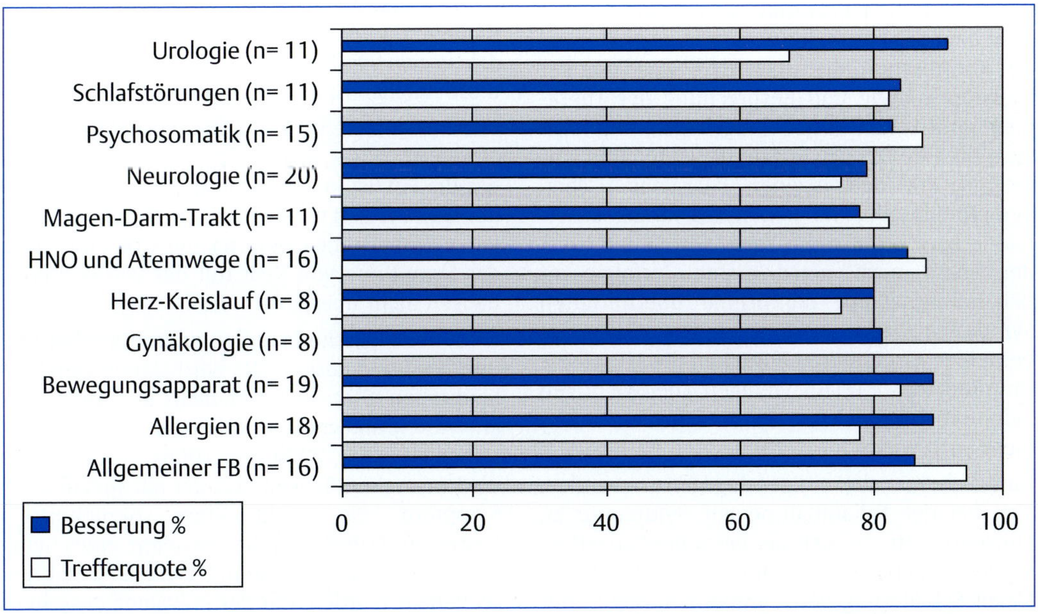

Abb. 8 Evaluationsresultate der einzelnen repertoriumsspezifischen Fragebögen für chronische Erkrankungen

ten werden sie als schwierig bezeichnet. Die Resultate sprechen aber dafür, dass diese Schwierigkeiten gut gemeistert werden.

2.6 Diskussion

In Abweichung von den §§ 82 bis 95 im *Organon*, die eine freie Fallaufnahme fordern, wurde mit der Einführung von *Fragenbögen* der von Hahnemann vorgezeichnete Weg verlassen. Da damit ein gewisses Risiko besteht, individuelle, charakteristische Symptome zu verpassen, muss dieser Schritt gut begründet sein. Oftmals wissen die Eltern nicht, welche Symptome ihres Kindes für die homöopathische Mittelbestimmung von Bedeutung sind. Mit Checklisten und Fragebögen können sie auf die Symptome aufmerksam gemacht werden, die sich für eine Mittelbestimmung als zuverlässig erwiesen haben.

Bei akuten Erkrankungen wird dem Patienten oder den Eltern nach der Anamnese und Untersuchung die dem Leiden entsprechende Checkliste mit dem Auftrag vorgelegt, die im Laufe der aktuellen Krankheit beobachteten Veränderungen herauszuschreiben.

Bei chronischen Erkrankungen erhält der Patient bzw. die Eltern des Patienten nach der ersten Konsultation, die zunächst einmal nur der Diagnosestellung und Besprechung der Therapiemöglichkeiten dient, Fragebögen, um sich zwei bis vier Wochen vor der Fallaufnahme eingehend mit den eigenen charakteristischen Symptomen oder mit denen des Kindes auseinanderzusetzen. Damit kann vermieden werden, dass nach einer ersten (erfolglosen) Behandlungsetappe die primär übermittelten Symptome wieder revidiert werden müssen. Da beim hier vorgestellten Vorgehen die Mittelbestimmung oft auf relativ wenigen, aber wichtigen Symptomen basiert, ist es entscheidend, dass diese auch wirklich zutreffen.

Natürlich lässt sich einiges dagegen einwenden, sich bei der Fallaufnahme auf Symptome zu konzentrieren, die sich als besonders zuverlässig erwiesen haben. Mit Hilfe der Abschnitte zur freien Schilderung von Symptomen sowie der ergänzenden Befragung kommt es jedoch zu einer vollständigen Fallaufnahme.

Für eine zuverlässige *Polaritätsanalyse* müssen nach der praktischen Erfahrung des Verfassers mindestens fünf polare Symptome zur Verfügung stehen. Ist nur eines dieser Symptome nicht richtig beobachtet, kann sich das schon in einer falschen Mittelwahl ausdrücken. Allerdings muss betont werden, dass die *Kontraindikationen* den wesentlicheren Teil der Analyse ausmachen. Werden die Kontraindikationen nicht beachtet, führt dies häufig zu Fehlverordnungen, während die Höhe der Polaritätsdifferenz nur ein *relativer Hinweis* auf das bestpassende Mittel ist.

Man kann gegen eine Polaritätsanalyse, die sich allein auf die Symptomgrade von *Bönnighausens Therapeutischem Taschenbuch 1846* stützt, einwenden, dass damit alle späteren Verifikationen der Symptomengrade unberücksichtigt bleiben, und damit auch Fehler in der Mittelwahl entstehen können. Es ist möglich, dass die ca. 15% ungelöster Fälle zum Teil auf diese Ursache zurückzuführen sind. Es gibt jedoch bis heute keine zuverlässigere Gradierung der Symptome als diejenige, die Bönninghausen in seinem *Therapeutischen Taschenbuch von 1846* vorgenommen hat; (das in der revidierten Ausgabe 2000 wieder auf seinen Ursprung zurückgeführt wurde). Erst die Revision der gesamten Materia medica, die zur Zeit durch die *Bönninghausen Arbeitsgemeinschaft* unternommen wird, kann diesbezüglich Abhilfe schaffen.

Zusammenfassend kann die Polaritätsanalyse als zusätzliches Instrument bewertet werden, das die Präzision der Verordnungen erhöht. Leider lässt sie sich nicht einfach auch auf die Kent-Repertorien übertragen, da die Gradeinteilung der Symptome von Kent mit der von Bönninghausen nicht übereinstimmt.

Eine neue Methode der Symptomgradierung, die *Likelihood-Ratio's* (LR), wird aktuell vom holländischen *Comitee for Methods and Validation* entwickelt und geprüft (Stolper et al., 2002; Rutten et al., 2003, 2004 und 2006). LRs beziffern die Wahrscheinlichkeit, mit der ein spezifisches Symptom die Wahl eines Arzneimittels bestimmt. Dabei wird die Prävalenz eines Symptoms bei Patienten, die mit diesem Arzneimittel geheilt wurden, mit der Prävalenz desselben Symptoms bei anderen Patienten verglichen, bei denen die Verschreibung dieses Arzneimittels nicht erfolgreich war, sowie mit allen Verschreibungen anderer Arzneimittel. Die theoretische Basis für die Verwendung von LRs ist bereits etabliert. Ein beträchtlicher Forschungsaufwand ist jedoch noch notwendig, um zu einem Repertorium mit LR-Gradierung zu gelangen. Es wird interessant sein, zu untersuchen, ob die Polaritätsanalyse mit LRs genauer ist als mit der Gradierung von Bönninghausens Therapeutischem Taschenbuch.

Abgesehen von der Trefferquote, die mit der Einführung einer neuen Arbeitstechnik verbessert werden soll, darf auch die Individualisierung der Verordnungen nicht beeinträchtigt werden. Eine solche Beeinträchtigung könnte sich z.B. in der Einschränkung auf bestimmte Arzneimittel, also z.B. in einer häufigen Verschreibung von Polychresten äußern. Die Erprobung zeigte, dass der Individualisierungstand weder durch die Polaritätsanalyse noch durch die Einführung von Fragebögen und Checklisten Schaden litt.

Die Resultate sind sowohl bei akuten als auch bei chronischen Krankheiten eindrücklich. Während die Trefferquote bei den akuten Erkrankungen noch mit einem Anteil an Spontanheilungen relativiert werden kann, ist dies bei den chronischen Krankheiten viel weniger möglich. Allenfalls ließe sich argumentieren, dass in der Erprobung lediglich die Resultate der ersten Behandlungsetappe erfasst wurden, und dass die definitive Heilung damit noch nicht gesichert ist. In der Langzeitbeobachtung dieser Fälle ist jedoch eine weitere Besserung zu beobachten, die sich von den Verläufen, die in einer früheren Langzeitstudie erhoben worden waren, nicht unterscheidet (Frei, 2001).

Hahnemann spricht an mehreren Stellen in seinem Schrifttum von einer mathematischen Heilungsgewissheit (Hahnemann, 2001, 2004 und 2007). Die in dieser Evaluation beobachteten Ergebnisse lassen diese Aussagen Hahnemanns nicht mehr unmöglich erscheinen. Es ist zu vermuten, dass er das hier beschriebene Procedere bereits teilweise anwandte und damit auch Verläufe beobachtete, die eine solche Aussage rechtfertigten. In den folgenden Kapiteln 3 und 4 wird demonstriert, dass durch die Anwendung der Polaritätsanalyse oft auch so genannte kleine, wenig bekannte Arzneimittel herauskommen und sehr schöne Heilungen erbringen können.

3 Behandlung akuter Erkrankungen

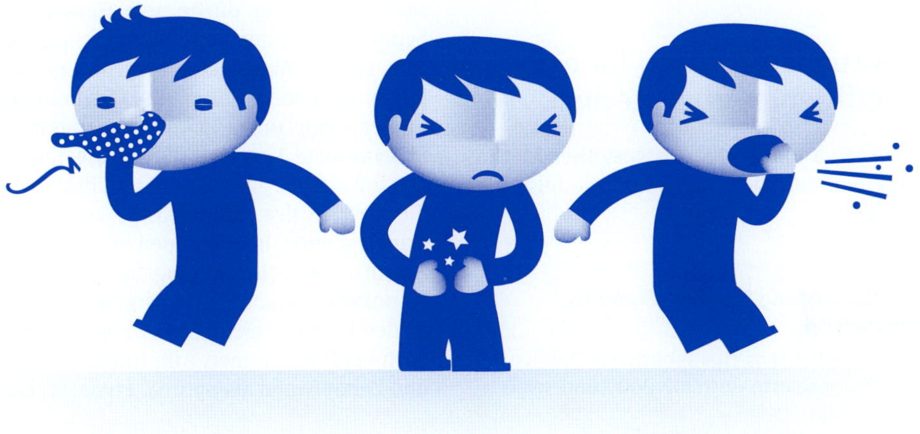

3.1 Einführung

In diesem Kapitel werden die zuvor erarbeiteten Optimierungschritte für die Behandlung akuter Erkrankungen im Detail vorgestellt und anhand von Fallbeispielen eingeübt. Zunächst soll aber die notwendige *Ausrüstung* für eine solche Behandlung aufgelistet und das zu wählende *Vorgehen* besprochen werden.

3.2 Grundausrüstung für eine effiziente Arbeitstechnik

Um überhaupt mit der hier vorgestellten Methode arbeiten zu können, bedarf es folgender Grundlagen:

Grundausrüstung für eine effiziente Arbeitsweise

1. Bönninghausens Therapeutisches Taschenbuch, revidierte Ausgabe 2000 und seine Software.
2. Ein Notebook oder ein Personal Computer.
3. Dieses Buch mit den Checklisten und Fragebögen.
4. Eine Enzyklopädie der Materia medica. Am besten *Clarkes Enzyklopädie* (10 Bände, deutsche Übersetzung, schöne übersichtliche Ausgabe); oder die englische *Enzyklopädie von TF Allen* (preisgünstiger indischer Nachdruck, deutlich weniger übersichtlich), evtl. andere Werke.
5. Ein zusätzliches ausführlicheres Repertorium für ergänzende Repertoriumsrubriken, vorzugsweise *Boenninghausens Characteristics and Repertory* von *C. M. Boger.*
6. Die 133 Arzneimittel, die in diesem Buch aufgeführt sind, am besten in der Potenz C 200.

3.3 Anamnese und Status

Hahnemann hat die homöopathische Fallaufnahme in den §§ 82 bis 95 im *Organon* im Detail festgelegt. Dem damit unvertrauten Leser sei diese Lektüre wärmstens empfohlen, handelt es sich doch um eine der sorgfältigsten Anamnese-Beschreibungen in der ganzen Medizinliteratur. Sie ist identisch mit dem Vorgehen, das jedem Medizinstudenten im Laufe seiner Ausbildung beigebracht wird. Eine solche Anamnese erfordert bei chronischen Krankheiten einen Zeitaufwand von bis zu drei Stunden. Bönninghausen behandelte eine sehr große Zahl von Patienten und es ist davon auszugehen, dass er das von Hahnemann festgelegte Procedere in seiner Praxisroutine häufig nicht anwenden konnte. Dank seiner Erfahrung dürfte sein Zeitaufwand zur Symptomerhebung wesentlich geringer gewesen sein. Da alle Ärzte heute aufgrund der aus dem Ruder laufenden Kosten im Gesundheitswesen immer mehr unter Zeitdruck geraten, ist eine ökonomische Vorgehensweise, die mit weniger Zeitaufwand zu guten Resultaten führt, ohne dass die Gesetze der Homöopathie verletzt werden, dringend nötig. Im Folgenden wird der praktische Ablauf einer Fallaufnahme bei akuten und bei chronischen Krankheiten vorgestellt, wie er sich in der Praxis – nicht nur bei Kindern, sondern auch bei Erwachsenen – im Hinblick auf Resultat und Zeitaufwand als optimal erwiesen hat.

3.3.1 Die Fallaufnahme

Hahnemann modifiziert im Organon § 82 seine allgemeinen Anweisungen für die Fallaufnahme für akute Erkrankungen mit den folgenden Worten: *„Bei dieser Erforschung ist ein Unterschied zu machen, ob das Leiden eine akute [...] oder eine chronische Krankheit sei. Bei den akuten fallen die Hauptsymptome schneller auf und werden den Sinnen erkennbar. Daher ist eine weit kürzere Zeit zur Aufzeichnung des Krankheitsbildes erforderlich und auch weit weniger zu fragen, weil sich das meiste von selbst darbietet.“* Die Zuverlässigkeit der Symptome ist bei akuten Erkrankungen oft höher als bei chronischen, weil diese neu erfahren werden und nicht in der Routine der Gewohnheiten untergehen. Es kann eher ein Problem sein, dass die Patienten nur wenige Symptome beobachtet haben, mit denen der Fall dann gelöst werden muss.

Fallaufnahme, Status und Repertorisation werden in einer einzigen Konsultation durchgeführt und beanspruchen ca. zwanzig Minuten. In der orientierenden Anamnese schildern die Patienten den Grund, der sie zum Arzt geführt hat, nicht anders, als das in der konventionellen

Medizin üblich ist. Der Arzt stellt präzisierende Fragen und klärt ab, welche Erwartungen der Patient mit der Konsultation verbindet. Für die Erhebung des Status erfolgen zumindest eine Beurteilung des Allgemeinzustandes, der Haut, der HNO-Organe, sowie von Lunge, Herz-Kreislauf und Abdomen inkl. Leber- und Milzpalpation. Eine Blutdruckmessung (bei Erwachsenen), Feststellung von Puls und Gewicht sowie gezielte Untersuchungen je nach Beschwerden des Patienten runden die Untersuchung ab. Aufgezeichnet werden nur die pathologischen Befunde und die gemessenen Werte.

Indikationsstellung: Nach Anamnese und Status muss beurteilt werden, ob eine homöopathische Behandlung für den Patienten die bestmögliche ist. Die Antwort auf diese Frage richtet sich einerseits nach der Diagnose, anderseits nach der Symptomenlage und den homöopathischen Fähigkeiten des behandelnden Arztes. Mit einiger Erfahrung können in einer homöopathischen Praxis ca. 80-90% der anfallenden Krankheiten homöopathisch behandelt werden. Dabei sollten jedoch keine unnötigen Risiken eingegangen werden: Eine Meningitis oder ein Patient mit akutem Abdomen gehören unverzüglich in die Klinik. Allenfalls kann dem Patienten das bestpassende homöopathische Arzneimittel vor der Einweisung verabreicht werden, sofern mit der Mittelbestimmung nicht wertvolle Zeit verloren geht.

Erweiterte Anamnese: Entscheidet sich der Arzt für eine homöopathische Behandlung, so gilt es zunächst, das Individuelle und Charakteristische der Symptomatik zu erheben. Dies umfasst insbesondere die Ursache der aktuellen Krankheit (soweit sie bekannt und feststellbar ist) sowie alle Faktoren, die seit Beginn der Krankheit eine Veränderung im Befinden des Patienten darstellen (besondere Empfindungen, Befunde und Veränderungen des Gemüts). Dazu erhält der Patient eine auf seine Beschwerden zugeschnittene Checkliste, aus der er seine Symptome herausschreibt. Die so erhobenen Symptome werden anschließend mit dem Patienten besprochen und nach den unten aufgeführten Kriterien gesichtet und bewertet. Eine ergänzende Befragung rundet die Symptomerhebung ab. Die Repertorisation erfolgt am besten mit dem Programm zu Bönninghausens Therapeutischem Taschenbuch (revidierte Ausgabe 2000) oder mit Amokoor.

Mittelgabe: Anschließend wird das bestpassende Arzneimittel, in der Regel in der Potenz C 200 verabreicht. Ein Reservemittel zweiter Wahl wird den Eltern oder dem Patienten mitgegeben. Falls es innerhalb von 48 Stunden nicht zu einer deutlichen Besserung der Symptomatik gekommen ist, soll der Patient dieses Mittel einnehmen

Verlaufskontrolle: Falls Befunde nachzukontrollieren sind, soll die Verlaufskontrolle nach einem angemessenen Intervall, in der Regel nach 7-10 Tagen erfolgen. In vielen Fällen reicht eine telephonische Rückmeldung in der Praxis. Wenn die Eltern die Heilung selbst feststellen können, besteht keine Notwendigkeit zu einer weiteren Untersuchung.

3.3.2 Besonderheiten der Mittelbestimmung mit Hilfe der Polaritätsanalyse

Mit den Checklisten werden die Grundmodalitäten, (Besserung/Verschlimmerung bei Anstrengung, Bewegung, Berührung, Druck, Entblößen, Einhüllen, im Freien, im Raum, bei Ruhe, Stellung, Temperatur und Zeit), lokale Modalitäten, Empfindungen und Befunde sowie aktuelle Gemütsveränderungen erfasst, also Symptome, die eine gewisse Zuverlässigkeit aufweisen. Pathognomonische Symptome werden nicht mehr ausgeschlossen, sofern sie das Krankheitsbild mit charakterisieren.

Da die Polaritätsanalyse bei der Bestimmung des Arzneimittels eine besonders wichtige Rolle spielt, sollte besonders nach polaren Symptomen gesucht werden (auf den Checklisten blau hervorgehoben). Ihr Stellenwert innerhalb der Rangordnung der Symptome ist wie folgt:

Gewichtung der Symptome für akute Erkrankungen

Causa
Modalitäten
Polare Symptome
Empfindungen und Befunde
Gemütssymptome (Veränderungen des Gemüts bei Krankheit)

Praxis

Es handelt sich hierbei um eine Modifikation der Gewichtungen Bönninghausens und Bogers, unter Hinzufügen der polaren Symptome. Die Gemütssymptome werden gemäß den Anweisungen Bönninghausens behandelt und gegebenenfalls erst am Ende der Repertorisation berücksichtigt, um den Ausschlag für ein bestimmtes Arzneimittel zu geben. Können wegen einer komplexen Symptomatik oder wegen Kontraindikationen einem Arzneimittel nicht alle Symptome zugeordnet werden, so gilt die folgende Abstufung der Gewichtung:

1. Gewichtung der Symptome wie oben erläutert.
2. Von den im Rahmen der akuten Erkrankungen aufgetretenen Symptomen haben die jüngsten den Vorrang vor älteren Symptomen. Beginnt z. B. eine akute Mittelohrentzündung rechts und wechselt dann auf das linke Ohr, so ist die → Rubrik *Ohr links* zu verwenden.
3. Das Hauptsymptom ist über gegebenenfalls auftretende Nebensymptome zu stellen, (→ Symptomengewichtung nach Bönninghausen, Kapitel 1.6)
4. Innerhalb des Hauptsymptoms gilt die Rangordnung der Symptome nach Hahnemann (→ Abb. 1, Kapitel 1.3)

Eine Polaritätsdifferenz ist nach der Erfahrung des Verfassers nur aussagekräftig, wenn die Berechnung auf mindestens fünf polaren Symptomen basiert:

Um ein zuverlässiges Ergebnis der Polaritätsanalyse zu erhalten, sind wenigstens fünf polare Symptome notwendig.

Ist die Anzahl der polaren Symptome kleiner, so entsteht eine zu große Streuung der Werte, die damit nicht mehr zuverlässig interpretierbar sind. Andererseits führen zu viele polare Symptome in der Regel zu Kontraindikationen. Falls man die Auswahl der Symptome klar auf das Hauptsymptom konzentriert hat und dennoch ein Problem mit Kontraindikationen besteht, so sind die weniger wichtigen Symptome mit Hilfe der in **Abb. 1** aufgeführten Rangordnung aus der Repertorisation wegzulassen.

Wichtig ist es auch, die Eltern für die individuellen Symptome zu sensibilisieren, damit sie wissen, was sie beim Kind beobachten sollten. Viele lernen das schnell. Wenn die Eltern mit den ärztlichen Fragen überfordert sind, lohnt sich unter Umständen der Versuch einer direkten Anamneseerhebung mit dem Kind selbst. Schulkinder wissen oft recht gut Bescheid über ihre Symptome.

Ablauf der Fallaufnahme bei akuten Erkrankungen

- Anamnese-Erhebung.
- Untersuchung des Patienten.
- Diagnosestellung.
- Die Eltern schreiben anhand der entsprechenden Checkliste die beim Kind beobachteten Symptome heraus.
- Besprechung und ergänzende Befragung.
- Repertorisation.
- Bei unklarer Repertorisation Materia-medica-Vergleich der Hauptsymptome mit Hilfe der *Enzyklopädie von Clarke* oder *Allen*. Eventuell zusätzlich ein Vergleich der Geniussymptome der in Frage kommenden Arzneimittel mit der Patientensymptomatik (→ Materia medica).
- Verabreichung des bestpassenden Arzneimittels in der Potenz C 200 in der Praxis. Das nächst-wahrscheinliche Arzneimittel wird als Reserve mitgegeben.
- Verlaufskontrolle: Nur wenn Befunde nachkontrolliert werden müssen. Anderenfalls telefonische Rückmeldung durch die Eltern bzw. Patienten nach einer angemessenen Zeit, in der Regel nach 6 bis 10 Tagen.

Im Folgenden werden die Fragebögen für verschiedene akute Erkrankungen besprochen und deren Anwendung anhand von Fallbeispielen erläutert. Die Checklisten und Fragebögen können von den Eltern bzw. den Patienten direkt zur Vorbereitung der Konsultation verwendet werden und unter www.haug-verlag.de heruntergeladen werden.

3.4 Checklisten für akute Erkrankungen und Fallbeispiele

3.4.1 Akute Erkrankungen der Atemwege

Checkliste Akute Erkrankungen der Atemwege

Bitte schreiben Sie *nur aktuelle* Symptome heraus, die Sie *ganz sicher* beobachtet haben. Die Formulierung „verschlimmert" kann auch die Ursache einer Krankheit beschreiben oder die Bedeutung von „schmerzhaft" haben. (Polare Symptome = blau)

Ursache der Erkrankung

(freie Formulierung): ....

....

Grundmodalitäten

Wärme verschlimmert/bessert

Kälte verschlimmert/bessert

Einhüllen verschlimmert/bessert

Entblößen verschlimmert/bessert

Im Freien verschlimmert/bessert

Bedürfnis frische Luft/Abneigung

Im Zimmer verschlimmert/bessert

Bedürfnis zu Bewegen/Abneigung

Bewegung verschlimmert/bessert

Anstrengung körp. verschl./bessert

Ruhe verschlimmert/bessert

Lagewechsel verschlimmert/bessert

Liegen verschlimmert/bessert

Sitzen verschlimmert/bessert

Stehen verschlimmert/bessert

Beim Einschlafen verschlimmert

Beim Erwachen verschlimmert/gebessert

Nach Aufstehen verschlimmert/gebessert

Lokale Modalitäten, Empfindungen und Befunde

Muskeln straff/schlaff

Berührung verschlimmert/bessert

Druck verschlimmert/bessert

Durst/Durstlosigkeit

Einatmen erschwert, verschlimmert

Ausatmen erschwert, verschlimmert

Tiefatmen erschwert, verschlimmert

Beim Atmen verschlimmert

Sprechen verschlimmert

Lachen verschlimmert

Singen verschlimmert

Atem schnell/langsam

Husten allgemein/trocken/produktiv

Husten morgens mit – abends ohne Auswurf

Husten abends mit – morgens ohne Auswurf

Husten tags mit – nachts ohne Auswurf

Husten nachts mit – tags ohne Auswurf

Husten schmerzhaft/verschlimmert

Lufteinziehen verschlimmert

Einziehen kalte Luft verschlimmert

Atem ängstlich/heiß/keuchend/seufzend/ungleich

Atem laut (ohne Schleim)/leise

Atem rasselnd (mit Schleim)

Atemnot (Beklemmung)

Atemversetzung (Tiefatmen nicht möglich)

Erstickungsanfälle

Tiefatmigkeit

Auswurf allgemein/blutig/blutig gestreift/gelb/grünlich/scharf/schleimig/wässrig/weißlich/zäh

Auswurf Geschmack bitter/fade/faul/fettig/metallisch/salzig/sauer/süßlich/widrig

Stechen (in der Brust) allgemein

Stechen von außen herein

Stechen von innen heraus

Stechen herunter

Stechen quer

Drücken (in der Brust)

Drücken von außen herein

Drücken von innen heraus

Drücken wie von einer Last

Zyanose (Blausucht allgemein)

Gesicht bläulich

Gesicht bläulich um Augen/um Mund

Trockenheit innere Teile

Gemütsveränderungen

Alleinsein verschlimmert/bessert

Gesellschaft verschlimmert/bessert

Fröhlichkeit/Traurigkeit

Sanftheit/Gereiztheit

Weitere, in der Checkliste nicht aufgeführte Modalitäten

Fallbeispiel

Hr. Matthias U., 50-jährig

Diagnose: Persistierender Husten nach Grippeerkrankung

Fünf Wochen vor der aktuellen Konsultation machte Herr U. einen grippalen Infekt mit Fieber, Kopf-, Hals- und Gliederschmerzen mit einem heftigen nächtlichen Husten durch. Er behandelte sich selbst mit Hausmitteln, womit die Grippesymptome nachließen, der Husten aber hartnäckig persistierte, insbesondere im Liegen und sogar während des Schlafs, was besonders seine Frau störte. Auf ihre Initiative hin kam Herr U. auch in die homöopathische Sprechstunde.

Im *Status* fiel lediglich ein vermindertes Atemvolumen beim Tiefatmen auf, im Übrigen hatte Herr U. keine Befunde.

Aus der **Checkliste für akute Erkrankungen der Atemwege** schrieb er folgende Symptome heraus:

- Husten mit zähem Auswurf
- Auswurf fettig (auf Befragung präzisiert er, der Auswurf sei in der Konsistenz zäh, wie Fett).
- < Tiefatmen (erschwert)
- < Liegen
- < während dem Schlafen
- < im Zimmer
- Bedürfnis frische Luft
- > Kälte
- > Stehen
- Durstlosigkeit
- Muskeln eher schlaff (allgemeine Muskelhypotonie)

Die ergänzende Befragung und Besprechung der Symptome ergab keine zusätzlichen Aspekte.

Fallanalyse

Causa	....
Modalitäten	....
	....
	....
	....
	....
	....
Empfindungen und Befunde	....
	....
	....
	....
Gemüt	....

Um einen optimalen Gewinn aus diesem Buch zu ziehen, sei dem Leser an diesem Punkte der Fallaufnahme empfohlen, die Symptome selbst zu sichten und zu versuchen, die richtige Arzneimittelwahl zu treffen. Anhand der nachfolgend vorgestellten Lösung kann danach das eigene Vorgehen überprüft werden.

Fallanalyse nach Boger

Causa	keine
Modalitäten	< Tiefatmen
	< Liegen
	< während Schlaf
	< im Zimmer
	> Kälte
	> Stehen
Empfindungen und Befunde	Husten mit Auswurf
	Auswurf zäh
	Bedürfnis frische Luft
	Durstlosigkeit
Gemüt	Keine Veränderung

Repertorisation (PB 2000)

Arzneimittel	Bry	Agn-c	Spong	Calc	Puls	Phos	Rhus
Anzahl der Treffer	10	10	10	10	9	9	9
Summe der Grade	21	20	18	15	32	25	20
Polaritärsdifferenzen	1	14	8	-5	17	9	2
Patientensymptome							
< Tiefatmen (erschwert)	4	3	2	1	2	0	4
< Liegen	1	1	1	1	4	1	4
< während Schlaf	4	1	2	2	4	5	2
< im Zimmer	3	3	3	1	5	4	3
> Kälte	1	2	1	1	4	1	1
> Stehen	2	2	2	2	0	4	1
Husten mit Auswurf	3	1	2	4	4	4	2
Bedürfnis frische Luft	1	3	2	1	4	1	1
Durstlosigkeit	1	3	1	1	4	2	2
Auswurf zäh	1	1	2	1	1	3	0
Gegenpolsymptome							
> Tiefatmen	0	0	0	0	2	0	0
> Liegen	4KI*	2	1	3KI	0	1	1
> während Schlaf	0	0	0	0	0	2	0
> im Zimmer	1	1	0	2	1	1	2
< Kälte	2	0	2	1	1	2	4KI
< Stehen	2	1	1	1	3KI	1	3KI
Abneigung frische Luft	3KI	0	0	4KI	1	1	1
Durst	4KI	0	2	4KI	2	1	3KI

* KI = Kontraindikation: Der Patientenpol ist tiefwertig, der Gegenpol hochwertig. (Polare Symptome blau)

Vier Arzneimittel decken alle Symptome ab. Davon hat *Agnus castus* die höchste Polaritätsdifferenz, *Spongia tosta* die zweithöchste. *Pulsatilla pratensis* hat mit 17 Punkten die höchste Polaritätsdifferenz, aber bei *Pulsatilla* und *Phosphorus* fehlt je ein Symptom, bei *Pulsatilla* besteht zudem eine Kontraindikation (> Stehen). Auch *Bryonia, Calcarea-carbonica* und *Rhus-toxicodendron* weisen Kontraindikationen auf. In Frage kommen deshalb nur die beiden Arzneimittel *Agnus castus* und *Spongia tosta.*

Doppelter Materia-medica-Vergleich

Materia-medica-Vergleich für Agnus castus (*Der Neue Clarke*, Band 1, S. 106)

Brust: Druck auf dem Brustbein, < beim Tiefatmen.

Husten abends im Bett vor dem Einschlafen.

Materia-medica-Vergleich für Spongia tosta (*Der Neue Clarke*, Band 9, S. 5430f))

Atmungsorgane: Heiserkeit, Husten und Schnupfen. Trockener Husten Tag und Nacht.

Brust: Keuchendes, pfeifendes Atmen, < beim Einatmen und im Liegen

Vergleich der charakteristischen Symptome von Agnus castus und Spongia tosta (→ Materia medica, Seiten 176 und 329) Der Vergleich beider Arzneimittel mit der Patientensymptomatik erlaubt keine eindeutigen Schlüsse.

Mittelgabe und Verlauf

Herr U. erhielt aufgrund der höheren Polaritätsdifferenz zuerst eine Dosis *Agnus castus C 200* in der Praxis und eine Reservedosis *Spongia tosta C 200* mit der Anweisung, diese nur einzunehmen, wenn nach 2 Tagen keine deutliche Besserung eingetreten sei.

Mit *Agnus castus* verlief die erste Nacht bereits deutlich ruhiger, am nächsten Tag waren alle Symptome verschwunden. Es war keine weitere Mittelgabe erforderlich.

Anmerkungen

- Ein besonderes Symptom wie *Auswurf fettig* muss immer hinterfragt werden. Der „fettige Auswurf" – im Repertorium als *Auswurf Geschmack fettig* aufgeführt – dürfte nicht dem entsprechen, was Herr U. wirklich beobachtet hat, nämlich einen Auswurf, der zäh ist wie Fett.
- Die *Muskelschlaffheit* ist hier ein Konstitutionsmerkmal. Sie darf deshalb nicht für die Repertorisation verwendet werden, da sie nicht zur Krankheitssymptomatik des Patienten gehört.
- Die Vollständigkeit der Symptomabdeckung ist wichtiger als die absolute Höhe der Polaritätsdifferenz (→ siehe Kap. 2.2, Abschnitt Gewichtung der Resultate der Polaritätsanalyse).
- Ist auch nach dem Materia-medica-Vergleich das Arzneimittel nicht klar zu bestimmen, so wird dem Patienten das mit der höchsten Polaritätsdifferenz zuerst verabreicht.

3.4.2 Akute Erkrankungen des Bewegungsapparates

Checkliste Akute Erkrankungen des Bewegungsapparates

Bitte schreiben Sie *nur aktuelle* Symptome heraus, die Sie *ganz sicher* beobachtet haben. Die Formulierung „verschlimmert" kann auch die Ursache einer Krankheit beschreiben oder die Bedeutung von „schmerzhaft" haben. (Polare Symptome = blau)

Ursache der Erkrankung

(freie Formulierung): ....

....

Grundmodalitäten

Wärme verschlimmert/bessert

Kälte verschlimmert/bessert

Warmwerden verschlimmert/bessert

Kaltwerden verschlimmert/bessert

Einhüllen verschlimmert/bessert

Entblößen verschlimmert/bessert

Im Freien verschlimmert/bessert

Bedürfnis frische Luft/Abneigung

Im Zimmer verschlimmert/bessert

Liegen verschlimmert/bessert

Sitzen verschlimmert/bessert

Stehen verschlimmert/bessert

Bewegung verschlimmert/bessert

Bedürfnis zu Bewegen/Abneigung

Anstrengung körperlich verschlimmert/bessert

Ruhe verschlimmert/bessert

Wetter feucht-kalt verschlimmert

Beim Einschlafen verschlimmert

Beim Husten verschlimmert/besser

Lokale Modalitäten, Empfindungen und Befunde

Muskeln straff/schlaff

Berührung verschlimmert/bessert

Druck verschlimmert/bessert

Reiben, massieren verschlimmert/bessert

Liegen auf Rücken verschlimmert/bessert

Liegen auf Seite verschlimmert/bessert

Liegen auf schmerzhafte Seite verschlimmert/bessert

Liegen auf schmerzlose Seite verschlimmert/bessert

Sitzen aufrecht verschlimmert/bessert

Sitzen krumm verschlimmert/bessert

Hängenlassen der Giedmaßen verschlimmert/bessert

Bewegung fortgesetzt verschlimmert/bessert

Gehen verschlimmert/bessert

Steigen hinauf verschlimmert/bessert

Steigen hinunter verschlimmert/bessert

Drehen leidender Teil verschlimmert/bessert

Heranziehen der Giedmaßen verschlimmert/bessert

Ausstrecken der Glieder verschlimmert/bessert

Heben leidender Giedmaßen verschlimmert/bessert

Lagewechsel verschlimmert/bessert

Bücken verschlimmert/bessert

Aufrichten verschlimmert/bessert

Beim/nach Aufstehen aus Bett verschlimmert/bessert

Beim/nach Aufstehen vom Sitz verschlimmert/bessert

Beim Hinsetzen verschlimert/bessert

Nach Hinlegen verschlimmert/bessert

Aufstützen der Giedmaßen verschlimmert/bessert

Beginnende Bewegung verschlimmert

Nach Bewegung verschlimmert

Auftreten hartes, verschlimmert

Nasswerden, Durchnässung verschlimmert

Nasswerden durch Schwitzen verschlimmert

Zugluft verschlimmert

Gemütsveränderungen

Alleinsein verschlimmert/bessert

Gesellschaft verschlimmert/bessert

Fröhlichkeit/Traurigkeit

Sanftheit/Gereiztheit

Weitere, in der Checkliste nicht aufgeführte Modalitäten

Fallbeispiel

Frau Renée J., 46 jährig

Diagnose: Akuter Schub einer Periarthritis humero-scapularis

Frau J. kommt in die homöopathische Sprechstunde wegen klopfend-stechender Schulterschmerzen links, die vor drei Monaten schleichend auftraten, und jetzt, nach einer sportlichen Belastung, plötzlich zu einem heftigen akuten Leiden eskalierten. Sie kann den linken Arm kaum mehr bewegen, insbesondere nicht anheben. Jede Berührung der Schulter ist sehr schmerzhaft, und es besteht ein Taubheitsgefühl in den Fingern IV und V links. Die Schmerzen haben in den letzen zwei Nächten jeden Schlaf verhindert.

Im *Status* findet sich eine äußerst berührungsempfindliche Schwellung mit Überwärmung und Rötung über und vor dem linken Schultergelenk sowie die beschriebene Bewegungseinschränkung. Abgesehen vom Lokalbefund ist sonst alles normal.

Blutbild, CRP und Rheumaserologie sind unauffällig. Aufgrund des eindrücklichen Befundes besteht der Verdacht auf eine Periarthritis-humero-scapularis. Die radiologische Abklärung ergibt den folgenden Befund (**Abb. 9**):

Linke Schulter ap. vom 8.12.04. Ausgedehnte Periarthritis humero-scapularis calcarea mit grobscholligen Verkalkungen im Bereich der Supraspinatussehne, im Übrigen normale Gelenkverhältnisse. Arthrose des AC-Gelenkes (Befund des Radiologen).

Aus der **Checkliste für akute Erkrankungen des Bewegungsapparates** schrieb Frau J. folgende Symptome heraus:

- < Berührung
- < Druck äußerer
- > Kälte
- < Wärme
- < Warmeinhüllen
- < Anstrengung des Körpers
- < Heben leidender Gliedmaßen
- < Beginnende Bewegung
- > Hängenlassen der Gliedmaßen
- < Sitzen
- > Stehen
- < Bewegung, während

In der ergänzenden Befragung und Besprechung der Symptome sagte sie, dass die Schmerzen derart heftig sind, dass sie ihrer Arbeit als Lehrerin kaum mehr nachgehen kann. Auch alltägliche Verrichtungen seien zur Qual geworden.

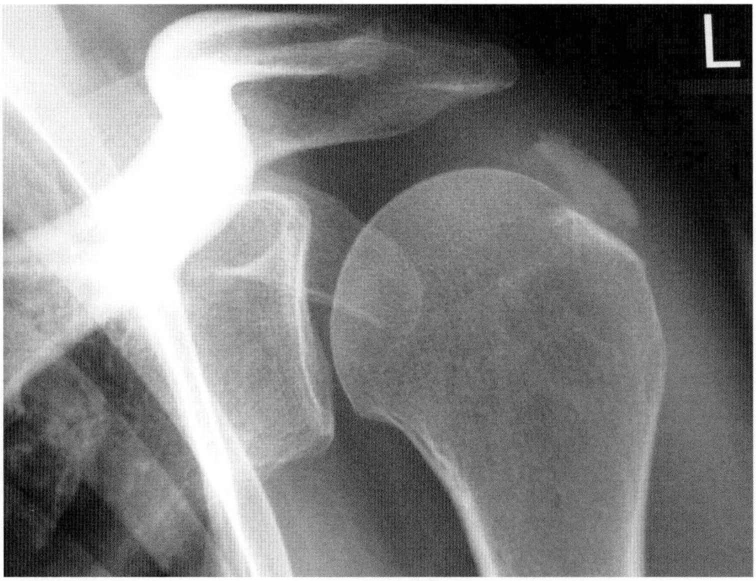

Abb. 9 Linke Schulter ap., Frau Renée J. vor homöopathischer Behandlung

Fallanalyse

Causa	....
Modalitäten	....
	....
	....
	....
	....
	....
	....
	....
	....
	....
	....
Empfindungen und Befunde	....
	....
	....
	....
Gemüt	....

Dem Leser sei an diesem Punkte der Fallaufnahme wiederum empfohlen, die Symptome selbst zu sichten und zu versuchen, die richtige Arzneimittelwahl zu treffen. Anhand der nachfolgend vorgestellten Lösung kann danach das eigene Vorgehen überprüft werden.

Fallanalyse nach Boger

Modalitäten	< Berührung < Duck äußerer > Kälte < Wärme < Warmeinhüllen < Heben leid. Gliedmaßen > Hängenlassen Gliedmaßen < Sitzen > Stehen < Bewegung, während < Beginnende Bewegung
Empfindungen und Befunde	(Taubheitsgefühl) (Klopfen/Stechen im Gelenk) (Schlaflosigkeit veranlassende Beschwerden)
Gemüt	(nichts)

Repertorisation (PB 2000)

Arzneimittel	Led	Rhus	Bry	Phos	Calc	Nit-ac	China	Thuja
Anzahl der Treffer	12	12	12	12	12	12	12	12
Summe der Grade	28	26	24	22	21	18	18	17
Polaritätsdifferenzen	**20**	**0**	**6**	**2**	**1**	**12**	**6**	**-2**
Patientensymptome								
< Anstrengung	1	4	4	2	3	2	3	1
< Berührung	3	3	3	1	1	3	1	1
< Druck außerer	2	1	1	2	3	3	1	1
> Kälte	3	1	1	1	1	1	1	2
< Wärme	3	1	1	1	1	1	1	2
< Warmeinhüllen	1	1	1	2	3	1	2	2
< Heben leidend. Gliedm.	3	3	2	1	1	1	1	1
> Hängenlassen l.Gliedm	3	3	2	1	1	1	1	1
< Sitzen	1	4	1	1	2	1	2	2
> Stehen	3	1	2	4	2	1	1	1
< Bewegung während	4	1	4	3	2	2	3	1
< Bewegung beginnende	1	3	2	3	1	1	1	2
Gegenpolsymptome								
> Anstrengung	0	0	0	0	0	0	0	0
> Berührung	0	0	2	3Kl	4Kl	0	1	3Kl
> Druck äußerer	1	3Kl	2	1	1	0	1	2
< Kälte	1	4Kl	2	2	1	1	2	1
> Wärme	1	4Kl	2	2	1	1	2	1
> Warmeinhüllen	1	4Kl	1	1	0	0	2	1
> Heben leidend. Gliedm.	0	0	0	2	4Kl	0	0	2
< Hängenlassen l.Gliedm	0	0	0	2	4Kl	0	0	2
> Sitzen	2	1	4Kl	2	2	1	1	1
< Stehen	1	3Kl	2	1	1	1	1	2
> Bewegung während	0	4Kl	1	1	1	1	1	2

(polare Symptome blau)

Acht Arzneimittel decken alle relevanten Symptome ab. Aufgrund der Polaritätsanalyse kommen aber nur *Ledum palustre, Nitri acidum* und *China officinalis*, mit absteigender Heilungswahrscheinlichkeit in Frage. Alle übrigen Arzneimittel weisen Kontraindikationen auf.

Doppelter Materia-medica-Vergleich

Materia-medica-Vergleich für Ledum palustre (*Der Neue Clarke*, Band 5, S.2923)

Extremitäten: Greift hauptsächlich die linke Schulter und das rechte Hüftgelenk an.

Obere Extremitäten: Stechen in der Schulter beim Aufheben und Bewegen des Armes. Durch Bewegung erhöhter Druckschmerz im Schultergelenk.

Allgemeines: Stechende, reißende, klopfende und lähmige Gelenkschmerzen, < durch Bewegung. Eingeschlafenheit und Taubheitsgefühl einzelner Glieder. Schmerzhafte Tophi und harte

Knoten an den Gelenken. Heiße, gespannte, harte Anschwellungen mit reißenden Schmerzen.

Materia-medica-Vergleich für Nitri acidum (*Der Neue Clarke*, Band 6, S.3670 ff))

Extremitäten: Ziehen in Händen, Füssen, Handgelenken und der linken Schulter.

Obere Extremitäten: Der linke Arm fühlt sich eingeschlafen an, müde.

Allgemeines: Wundheitsgefühl, besonders in den Gelenken.

Vergleich der charakteristischen Symptome von Ledum palustre und Nitri acidum (→ Materia medica, Seiten 262 und 284) Die charakteristischen Symptome und Modalitäten entsprechen eher *Ledum palustre* als *Nitri acidum.*

Mittelgabe und Verlauf

Polaritätsanalyse und Materia-medica-Vergleich sprechen eindeutig für *Ledum palustre.* Frau J. erhält eine Dosis *Ledum C 200.* Am nächsten Tag ruft sie an, sie hätte eine gute Nacht verbracht und der Arm sei beweglicher. Tags darauf geht es wieder schlechter, nachdem sie für das Röntgenbild eine ungünstige Position einnehmen musste. *Ledum C 500* bewirkt eine erneute Besserung von 50-70% für zwei Tage. Danach werden die Schmerzen wieder stärker und Frau J. erhält *Ledum C 1000.* Dies bewirkt nun eine Besserung um 70-80% für 10 Tage. Jetzt kann sie den Arm wieder vollständig anheben und ist zeitweise schmerzfrei. Aufgrund der zu kurzen Wirkungsdauer von Einzeldosen erfolgt ein Wechsel auf *Ledum Q 3* als Flüssigpotenz in täglicher Verabreichung. Zusätzlich wird eine Feldenkrais-Therapie (als Entspannungs-Behandlung) einmal pro Woche angeordnet.

Einen Monat später hat sich die Schmerzsituation stabilisiert (Schmerzen noch bei gewissen Bewegungen), Besserung 80%. Die Behandlung wird mit *Ledum Q6,* später *Q9* jeweils einen Monat lang weitergeführt, zusätzlich begleitet von Feldenkrais-Therapie. Drei Monate nach Beginn der Behandlung ist die Patientin schmerzfrei und hat einen fast vollen Bewegungsumfang im linken Schultergelenk. Unter *Ledum Q-Potenzen bis Q18* wird die Patientin acht Monate nach Behandlungsbeginn völlig beschwerdefrei. Das jetzige Röntgenbild zeigt den folgenden Befund (**Abb. 10**):

Linke Schulter ap. vom 15.8.05. Vollständige Rückbildung der am 8.12.2004 nachgewiesenen Kalkdepots im Verlaufe der Supraspinatussehne. Persistierend leichtgradige Ansatzveränderungen der Supraspinatussehne am Tuberculum majus. Minimale Zeichen einer Omarthrose.

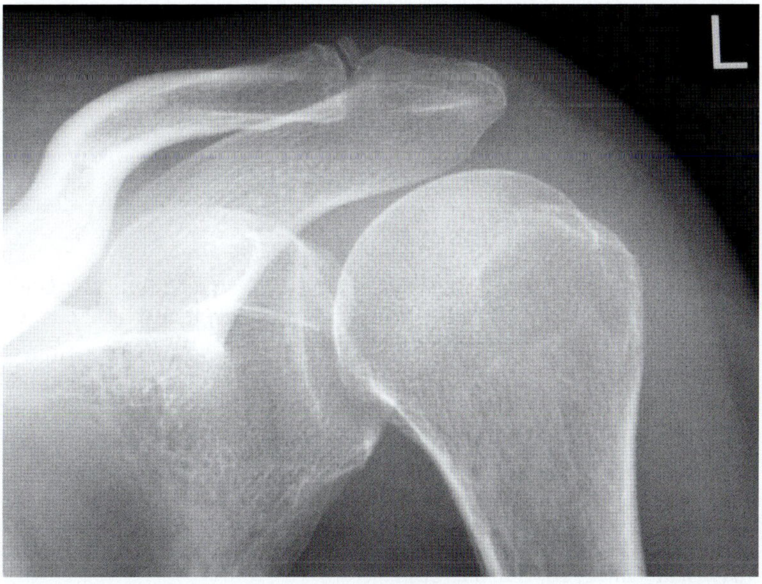

Abb. 10 Linke Schulter ap., acht Monate nach Beginn der homöopathischen Behandlung

Praxis

Leichtgradige AC-Gelenkarthrose, möglicherweise posttraumatisch bedingt (Kapselverkalkungen). (Befund des Radiologen)

Anmerkung

- Die Befunddokumentation ist ein wichtiges Instrument der Qualitätskontrolle, und in einem solchen Fall für alle ein erfreuliches Erlebnis.

3.4.3 Grippale Erkrankungen

Checkliste Grippale Erkrankungen

Bitte schreiben Sie *nur aktuelle* Symptome heraus, die Sie *ganz sicher* beobachtet haben. Die Formulierung „verschlimmert“ kann auch die Ursache einer Krankheit beschreiben oder die Bedeutung von „schmerzhaft“ haben. (Polare Symptome = blau)

Ursache der Erkrankung

(freie Formulierung): ....

....

Grundmodalitäten

Wärme verschlimmert/bessert

Kälte verschlimmert/bessert

Einhüllen verschlimmert/bessert

Entblößen verschlimmert/bessert

Im Freien verschlimmert/bessert

Bedürfnis frische Luft/Abneigung

Im Zimmer verschlimmert/bessert

Bedürfnis zu Bewegen/Abneigung

Bewegung verschlimmert/bessert

Anstrengung körperlich verschlimmert/bessert

Ruhe verschlimmert/bessert

Lagewechsel verschlimmert/bessert

Liegen verschlimmert/bessert

Sitzen verschlimmert/bessert

Stehen verschlimmert/bessert

Beim Einschlafen verschlimmert

Beim Erwachen verschlimmert/gebessert

Nach Aufstehen verschlimmert/gebessert

Lokale Modalitäten, Empfindungen und Befunde

Allgemein

Berührung verschlimmert/bessert

Druck verschlimmert/bessert

Reiben, massieren verschlimmert/bessert

Kopf

Licht (helles) verschlimmert/bessert

Kaltwerden/Umschläge verschlimmert/bessert

Gehör empfindlich/vermindert

Sprechen verschlimmert

Atem schnell

Nasenbluten allgemein/Blut hell/dunkel/geronnen

Geruchssinn vermindert

Fließschnupfen/Stockschnupfen

Schnupfen: brennend/dick/eitrig/gelb/grünlich/scharf/schleimig/übelriechend/wässrig/zäh

Atemwege

Einatmen erschwert

Ausatmen erschwert

Tiefatmen erschwert

Husten allgemein/trocken/mit Auswurf

Husten morgens mit – abends ohne Auswurf

Husten abends mit – morgens ohne Auswurf

Husten tags mit – nachts ohne Auswurf

Husten nachts mit – tags ohne Auswurf

Verdauungstrakt

Durst/Durstlosigkeit

Geschmacksinn vermindert

Praxis

Speichel vermehrt/vermindert

Schlucken verschlimmert

Trinken verschlimmert/bessert

Essen verschlimmert/bessert

Kaltes verschlimmert/bessert

Warmes verschlimmert/bessert

Durchfall schmerzhaft/schmerzlos

Blähungsabgang bessert

Aufstoßen bessert

Bewegungsapparat

Muskeln straff/schlaff

Bücken verschlimmert

Sitzen krumm verschlimmert/bessert

Zerschlagenheitsschmerz

Gefühl wie hartes Liegen

Gemütsveränderungen

Alleinsein verschlimmert/bessert

Gesellschaft verschlimmert/bessert

Fröhlichkeit/Traurigkeit

Sanftheit/Gereiztheit

Weitere, auf der Checkliste nicht aufgeführte Symptome

Fallbeispiel

Herr Samuel D., 22-jährig

Diagnose: Grippe

Herr D. kommt in der Anlaufphase einer Grippe-Epidemie mit 38 °C Fieber, Schnupfen, Halsweh und einem trockenen Husten in die homöopathische Sprechstunde.

Im *Status* fällt seine ungewöhnliche Schlaffheit auf (Herr D. ist sonst sehr athletisch), ein leicht geröteter Pharynx, trockene Schleimhäute, eine verstopfte Nase und Fieber (38,8 °C). Die übrige Untersuchung ist unauffällig. Es handelt sich also um eine grippale Erkrankung.

Aus der **Checkliste für grippale Erkrankungen** schreibt er die folgenden Symptome heraus:
- Husten morgens
- Stockschnupfen
- < Kälte
- < Entblößen
- < Einatmen
- < Anstrengung
- < Erwachen
- > Essen (danach)
- Verlangen nach frischer Luft
- Durstlosigkeit
- Muskeln schlaff

Bei der Besprechung der Symptome sagt er, er fühle sich ausgetrocknet, habe keine Energie und keinen Hunger. Aktuell leide er unter großem beruflichem Stress. Die präzisierende Befragung ergibt, dass das Verlangen nach frischer Luft immer vorhanden ist, auch wenn er gesund ist.

Fallanalyse

Causa	....
Modalitäten	....
	....
	....
	....
	....
	....
Empfindungen und Befunde	....
	....
	....
	....
Gemüt	....

Dem Leser sei an diesem Punkte der Fallaufnahme wiederum empfohlen, die Symptome selbst zu sichten und zu versuchen, die richtige Arzneimittelwahl zu treffen. Anhand der nachfolgend vorgestellten Lösung kann danach das eigene Vorgehen überprüft werden.

Fallanalyse nach Boger

Causa	keine
Modalitäten	< Kälte < Entblößen < Einatmen < Anstrengung < Erwachen > Essen (danach)
Empfindungen und Befunde	Durstlosigkeit Muskeln schlaff (Husten morgens) (Stockschnupfen)
Gemüt	nichts

Repertorisation (PB 2000)

Arzneimittel	**China**	**Sabad**	**Nat-c**	**Arn**	**Puls**	**Bry**	**Merc**	**Rhus**
Anzahl der Treffer	8	8	8	8	8	8	8	7
Summe der Grade	20	20	18	17	17	16	16	24
Polaritätsdifferenzen	4	15	10	9	-2	4	9	13
Patientensymptome								
< Kälte	2	4	2	2	1	2	1	4
< Entblößen	2	2	2	2	1	1	1	4
< Einatmen	1	3	1	3	1	4	3	4
< Anstrengung	4	1	2	4	1	4	2	4
< Erwachen	5	2	4	3	5	2	4	4
> Essen (danach)	2	3	4	1	2	1	1	2
Durstlosigkeit	2	3	1	1	4	1	1	2
Muskeln schlaff	2	2	2	1	2	1	3	0
Gegenpolsymptome								
> Kälte	1	1	1	1	4KI	1	1	1
> Entblößen	2	0	0	0	2	1	1	1
> Einatmen	3KI	1	0	0	3KI	1	0	0
> Anstrengung	0	0	0	0	0	0	0	0
> Erwachen	2	0	1	0	2	1	0	0
< Essen (danach)	3KI	1	3	2	4KI	4KI	1	4KI
Durst	4KI	2	2	3KI	2	4KI	4KI	3KI
Muskeln straff	1	0	1	2	2	0	0	2

(polare Symptome blau)

Sieben Arzneimittel decken alle Symptome ab, aber fünf davon weisen Kontraindikationen auf, und fallen deshalb außer Betracht. In Frage kommen nur *Sabadilla* und *Natrium carbonicum*.

Doppelter Materia-medica-Vergleich

Materia-medica-Vergleich für Sabadilla (*Der Neue Clarke*, Band 8, S. 4905 ff))

Nase: Trockene Empfindlichkeit oben in der Nase. Bald ist das eine, bald das andere Nasenloch verstopft.

Innerer Hals: Trockenheit im Hals. Entzündung und Schwellung der Uvula.

Appetit: Durstlosigkeit.

Atmungsorgane: Nächtlicher trockener Husten, der ihn nicht ruhen lässt. Husten sobald er sich niederlegt.

Allgemeines: < Kälte

Materia-medica-Vergleich Natrium carbonicum (*Der Neue Clarke*, Band 6, S. 3598 ff)

Nase: Nasenverstopfung mit harten übelriechenden Stücken, die aus einem Nasenloch kommen. Schnupfen mit Nasenverstopfung, sodass sie vor Luftmangel fast erstickt und den Mund ständig offen halten muss.

Innerer Hals: Hals und Rachen rau, kratzig und trocken. Viel Schleim im Hals.

Appetit: Großer Durst.

Atmungsorgane: Husten durch Kitzel im Hals. Heftiger trockener Husten, < nachmittags und abends, besonders wenn er aus der Kälte in die warme Stube kommt.

Vergleich der charakteristischen Symptome von Sabadilla und Natrium carbonicum (→ Materia medica, Seiten 312 und 280). Der Vergleich der Geniussymptome beider Mittel fällt klar zugunsten von Sabadilla aus, welches die Patientensymptome optimaler abdeckt als Natrium carbonicum.

Mittelgabe und Verlauf:

Herr D. erhält eine Dosis *Sabadilla C200*. Gegen Abend steigt das Fieber kurz auf 39 Grad an, und er schläft mit Fieber ein. Am nächsten Tag sind alle Symptome verschwunden.

Anmerkungen

- Obschon auf jeder Checkliste als erstes der Hinweis steht, dass nur aktuelle Symptome herausgeschrieben werden sollen, passiert es nicht selten, dass die Patienten auch Modalitäten des gesunden Zustandes einfügen, wie in unserem Falle das *Verlangen nach frischer Luft*. Es lohnt sich deshalb, immer noch nachzufragen, ob wirklich alle aufgeführten Symptome *Veränderungen bei Krankheit* sind. Das Einfügen von Modalitäten des gesunden Zustandes verwischt die Repertorisation und kann zu einer falschen Mittelwahl führen.
- Im Gegensatz zum Fallbeispiel, das wir zur Illustrierung der Checkliste für Atemwegserkrankungen besprochen haben, ist die Muskelschlaffheit hier ein Symptom, weil sie nicht immer vorhanden ist, sondern nur jetzt, bei Krankheit.
- Die Beurteilung der Heilung einer akuten, befristeten Erkrankung kann schwierig sein. In diesem Falle beobachteten wir zunächst eine kurze Erstverschlimmerung, danach Schlaf und überaus schnelles Verschwinden der Symptome. Da dieser Verlauf genau den Erwartungen entspricht, die wir an die Wirkung eines homöopathischen Arzneimittels stellen, kann angenommen werden, dass diese spezifisch war.

3.4.4 Heuschnupfen und allergische Bindehautentzündungen

Checkliste Heuschnupfen und allergische Bindehautentzündungen

Bitte schreiben Sie *nur aktuelle* Symptome heraus, die Sie *ganz sicher* beobachtet haben. Die Formulierung „verschlimmert“ kann auch die Ursache einer Krankheit beschreiben oder die Bedeutung von „schmerzhaft“ haben. (Polare Symptome = blau)

Ursache der Erkrankung

(freie Formulierung): ....

....

Grundmodalitäten

Wärme verschlimmert/bessert

Kälte verschlimmert/bessert

Einhüllen verschlimmert/bessert

Entblößen verschlimmert/bessert

Im Freien verschlimmert/bessert

Bedürfnis frische Luft/Abneigung

Im Zimmer verschlimmert/bessert

Bedürfnis zu Bewegen/Abneigung

Bewegung verschlimmert/bessert

Anstrengung körperlich verschlimmert/bessert

Ruhe verschlimmert/bessert

Lagewechsel verschlimmert/bessert

Liegen verschlimmert/bessert

Sitzen verschlimmert/bessert

Stehen verschlimmert/bessert

Beim Einschlafen verschlimmert

Beim Erwachen verschlimmert/gebessert

Nach Aufstehen verschlimmert/gebessert

Lokale Modalitäten, Empfindungen und Befunde

Allgemein

Muskeln straff/schlaff

Berührung verschlimmert/bessert

Druck verschlimmert/bessert

Augen

Licht (helles) verschlimmert/bessert

Dunkelheit verschlimmert/bessert

Augen öffnen verschlimmert/bessert

Augen schließen verschlimmert/bessert

Kaltwerden verschlimmert/bessert

Warmwerden verschlimmert/bessert

Augen, Tränen

Sehen, Blenden der Augen

Augen bewegen verschlimmert

Bindehaut

Augenwinkel allgemein/innen/außen

Lider allgemein/oben/unten

Innere Lidfläche

Brennen äußere Teile (Augen/Nase)

Jucken äußere Teile (Augen/Nase)

Nase

Geruchssinn empfindlich/vermindert

Schnupfen: brennend/dick/eitrig/gelb/grünlich/scharf/schleimig/übelriechend/wässrig/zäh

Schnupfen verschlimmert

Niesen

Niesen versagend

Niesen verschlimmert

Nasenbluten allgemein/helles/dunkles/geronnenes Blut

Gesichtsschwellung um Nase

Mund und Gaumen

Speichel vermehrt/vermindert

Geschmacksinn vermindert

Sprechen verschlimmert

Durst/Durstlosigkeit

Brennen innere Teile

Jucken innere Teile

Trockenheit innere Teile

Untere Atemwege

Einatmen erschwert

Ausatmen erschwert

Tiefatmen erschwert

Husten trocken/mit Auswurf

Gemütsveränderungen

Alleinsein verschlimmert/bessert

Gesellschaft verschlimmert/bessert

Fröhlichkeit/Traurigkeit

Sanftheit/Gereiztheit

Weitere, auf der Checkliste nicht aufgeführte Symptome

Fallbeispiel

Herr Michael D., 25-jährig

Diagnose: Rhinitis und Conjunctivitis allergica

Herr D. leidet seit einigen Jahren zunehmend an Allergiesymptomen im Frühling. An schönen Tagen jucken seine Augen, die Nase beginnt zu fließen und bei körperlichen Anstrengungen hat er Mühe beim Atmen. Zudem muss er beim Rasenmähen im elterlichen Garten unablässig niesen.

Im *Status* finden sich leicht gerötete Konjunktiven beidseits und ein durchsichtig-schleimiger Fließschnupfen. Der Lungenbefund ist auskultatorisch unauffällig, der übrige Status ebenso.

Aus der **Checkliste für Heuschnupfen und allergische Bindehautentzündungen** schreibt er die folgenden Symptome heraus:

- < im Freien
- > im Zimmer
- < Anstrengung körperlich
- > in Ruhe
- < Berührung
- < Einatmen (erschwert)
- < Reiben/Massieren
- Augen jucken
- Fließschnupfen
- Atmen erschwert

Auf die präzisierende Frage, was genau er meine mit „erschwertem Atmen", antwortet er, dass das Tiefatmen erschwert ist.

Fallanalyse

Causa	....
Modalitäten	....
Empfindungen und Befunde	....
Gemüt	....

Dem Leser sei an dieser Stelle wiederum empfohlen, vor dem Weiterlesen die Symptome zu sichten und zu versuchen, die richtige Arzneimittelwahl zu treffen.

Fallanalyse nach Boger

Causa	(irrelevant)
Modalitäten	< Anstrengung des Körpers > Ruhe < beim Einatmen < Berührung < beim Tiefatmen (< im Freien) (> im Zimmer) (< Reiben)
Empfindungen und Befunde	Fließschnupfen Jucken innerer Teile
Gemüt	(nichts Relevantes)

Anmerkung: Die Symptome < *im Freien,* > *im Zimmer* und < *durch Reiben* betreffen das Vorkommen der Pollen, sind also Modalitäten der Natur und nicht des Patienten. Sie müssen deshalb weggelassen werden.

Repertorisation (PB 2000)

Arzneimittel	Bry	Sabin	Acon	Arn	Scilla	Hell	Merc	Nux-v
Anzahl der Treffer	7	6	7	6	7	6	7	7
Summe der Grade	21	18	17	17	19	13	8	20
Polaritätsdifferenzen	**15**	**15**	**14**	**14**	**13**	**12**	**12**	**12**
Patientensymptome								
< Anstrengung körperlich	4	3	3	4	2	1	2	4
> Ruhe	4	1	1	3	3	3	3	4
< beim Einatmen	4	4	4	3	4	2	3	1
< Berührung	3	4	3	3	2	3	2	4
< beim Tiefatmen	4	4	4	3	3	3	3	1
Fließschnupfen	1	0	1	0	3	1	3	3
Jucken innerer Teile	1	2	1	1	2	0	2	4
Gegenpolsymptome								
> Anstrengung körperlich	0	0	0	0	0	0	0	0
< Ruhe	1	1	1	1	0	0	1	0
> beim Einatmen	1	0	0	0	1	0	0	1
> Berührung	2	0	0	1	0	0	0	0
> beim Tiefatmen	0	0	0	0	0	0	0	0

(polare Symptome blau)

Achtzehn Arzneimittel decken alle Symptome ab, elf davon ohne Kontraindikationen. Mit derart vielen Treffern können die Arzneimittel zusätzlich nach der Höhe der Polaritätsdifferenz geordnet werden, damit eine bessere Differenzierung entsteht. Mit den hohen Polaritätsdifferenzen sind immer noch *Bryonia alba, Aconitum napellus, Scilla maritima, Mercurius solubilis* und *Nux vomica* in der engeren Auswahl.

In dieser schwierigen Situation, aus Mangel an differenzierenden Symptomen, müssen als Ausweg die Kontraindikationen des Symptoms < *Reiben* verwendet werden. Dieses Symptom wurde oben als Pollenmodalität bezeichnet, kann aber unter Umständen auch eine Patientenmodalität sein. Bei dessen Verwendung decken nur noch fünf Arzneimittel alle Symptome – ohne Kontraindikationen – ab, nämlich *Scilla maritima, Silicea terra, Borax veneta, Spongia tosta* und *Causticum Hahnemanni*. Ordnen wir die Arzneimittel wiederum nach der Höhe der Polaritätsdifferenz (PD), so ist *Scilla maritima* erste (PD 14, alle Symptome), *Aconitum napellus* zweite (PD 14, ohne < Reiben), *Silicea terra* dritte Wahl (PD 11, alle Symptome).

Doppelter Materia-medica-Vergleich

Materia-medica-Vergleich für Scilla maritima („Squilla“ in *Der Neue Clarke*, Band 9, S. 5443 ff)

Augen: Jucken im linken Auge. Kitzel im äußeren Winkel des linken Auges.

Nase: Scharfer wundfressender Schnupfen, sehr heftiger Schnupfen, beißender Schnupfen mit häufigem Niesen.

Brust: Pfeifendes Atmen. Schweres langsameres Ein- und Ausatmen. Engbrüstigkeit und Stechen in der Brust, was beim Einatmen am beschwerlichsten ist. Beklemmung in der Brust, als wäre sie zu eng.

Materia-medica-Vergleich für Aconitum napellus (*Der Neue Clarke*, Band 1, S. 46 ff)

Augen: Rote, entzündete Augen mit starker Gefäßentwicklung und unerträglichen Schmerzen, Hitze und Brennen in den Augen, Drücken und Reißen, besonders beim Bewegen des Augapfels.

Nase: Fließschnupfen morgens; innere Nase rot, geschwollen, beeinträchtigtes Atmen.

Brust: Kurzer Atem, vorzüglich im Schlaf, nach Mitternacht, oder beim Aufrichten vom Liegen. Engbrüstigkeit, Beklemmung, Zusammengezogenheitsgefühl und Bangigkeit in der Brust.

Materia-medica-Vergleich für Silicea terra (*Der Neue Clarke*, Band 9, S. 5357 ff)

Augen: Jucken, Beißen und Hitze in den Augen.

Nase: Häufiger Fließschnupfen. Scharfer wundfressender Ausfluss aus der Nase.

Brust: Kurzatmigkeit bei geringer manueller Arbeit, bei schnellem Gehen.

Vergleich der charakteristischen Symptome von Scilla maritima, Aconitum napellus und Silicea terra (→ Materia medica, Seiten 318, 174 und 325): Da der Patient alles andere als frostig ist, fällt *Silicea terra* außer Betracht. In Frage kommen *Scilla maritima* und *Aconitum napellus*, etwa mit gleicher Heilungswahrscheinlichkeit.

Mittelgabe und Verlauf

Die erste Wahl fällt auf *Scilla maritima*. Der Patient erhält gleich in der Praxis eine Dosis *C 200*. In den nächsten vier Tagen, die auch von schönem Wetter begleitet sind, ändert sich gar nichts. Herr D. nimmt nun die Dosis *Aconit C 200* ein, die ihm als Reserve mitgegeben wurde. Ohne Erstverschlimmerung und bei andauerndem schönem Wetter verschwinden nun alle Symptome innerhalb von drei bis fünf Tagen vollständig. Bei der Kontrolle vier Wochen später ist er vollständig beschwerdefrei. Dies bleibt auch so ohne weitere Aconit-Einnahme im Laufe des ganzen weiteren Sommers.

Anmerkungen

- Die Beurteilung der Mittelwirkung bei Pollenallergien ist nicht ganz einfach, da die Symptomatik in der Regel vom Vorhandensein der Pollen abhängt. Nur eine gute Mittelwirkung bei schönem Wetter, also vorhandenen Pollen, ist maßgebend. Eine Verschlimmerung bei Regen ist hingegen immer eine Patientenmodalität.
- Zusätzlich gilt, wie oben erwähnt, dass die Modalitäten der Natur, wie z. B. die Verschlimmerung bei schönem Wetter und im Freien, nicht mit den Patientensymptomen verwechselt werden dürfen. Sie sind bei der Repertorisation zu meiden.
- *Aconitum* hat in seiner Pathogenese kaum Symptome, die der Gesamtheit einer Heuschnupfen-Erkrankung entsprechen. Bönninghausen hätte dieses Mittel wahrscheinlich ausgeschlossen. Der Verlauf ist deswegen besonders interessant.

3.4.5 Akute Erkrankungen im HNO-Bereich

Checkliste Akute Erkrankungen im HNO-Bereich

Bitte schreiben Sie *nur aktuelle* Symptome heraus, die Sie *ganz sicher* beobachtet haben. Die Formulierung „verschlimmert" kann auch die Ursache einer Krankheit beschreiben, oder die Bedeutung von „schmerzhaft" haben. (Polare Symptome = blau)

Ursache der Erkrankung

(freie Formulierung): ....

....

Grundmodalitäten

Wärme verschlimmert/bessert

Kälte verschlimmert/bessert

Einhüllen verschlimmert/bessert

Entblößen verschlimmert/bessert

Im Freien verschlimmert/bessert

Bedürfnis frische Luft/Abneigung

Im Zimmer verschlimmert/bessert

Bedürfnis zu Bewegen/Abneigung

Bewegung verschlimmert/bessert

Anstrengung körperlich verschlimmert/bessert

Ruhe verschlimmert/bessert

Liegen verschlimmert/bessert

Sitzen verschlimmert/bessert

Stehen verschlimmert/bessert

Beim Einschlafen verschlimmert

Beim Erwachen verschlimmert/gebessert

Nach Aufstehen verschlimmert/gebessert

Lokale Modalitäten, Empfindungen und Befunde

Allgemeines

Muskeln straff/schlaff

Warmwerden verschlimmert/bessert

Kaltwerden verschlimmert/bessert

Hals

Durst/Durstlosigkeit

Trinken verschlimmert/bessert, während/danach

Schlucken verschlimmert (schmerzt)

Schlucken Speisen verschlimmert während/danach

Essen verschlimmert/bessert während/danach

Kaltes verschlimmert/bessert

Warmes verschlimmert/bessert

Speichel vermehrt/vermindert

Geschmacksinn vermindert

Sprechen verschlimmert

Mundöffnen verschlimmert (schmerzt)

Trockenheit innere Teile

Mundgeruch

Übelkeit in Hals

Drüsenschwellung schmerzhaft

Nase und Nasennebenhöhlen

Bücken verschlimmert

Geruchssinn vermindert

Nasenbluten allgemein Blut hell/dunkel/ geronnen

Gesichtsschwellung, Nase

Niesen

Niesen versagend

Praxis

Niesen verschlimmert

Fließschnupfen/Stockschnupfen

Schnupfen: brennend/dick/eitrig/gelb/grünlich/scharf/schleimig/übelriechend/wässrig/zäh

Gestank aus Nase

Erschütterung verschlimmert

Polypen

Ohren

Ohr links/rechts

Liegen auf schmerzhafte Seite verschlimmert/bessert

Berührung verschlimmert/bessert

Druck verschlimmert/bessert

Gehör empfindlich

Verstopftheit der Ohren

Ohrabsonderung allgemein/Blut/Eiter

Schnäuzen verschlimmert

Gähnen verschlimmert

Schnupfen verschlimmert

Ohrgeräusch brausend/klingend/flatternd

Gemütsveränderungen

Alleinsein verschlimmert/bessert

Gesellschaft verschlimmert/bessert

Fröhlichkeit/Traurigkeit

Sanftheit/Gereiztheit

Weitere, auf der Checkliste nicht aufgeführte Symptome

Fallbeispiel

Frau Maria F, 39-jährig

Diagnose: Akute Mittelohrentzündung

Frau F. kommt im allgemeinen Notfalldienst in die homöopathische Praxis, weil sie seit zehn Tagen an einer akuten Mittelohrentzündung und Tonsillitis leidet, die trotz Behandlung mit einem Amoxicillin/Clavulansäure-Antibiotikum nicht abheilen wollen. Die ursprünglich stechenden Schmerzen im rechten Ohr und ein Fremdkörpergefühl im Hals sind nach wie vor vorhanden. Kein Fieber.

Im *Status* finden sich gerötete Tonsillen, ein entdifferenziertes, leicht gerötetes Trommelfell rechts, sowie zervikal beidseits geschwollene Lymphdrüsen. Der übrige Status ist unauffällig.

Aus der **Checkliste für akute Erkrankungen im HNO-Bereich** schreibt die Patientin die folgenden Symptome heraus:

- > Wärme
- < Kälte
- > Einhüllen
- < Entblößen
- > an frischer Luft
- > Ruhe
- > Liegen
- < Schlucken (schmerzhaft)
- Durst
- Fremdkörpergefühl im Hals wie von einem Splitter
- Ohrenschmerzen rechts
- Husten nachts

Durch die ergänzende Befragung ergeben sich keine zusätzlichen Erkenntnisse.

Fallanalyse

Causa	....
Modalitäten	....
Empfindungen und Befunde	....
Gemüt	....

Dem Leser sei wiederum empfohlen, vor dem Weiterlesen die Symptome zu sichten und zu versuchen, die richtige Arzneimittelwahl zu treffen.

Fallanalyse nach Boger

Causa	(keine bekannt)
Modalitäten	> Wärme < Kälte > Einhüllen < Entblößen > an frischer Luft > Ruhe > Liegen < Schlucken Durst
Empfindungen und Befunde	Fremdkörpergefühl im Hals wie von einem Splitter Ohrenschmerz rechts Husten nachts
Gemüt	(keine Veränderungen)

Repertorisation (PB 2000)

Arzneimittel	Hep	Cic	Colch	Nux-v	Rhus	Bell	Sil	Bry
Anzahl der Treffer	12	12	12	11	11	11	11	11
Summe der Grade	37	26	26	36	31	30	30	29
Polaritätsdifferenzen	**21**	**19**	**18**	**19**	**9**	**15**	**12**	**14**
Patientensymptome								
> Wärme	4	3	1	4	4	3	3	2
< Kälte	4	3	1	4	4	3	3	2
> Einhüllen	4	3	3	3	4	2	4	1
< Entblößen	4	3	3	3	4	2	4	1
> frische Luft	1	2	2	1	1	1	0	2
> Ruhe	3	2	4	4	1	4	1	4
> Liegen	2	2	3	4	1	3	1	4
< Schlucken	4	1	2	3	3	2	1	4
Durst	3	2	3	3	3	3	3	4
Splittergefühl	2	2	1	0	0	0	3	0
Ohr rechts	3	2	2	4	3	4	4	1
Husten allgemein	3	1	1	3	3	3	3	4
Gegenpolsymptome								
< Wärme	1	0	2	1	1	1	1	1
> Kälte	1	0	2	1	1	1	1	1
< Einhüllen	0	0	0	1	1	0	0	1
> Entblößen	0	0	0	1	1	0	0	1
< frische Luft	3KI	1	0	4KI	2	4KI	4KI	1
< Ruhe	1	1	0	0	4KI	1	1	1
< Liegen	3KI	1	1	1	4KI	1	4KI	1
> Schlucken	0	0	0	3	1	1	0	0
Durstlosigkeit	1	0	0	2	2	2	0	1
Ohr links	1	1	1	0	2	1	1	3KI

(polare Symptome blau)

Drei Arzneimittel decken alle Symptome ab, wobei jedoch *Hepar sulphuris calcareum* wegen Kontraindikationen für diese Patientin nicht in Betracht kommt.

Doppelter Materia-medica-Vergleich

Materia-medica-Vergleich für Cicuta virosa (*Der Neue Clarke*, Band 3, S. 1281 ff)

Ohren: Beim Schlucken platzt es im rechten Ohr.

Innerer Hals: Trockenheit des Schlundes und Halses unter starkem Durst. Unvermögen zu schlucken. Nach dem Schlucken eines scharfen Knochenstücks oder bei anderen Verletzungen des Ösophagus verschließt sich der Hals und es droht Erstickung.

Atmungsorgane: Husten mit viel Auswurf, besonders am Tag.

Materia-medica-Vergleich für Colchicum autumnale (*Der Neue Clarke*, Band 3, S. 1421 ff)

Ohren: Ohrenschmerzen mit reißendem Stechen.

Mund: Entzündung und Röte des Gaumens. Reißen im Rachen.

Innerer Hals: Halsweh, wie durch Schwellung am Eingang der Speiseröhre. Entzündung des Rachens und des Schlundes. Entzündungen, Reißen und Stechen im Gaumen und im Hals.

Atmungsorgane: Nächtlicher Husten mit unwillkürlichem Fortspritzen des Harnes.

Vergleich der charakteristischen Symptome von Cicuta virosa und Colchicum autumnale (→ Materia medica, Seiten 223 und 229): Der Vergleich der Genius-Symptome beider Arzneimittel liefert keine konkreten Hinweise, weder für *Cicuta virosa* noch für *Colchicum autumnale*.

Mittelgabe und Verlauf

Bei blandem Materia-medica-Vergleich fällt die erste Wahl auf *Cicuta virosa C 200*, das eine minimal höhere Polaritätsdifferenz aufweist. Für den Fall, dass sich die Ohrenschmerzen nicht innerhalb von 6 Stunden deutlich bessern, erhält die Patientin als Reserve *Colchicum autumnale*.

Der Verlauf ist verblüffend: Nach 6 Stunden sind die Beschwerden sehr deutlich gebessert, und zwei Tage später übermittelt die Patientin eine Besserung um 95%. Im Laufe der nächsten Tage verschwinden auch noch die kleinen Restbeschwerden.

Anmerkungen

- Der blande Materia-medica-Vergleich lässt an *Organon* § 133 denken, in dem Hahnemann die Bedeutung der Modalitäten hervorhebt. Das bedeutet, dass man sich keinesfalls an irgendwelchen „Bildern" von homöopathischen Arzneimitteln orientieren soll, sondern wirklich direkt an deren spezifischen Modalitäten. Der spektakuläre Verlauf in diesem Falle beweist die Richtigkeit dieser Aussage.
- Bei akuten Mittelohrentzündungen muss eine schnelle Besserung der Schmerzen erfolgen. Die Patientin erhält deshalb die Anweisung, bereits nach sechs Stunden das Reservemittel einzunehmen, falls immer noch starke Schmerzen vorliegen. Sind diese nach weiteren sechs Stunden nicht verschwunden, so darf zum Antibiotikum gegriffen werden. Dieses Procedere, das in 72% der Fälle ohne Antibiotikagabe (und 2,4-mal schneller als bei Placebo-Behandlung) zum Erfolg führt, ist in einer früheren Publikation beschrieben worden. (*Frei 2001 a*)

3.4.6 Kinderkrankheiten

Checkliste Kinderkrankheiten

Bitte schreiben Sie *nur aktuelle* Symptome heraus, die Sie *ganz sicher* beobachtet haben. Die Formulierung „verschlimmert" kann auch die Ursache einer Krankheit beschreiben oder die Bedeutung von „schmerzhaft" haben. (Polare Symptome = blau)

Ursache der Erkrankung

(freie Formulierung): ....

....

Grundmodalitäten

Wärme verschlimmert/bessert

Kälte verschlimmert/bessert

Einhüllen verschlimmert/bessert

Entblößen verschlimmert/bessert

Im Freien verschlimmert/bessert

Bedürfnis frische Luft/Abneigung

Im Zimmer verschlimmert/bessert

Bedürfnis zu Bewegen/Abneigung

Bewegung verschlimmert/bessert

Anstrengung körperlich verschlimmert/bessert

Ruhe verschlimmert/bessert

Liegen verschlimmert/bessert

Sitzen verschlimmert/bessert

Sitzen krumm verschlimmert/bessert

Stehen verschlimmert/bessert

Vor/während/nach dem Schlafen verschlimmert/gebessert

Nach Aufstehen aus Bett verschlimmert/gebessert

Lokale Modalitäten, Empfindungen und Befunde

Muskeln straff/schlaff

Warmwerden verschlimmert/bessert

Kaltwerden verschlimmert/bessert

Berührung verschlimmert/bessert

Druck verschlimmert/bessert

Licht verschlimmert/bessert

Dunkelheit verschlimmert/bessert

Augen öffnen/schließen verschlimmert

Gehör empfindlich/vermindert

Schlucken verschlimmert

Trinken verschlimmert/bessert danach

Warmes verschlimmert/bessert

Kaltes verschlimmert/bessert

Zähne zusammenbeißen verschlimmert

Kauen verschlimmert/bessert

Durst/Durstlosigkeit

Speichel vermehrt/vermindert

Trockenheit innerer Teile

Fließschnupfen/Stockschnupfen

Husten mit/ohne Auswurf

Scharlach

Scharlach, Hautausschlag scharlachartig

Scharlach verschlimmert während

Scharlach verschlimmert danach

Masern

Hautausschlag masernartig

Masern verschlimmert während

Masern verschlimmert danach

Mumps

Drüsen Schwellung schmerzhaft

Drüsen Schwellung entzündlich

Äußere Halsdrüsen

Röteln

Hautausschlag rötelnartig

Röteln verschlimmert

Varizellen

Windpocken

Windpocken verschlimmert

Gemütsveränderungen

Alleinsein verschlimmert/bessert

Gesellschaft verschlimmert/bessert

Fröhlichkeit/Traurigkeit

Sanftheit/Gereiztheit

Weitere, auf der Checkliste nicht aufgeführte Symptome

Praxis

Fallbeispiel

Jacques W., 6-jährig

Diagnose: Scharlach

Jacques leidet seit zwei Tagen an hohem Fieber (39 °C) und starkem Halsweh. Seit dem Vortag ist zudem ein feiner, rötlicher und leicht erhabener Ausschlag am Stamm aufgetreten. Wegen seines stark reduzierten Allgemeinzustandes kommt die Mutter mit ihm am Samstag notfallmäßig in die Praxis.

Im *Status* zeigt sich ein wirklich leidendes Kind. Jacques ist hochfebril und schluckt immer wieder mühsam würgend Speichel. Das von der Mutter beschriebene Exanthem ist ein typischer Scharlachausschlag. Entsprechend findet sich auch enoral der charakteristische Befund mit petechialen Blutungen auf dem Gaumenbogen. Die Tonsillen sind hochrot und geschwollen, mit weißen, eitrigen Stippchen. Auch die zervikalen Lymphknoten sind stark geschwollen und empfindlich auf Berührung. Der übrige Status ist normal, ebenso der Urinbefund.

Aus der **Checkliste für Kinderkrankheiten** schreibt die Mutter die folgenden Symptome heraus:

- Scharlachausschlag
- < Schlucken
- < nach Trinken
- < Berührung
- < Kälte
- < Entblößung
- Drüsenschwellung entzündlich
- < Alleinsein

Die Besprechung der Symptome und die ergänzende Befragung ergeben keine zusätzlichen Aspekte.

Fallanalyse

Causa	....
Modalitäten	....
Empfindungen und Befunde	....
Gemüt	....

Dem Leser sei wiederum empfohlen, vor dem Weiterlesen die Symptome zu sichten und zu versuchen, die richtige Arzneimittelwahl zu treffen.

Fallanalyse nach Boger

Causa	Scharlach
Modalitäten	< Schlucken < nach Trinken < Berührung < Kälte < Entblößung
Empfindungen und Befunde	Drüsenschwellung entzündlich Petechien der Schleimhäute
Gemüt	(Alleinsein verschlimmert)

Repertorisation (PB 2000)

Arzneimittel	**Hep**	**Ars**	**Cocc**	**Rhus**	**Stront**	**Nux-v**	**Rhod**	**Sil**
Anzahl der Treffer	7	7	6	7	4	5	5	6
Summe der Grade	24	20	16	22	12	18	11	17
Polariätsdifferenzen	**17**	**13**	**13**	**13**	**12**	**11**	**11**	**11**
Patientensymptome								
Scharlachausschlag	2	3	0	1	0	0	0	0
< Schlucken	4	2	3	3	1	3	2	1
< Trinken danach	3	4	4	4	0	4	1	4
< Berührung	4	2	2	3	3	4	3	3
< Kälte	4	4	3	4	4	4	3	3
< Entblößung	4	3	3	4	4	3	2	4
Drüsenschwell. entzündl.	3	2	1	3	0	0	0	2
Gegenpolsymptome								
> Schlucken	0	0	1	1	0	3	0	0
> Trinken danach	0	0	0	2	0	2	0	3
> Berührung	1	1	0	0	0	0	0	0
> Kälte	1	0	1	1	0	1	0	1
> Entblößung	0	1	0	1	0	1	0	0

(polare Symptome blau)

Neun Arzneimittel decken alle Symptome ab, zwei davon (*Aconitum napellus* und *Phosphorus*) entfallen als Möglichkeit wegen Kontraindikationen. Ordnet man die Arzneimittel nach der Höhe der Polaritätsdifferenz, so wird *Hepar sulphuris calcareum* zur ersten Wahl, an zweiter Stelle folgen *Rhus toxicodendron* und *Arsenicum album*. Auf Befragung meint die Mutter, das Kind habe seit Krankheitsbeginn eher eine Abneigung gegen Bewegung als ein Verlangen danach. Damit entfällt Rhus toxicodendron als Möglichkeit. Die weiteren Mittel (*Belladonna, Bryonia alba, Hyoscyamus niger* und *Mercurius solubilis*) kommen wegen niedrigeren Polaritätsdifferenzen eher nicht in Frage.

Doppelter Materia-medica-Vergleich

Materia-medica-Vergleich für Hepar sulphuris (*Der Neue Clarke*, Band 4, S. 2227 ff)

Innerer Hals: Schwellung der Mandeln und Drüsen im Hals. Stechen im Hals, wie von Splittern, beim Schlucken, Husten, Atmen und Drehen des Halses. Kratziges Halsweh mit Verhinderung des Sprechens; auch beim Schlucken von Speichel.

Äußerer Hals: Schwellungen am Hals, bei Berührung schmerzhaft.

Haut: Bei Berührung wundschmerzende Blüten und Knotenausschläge.

Materia-medica-Vergleich für Arsenicum album (*Der Neue Clarke*, Band 1, S. 447 ff)

Innerer Hals: Brennschmerz im Schlund. Halsentzündungen, auch brandige (gangränöse). Schlucken schmerzhaft, schwierig [...]

Äußerer Hals: Weiche, schmerzlose Schwellung am Hals und Unterkiefer.

Haut: Entzündete, masernartige Flecken, besonders an Kopf, Gesicht und Hals. Flecken wie Petechien.

Vergleich der charakteristischen Symptome von Hepar sulphuris und Arsenicum album (→ Materia medica, Seiten 248 und 191): Die charakteristischen Symptome, insbesondere das *Fehlen* von Schwäche mit Gewichtsverlust, Angst und Unruhe sowie der nachmitternächtlichen Verschlimmerung, die für *Arsenicum album* typisch sind, sprechen eher für *Hepar sulphuris calcarea*.

Mittelgabe und Verlauf

Jacques erhält eine Dosis *Hepar sulphuris calcarea C 200*. Innerhalb von zwei Tagen verschwindet die ganze Symptomatik vollständig, und das Kind ist wieder völlig gesund.

Anmerkungen

- Dieser günstige Verlauf bei einer homöopathisch behandelten Scharlacherkrankung ist keineswegs selten. In einer früheren prospektiven Beobachtungsstudie mit 200 Kindern konnten einundzwanzig Scharlachfälle ausgewertet werden. Von diesen brauchte lediglich eines der Kinder ein Antibiotikum (ein Säugling in schlechtem Allgemeinzustand, der bei Diagnosestellung bereits zusätzlich eine Bronchitis und eine Mittelohrentzündung aufwies). Die übrigen zwanzig Kinder waren alle innerhalb von vier Tagen geheilt. Komplikationen sowie Ansteckungen anderer Kinder konnten keine beobachtet werden (*Frei H, 2000*).
- Die hier erwähnte Publikation ist wichtig, weil homöopathische Ärzte immer wieder von Schulmedizinern angegriffen werden, wenn sie Scharlachfälle homöopathisch behandeln. Argumentiert wird, dass dies gefährlich sei, zu Komplikationen führen könne und eine Ansteckung anderer begünstige. Diese Vorwürfe können aufgrund langjähriger Erfahrung mit sehr vielen Scharlachfällen als haltlos betrachtet werden. Allerdings sind dazu eine tadellose homöopathische Arbeitsweise sowie das Beachten von Kontraindikationen erforderlich.

3.4.7 Akute Kopfschmerzen und Schwindel

Checkliste Akute Kopfschmerzen und Schwindel

Bitte schreiben Sie *nur aktuelle* Symptome heraus, die Sie *ganz sicher* beobachtet haben. Die Formulierung „verschlimmert" kann auch die Ursache einer Krankheit beschreiben oder die Bedeutung von „schmerzhaft" haben. (Polare Symptome = blau)

Ursache der Erkrankung

(freie Formulierung): ....

....

Grundmodalitäten

Wärme verschlimmert/bessert

Kälte verschlimmert/bessert

Einhüllen verschlimmert/bessert

Entblößen verschlimmert/bessert

Im Freien verschlimmert/bessert

Bedürfnis frische Luft/Abneigung

Im Zimmer verschlimmert/bessert

Bedürfnis zu Bewegen/Abneigung

Bewegung verschlimmert/bessert

Anstrengung geistig verschlimmert/bessert

Anstrengung körperlich verschlimmert/bessert

Ruhe verschlimmert/bessert

Lagewechsel verschlimmert/bessert

Liegen verschlimmert/bessert

Sitzen verschlimmert/bessert

Stehen verschlimmert/bessert

Nach Aufstehen aus Bett verschlimmert/bessert

Gehen verschlimmert/bessert

Vor/während/nach dem Schlafen verschlimmert/bessert

Wetter warm/kalt/feucht/trocken verschlimmert/bessert

Lokale Modalitäten, Empfindungen und Befunde

Muskeln straff/schlaff

Durst/Durstlosigkeit

Berührung verschlimmert/bessert

Druck verschlimmert/bessert

Reiben, massieren verschlimmert/bessert

Kopfschütteln verschlimmert/bessert

Entblößen Kopf verschlimmert/bessert

Einhüllen Kopfes verschlimmert/bessert

Feuchte Umschläge verschlimmern/bessern

Kaltwerden verschlimmert/bessert

Warmwerden verschlimmert/bessert

Lesen verschlimmert/bessert

Sehen angestrengt verschlimmern/bessert

Licht (helles) verschlimmert/bessert

Dunkelheit verschlimmert/bessert

Augen schließen verschlimmert/bessert

Fahren im Wagen verschlimmert/bessert

Trinken Alkohol verschlimmert/bessert

Bewegen des Kopfes verschlimmert

Bewegen Augen verschlimmert

Erschütterung verschlimmert

Husten verschlimmert

Lärm/Geräusch verschlimmert

Geruch starker verschlimmert

Regelblutung verschlimmert vorher/bei Eintritt/während/nachher

Nichtstun, Müßigsein verschlimmert

Wind/Zugluft verschlimmert

Wind trocken, kalt/warm verschlimmert

Blutfülle (z. B. Kopf hochrot)

Begleitende Sehstörungen

Pupillen erweitert/verengt

Sehen dunkel (Schwarzwerden vor Augen)

Sehen zu entfernt/zu groß/undeutlich/

Doppelbilder/Schielen

Sehen halb allgemein/horizontal/vertikal

Blindheit allgemein/periodisch

Flimmern vor Augen

Gemütsveränderungen

Alleinsein verschlimmert/bessert

Gesellschaft verschlimmert/bessert

Fröhlichkeit/Traurigkeit

Sanftheit/Gereiztheit

Weitere, auf der Checkliste nicht aufgeführte Symptome

Fallbeispiel

David B, 6-jährig

Diagnose: Akuter Schub rezidivierender Spannungskopfschmerzen

David kommt in unsere Praxis mit heftigen akuten Spannungskopfschmerzen, die immer wieder auftreten, seit seine Mutter vor einigen Monaten an einem Hirntumor verstorben ist. Dabei zieht er sich zurück, will niemanden mehr sehen und verschließt sich auch gegenüber jedem Trost. Seine Angst, die gleiche Krankheit wie seine Mutter zu haben, steht wortlos im Raum.

Im *Neurostatus* findet sich eine Hyperreflexie der Patellarsehnen-Reflexe beidseits, assoziierte Bewegungen beim Zehenspitzen- und Fersengang sowie eine allgemeine Muskelhypotonie, also Befunde, die mit einer *minimalen zerebralen Bewegungsstörung* vereinbar sind. Jegliche Anhaltspunkte für eine intrakranielle Raumforderung fehlen.

Da das Kind erstens in einem akuten Kopfschmerzschub in die Praxis kommt und zweitens absolut keine anderen chronischen Symptome aufweist, erfolgt die Fallaufnahme mit der **Checkliste für Kopfschmerzen und Schwindel.** Davids Vater schreibt folgende Symptome heraus:

- < Wärme
- < Berührung
- < Bewegung während
- < Licht
- < Lesen
- < Kopfschütteln
- > Im Freien
- > Kälte
- > Liegen
- > Alleinsein
- < Trost

Die Besprechung der Symptome und die ergänzende Befragung bestätigen die Vermutung, dass David Angst hat, ebenfalls an einem Hirntumor zu leiden.

Fallanalyse

Causa	
Modalitäten	....
	....
	....
	....
	....
	....
	....
	....
	....
Empfindungen und Befunde	....
	....
	....
	....
Gemüt	....

Dem Leser sei wiederum empfohlen, vor dem Weiterlesen die Symptome zu sichten und zu versuchen, die richtige Arzneimittelwahl zu treffen.

Fallanalyse nach Boger

Causa	(Versteckte Angst)
Modalitäten	< Wärme < Berührung < Bewegung während < Lesen < Kopfschütteln < Licht > im Freien > Kälte > im Liegen
Empfindungen und Befunde	(nichts Klares)
Gemüt	(> Alleinsein) (< Trost)

Repertorisation (PB 2000)

Arzneimittel	Croc	Agn-c	Colch	Asar	Iod	Graph	Nat-m	Bry
Anzahl der Teffer	9	9	8	9	7	9	9	9
Summe der Grade	22	22	22	21	19	22	21	22
Polaritätsdifferenzen	**21**	**20**	**19**	**17**	**17**	**16**	**15**	**13**
Patientensymptome								
< Wärme	2	2	2	2	4	2	2	1
< Berührung	2	3	4	1	2	2	2	3
< Bewegung	3	3	4	3	3	3	3	4
< Licht (helles)	3	2	2	2	0	4	1	2
< Lesen	2	3	0	2	0	3	4	2
< Kopfschütteln	2	2	3	2	2	2	2	3
> im Freien	4	3	2	4	2	3	2	2
> Kälte	2	2	2	2	4	1	2	1
> Liegen	2	2	3	3	2	2	3	4
Gegenpolsymptome								
> Wärme	0	0	1	1	0	2	1	2
> Berührung	0	0	0	0	0	0	1	2
> Bewegung	0	0	0	1	0	0	1	1
> Licht (helles)	0	0	0	0	0	0	0	0
> Lesen	0	0	0	0	0	0	0	0
> Kopfschütteln	0	0	0	0	0	0	0	0
< im Freien	0	1	0	0	1	1	1	1
< Kälte	0	0	1	1	0	2	1	2
< Liegen	1	1	1	1	1	1	1	1

(polare Symptome blau)

Beim Weglassen der etwas problematischen Gemütssymptome decken 22 Arzneimittel die ganze Symptomatik ab, davon zehn ohne Kontraindikationen. Schließen wir die Gemütssymptome ein, so bleibt lediglich *Natrium muriaticum* übrig. *Crocus sativus* und *Agnus castus* haben aber die höchste Polaritätsdifferenz.

Doppelter Materia-medica-Vergleich

Materia-medica-Vergleich für Natrium muriaticum (*Der Neue Clarke*, Band 6, S. 3633 ff)

Kopf: Kopfschmerzen morgens beim Erwachen sowie beim Drehen und Bewegen des Körpers und des Kopfes, beim Laufen und von kalter Luft oder nach Ärger.

Gemüt: Traurig und niedergeschlagen. Zieht es vor, allein zu sein. Wehmütig und kummervoll. Angst, sterben zu müssen. Es griff ihn nur noch mehr an, wenn man ihn tröstete.

Materia-medica-Vergleich für Crocus sativus (*Der Neue Clarke*, Band 3, S. 1526 ff.)

Kopf: Schwere des Kopfes am Morgen, mit Drücken im Wirbel. Kopfscherzen über den Augen [...]

Gemüt: Melancholische Traurigkeit und hypochondrische Stimmung. Unruhige, ängstliche Traurigkeit. Gleichgültig gegen alles.

In *The Guiding Symptoms of our Materia medica*, (Hering, Band IV, S. 473): Große Angst um sein Leben, glaubt, sterben zu müssen.

Materia-medica-Vergleich für Agnus castus (*Der Neue Clarke*, Band 1, S. 104 ff)

Kopf: Drückendes Reißen in den Schläfen und in der Stirne, < durch Bewegung. Schwere im Kopf und Drücken, als sollte der Kopf nach vorne sinken.

Gemüt: Melancholisch hypochondrische Stimmung. Große Traurigkeit mit Befürchtung des Todes.

Vergleich der charakteristischen Symptome von *Natrium muriaticum, Crocus sativus und Agnus castus* (→ Materia medica, Seiten 282, 232 und 176): Die Geniussymptome lassen bei der begrenzten Lokalsymptomatik keinen sicheren Schluss auf eines der drei Arzneimittel zu.

Mittelgabe und Verlauf

Aufgrund der Gemütssymptome (die in der Rangordnung Bönninghausens letztlich den Ausschlag für ein bestimmtes Mittel geben) erhält das Kind *Natrium muriaticum C 200*, das aber nicht die geringste Besserung bewirkt. Nach zehn Tagen verabreicht der Vater *Crocus sativus C 200*, das ihm als Reserve mitgegeben worden war. Die Kopfschmerzen verschwinden damit sofort, ohne Erstverschlimmerung, und erscheinen auch danach nicht wieder.

Anmerkungen

- Die Schwierigkeiten dieses Falles liegen in der relativ unspezifischen Eingrenzung der Mittelwahl aufgrund der Repertorisation. Bei oberflächlicher Betrachtung führen die Symptome *Abneigung gegen Gesellschaft* und *gegen Trost* zu *Natrium muriaticum.*
- Diese sind aber lediglich Ausdruck des hintergründigen Problems des Kindes, nämlich der Angst, ebenfalls an einem Hirntumor zu leiden. Der Materia-medica-Vergleich der Gemütssymptome hätte unschwer zu *Crocus sativus* geführt, das das Symptom *„Große Sorge um sein Leben, denkt dass er sterben wird"* aufweist. Auch *Natrium muriaticum* und *Agnus castus* haben dieses Symptom, allerdings in einer weniger deutlichen Ausprägung, womit sie eher die zweite und dritte Wahl gewesen wären.
- Bei alleiniger Beachtung der Polaritätsdifferenz und wäre die Hervorhebung der Gemütssymptome nicht berücksichtigt worden, wäre *Crocus sativus* als erstes Mittel gegeben worden, da es die höchste Polaritätsdifferenz aufweist.

Praxis

3.4.8 Akute Erkrankungen des Magen-Darm-Traktes

Checkliste Akute Erkrankungen des Magen-Darm-Traktes

Bitte schreiben Sie *nur aktuelle* Symptome heraus, die Sie *ganz sicher* beobachtet haben. Die Formulierung „verschlimmert" kann auch die Ursache einer Krankheit beschreiben oder die Bedeutung von „schmerzhaft" haben. (Polare Symptome = blau)

Ursache der Erkrankung

(freie Formulierung): ....

....

Grundmodalitäten

Wärme verschlimmert/bessert

Kälte verschlimmert/bessert

Einhüllen verschlimmert/bessert

Entblößen verschlimmert/bessert

Im Freien verschlimmert/bessert

Bedürfnis frische Luft/Abneigung

Im Zimmer verschlimmert/bessert

Bedürfnis zu Bewegen/Abneigung

Bewegung verschlimmert/bessert

Anstrengung körp. verschlimmert/bessert

Ruhe verschlimmert/bessert

Lagewechsel verschlimmert/bessert

Liegen verschlimmert/bessert

Sitzen verschlimmert/bessert

Stehen verschlimmert/bessert

Vor/während/nach dem Schlafen verschlimmert/gebessert

Nach Aufstehen aus Bett verschlimmert/gebessert

Lokale Modalitäten, Empfindungen und Befunde

Allgemeines

Muskeln straff/schlaff

Geruchssinn empfindlich

Tiefatmen verschlimmert/bessert

Sitzen krumm verschlimmert/bessert.

Reiben, massieren verschlimmert/bessert

Warmwerden (Wärmeflasche) verschlimmert/bessert

Kaltwerden (feuchte Umschläge) verschlimmert/bessert

Berührung verschlimmert/bessert

Druck verschlimmert/bessert

Kleiderdruck verschlimmert

Magen

Durst/Durstlosigkeit

Aufstoßen verschlimmert/bessert

Aufstoßen allgemein

Übelkeit allgemein/im Hals/in der Brust/im Magen/im Unterleib

Brechwürgen

Erbrechen allgemein/blutig/gallig-bitter/sauer/schleimig/schwarz/wässrig/übelriechend

Erbrechen verschlimmert

Magenverderben verschlimmert

Sodbrennen

Unverträgliche Nahrungsmittel:

....

Darm

Blähungsabgang bessert

Nach Stuhlgang verschlimmert/bessert

Vor/während Stuhlgang verschlimmert

Durchfall allgemein

Durchfall schmerzhaft/schmerzlos

Verstopfung allgemein

Verstopfung mit Kotverhärtung

Verstopfung mit Untätigkeit des Darmes

Stuhldrang/Stuhldrang vergeblich

Stuhl blutig/zu dick/zu dünn/eitrig/gallig-gelb/grau/grün/sauer-riechend/knotig/scharf/schleimig/schwarz/übel-riechend/unverdaut/zäh

Stuhlgang ungenügend (zu gering)

Stuhl unwillkürlich abgehend

Band-/Maden-/Spulwürmer

Krämpfe allgemein

Blähungen allgemein/faul-riechend/sauer-riechend/stinkend

Gemütsveränderungen

Alleinsein verschlimmert/bessert

Gesellschaft verschlimmert/bessert

Fröhlichkeit/Traurigkeit

Sanftheit/Gereiztheit

Weitere, auf der Checkliste nicht aufgeführte Symptome

Praxis

Fallbeispiel

Frau Anita K., 41-jährig

Diagnose: Rezidivierende akute Gastritis mit saurem Reflux

Frau K. leidet seit drei Monaten an rezidivierenden akuten Schüben mit heftigen Magenschmerzen, dem Gefühl, einen Klumpen im Bauch zu haben, saurem Aufstoßen und Sodbrennen. Begonnen hatte die Symptomatik während der Ferien im Süden, möglicherweise durch den Genuss einer unverträglichen Speise, die von der Patientin aber nicht genau identifiziert werden kann. Sie hatte bereits einen Gastroenterologen konsultiert, der endoskopisch keine Gewebeläsionen fand und einen Protonenpumpen-Hemmer verordnete, den die Patientin aber nicht einnehmen wollte.

Abgesehen vom quirligen, nervösen, etwas hypochondrischen Temperament der Patientin ist der *Status* unauffällig.

Aus der **Checkliste für akute Erkrankungen des Magen-Darm-Traktes** schreibt sie die folgenden Symptome heraus:

- \> Aufstoßen
- \> Reiben/Massieren
- \> Wärme
- \> Bewegung
- Sodbrennen
- Durstlosigkeit
- \> Gesellschaft
- Sanftheit, Gelassenheit

Die Besprechung der Symptome und die ergänzende Befragung ergeben keine zusätzlichen Gesichtspunkte.

Fallanalyse

Causa	
Modalitäten	....
Empfindungen und Befunde	....
Gemüt	....

Dem Leser sei wiederum empfohlen, vor dem Weiterlesen die Symptome zu sichten, und zu versuchen, die richtige Arzneimittelwahl zu treffen.

Fallanalyse nach Boger

Causa	(unverträgl. Nahrungsmittel)
Modalitäten	> Aufstoßen > Reiben/Massieren > Wärme > Bewegung
Empfindungen und Befunde	Sodbrennen Durstlosigkeit
Gemüt	(> Gesellschaft) (Sanftheit/Gelassenheit)

Repertorisation (PB 2000)

Arzneimittel	Mosch	Meny	Nat-c	Sabad	Aur	Ign	Samb	Asaf
Anzahl der Treffer	6	4	5	6	4	6	4	4
Summe der Grade	14	11	14	15	11	14	10	9
Polaritätsdifferenzen	**12**	**10**	**9**	**9**	**8**	**8**	**8**	**7**
Patientensymptome								
> Aufstoßen	2	0	3	1	3	4	0	0
> Reiben, massieren	2	2	4	1	0	3	1	3
> Wärme	4	2	2	4	3	3	2	0
> Bewegung	3	3	4	4	4	1	4	2
Sodbrennen	1	0	0	2	0	2	0	1
Durstlosigkeit	2	4	1	3	1	1	3	3
Gegenpolsymptome								
< Aufstoßen	0	0	0	0	0	0	0	0
< Reiben, massieren	0	0	1	0	0	0	0	0
< Wärme	0	0	1	1	1	1	0	0
< Bewegung	1	1	1	1	1	1	1	1
Durst	0	0	2	2	1	2	1	0

(polare Symptome blau)

Acht Arzneimittel decken alle Symptome ab, vier davon weisen aber *Kontraindikationen* auf, nämlich *Phosphorus, Sulphur lotum, Agaricus muscarius* und *Nitri acidum*. Ordnen wir die Arzneimittel nach der Höhe der Polaritätsdifferenz so steht *Moschus* an erster Stelle (12), gefolgt von *Sabadilla officinalis* (9), *Ignatia amara* (8) und *Kali carbonicum* (5)

Doppelter Materia-medica-Vergleich

Materia-medica-Vergleich für Moschus (*Der Neue Clarke*, Band 6, S. 3502 ff)

Magen: Öfters Aufstoßen von Luft. Magendrücken. Völlegefühl und Beengung in der Magengegend, mit Weichlichkeit, < durch mäßiges Essen. Beißend brennendes Wundheitsgefühl in der Magengegend, < nach dem Mittagessen.

Gemüt: Hypochondrische und hysterische Ängstlichkeit mit Herzklopfen.

Materia-medica-Vergleich für Sabadilla (*Der Neue Clarke*, Band 8, S. 4903 ff)

Magen: Leeres Aufstoßen mit Schaudergefühl über den Körper. Öfters schmerzhaftes Aufstoßen [...]. Kleine Anwandlungen von Sodbrennen.

Gemüt: Ängstliche Unruhe. Hysterische Anfälle nach Schreck.

Materia-medica-Vergleich für Kalium carbonicum (*Der Neue Clarke*, Band 5, S. 2563 ff)

Magen: Saures Aufstoßen und Aufschwulken [Hochkommen vom Magen]. Säure steigt vom Magen bis in den Mund hinauf. Sodbrennen. Gefühl eines faustgroßen Klumpens im Magen.

Gemüt: Voller Befürchtung. Er befürchtet nicht genesen zu können; befürchtend und ängstlich über ihre Krankheit.

Vergleich der charakteristischen Symptome von Moschus, Sabadilla und Kalium carbonicum (→ Materia medica, Seiten 278, 312 und 256): Im Vergleich der Geniussymptome fällt in Anbetracht des nervösen Temperamentes der Patientin v.a. das Element Hypochondrie/Hysterie von *Moschus* auf. Im Übrigen lassen sich aus diesen keine weiteren Schlüsse ableiten.

Praxis

Mittelgabe und Verlauf

Die Patientin erhält eine Dosis *Moschus C 200* und innerhalb von drei Tagen verschwinden alle gastrischen Beschwerden ohne vorausgehende Erstverschlimmerung dauerhaft. Beobachtungszeit ein Jahr.

Anmerkungen

- Die Gemütssymptome, die die Patientin aus der Checkliste herausschrieb, sind nur von geringem Wert. Hingegen ist die Beobachtung, dass sie immer wieder beunruhigt mit ganz verschiedenen Beschwerden in die Praxis kommt, von großer Bedeutung. Mit dieser Beobachtung, wie natürlich auch der großen Polaritätsdifferenz von Moschus, fällt die Mittelwahl leicht.

3.4.9 Akute Erkrankungen der Nieren und der ableitenden Harnwege

Checkliste Akute Erkrankungen der Nieren und der ableitenden Harnwege

Bitte schreiben Sie *nur aktuelle* Symptome heraus, die Sie *ganz sicher* beobachtet haben. Die Formulierung „verschlimmert“ kann auch die Ursache einer Krankheit beschreiben oder die Bedeutung von „schmerzhaft“ haben. (Polare Symptome = blau)

Ursache der Erkrankung

(freie Formulierung): ....

....

Grundmodalitäten

Wärme verschlimmert/bessert

Kälte verschlimmert/bessert

Einhüllen verschlimmert/bessert

Entblößen verschlimmert/bessert

Im Freien verschlimmert./gebessert

Bedürfnis frische Luft/Abneigung

Im Zimmer verschlimmert/bessert

Bedürfnis zu bewegen/Abneigung

Bewegung verschlimmert/bessert

Anstrengung körperlich verschlimmert/bessert

Lagewechsel verschlimert/bessert

Ruhe verschlimmert/bessert

Liegen verschlimmert/bessert

Sitzen verschlimmert/bessert

Sitzen krumm verschlimmert/bessert

Bücken verschlimmert/bessert

Stehen verschlimmert/bessert

Beim Einschlafen verschlimmert

Beim Erwachen verschlimmert/gebessert

Nach Aufstehen aus dem Bett verschlimmert/gebessert

Lokale Modalitäten, Empfindungen und Befunde

Muskeln straff/schlaff

Durst/Durstlosigkeit

Berührung verschlimmert/bessert

Druck verschlimmert/bessert

Reiben, massieren verschlimmert/bessert

Kaltwerden verschlimmert/bessert

Warmwerden (Wärmeflasche) bessert

Erschütterung verschlimmert

Kleiderdruck verschlimmert

Drehen, Biegen verschlimmert

Krämpfe in inneren Teilen

Stechen hinein/heraus/hinauf/hinunter/quer

Drücken innere Teile

Drücken herein/heraus

Drücken wie von einer Last

Klopfen innere Teile

Nieren

Harnabgang viel/wenig

Harnabgang oft/selten

Blase

Harndrang allgemein/vergeblich

Harnen verschlimmert vorher/während/nachher

Praxis

Harnabgang unterbrochen/verhalten/tropfenweise

Harnabgang unwillkürlich

Harnabgang unwillkürlich nachts

Harn blass/blutig/dunkel/eitrig/eiweißhaltig/flockig/ammoniakalisch/stinkend/scharf/schleimig/milchfarbig/heiss/grünlich/trüb/zuckerhaltig

Harn Bodensatz allgemein/blutig/rötlich/eitrig/gelb/sandig/schleimig/weißlich/wolkig

Gemütsveränderungen

Alleinsein verschlimmert/bessert

Gesellschaft verschlimmert/bessert

Fröhlichkeit/Traurigkeit

Sanftheit/Gereiztheit

Weitere, auf der Checkliste nicht aufgeführte Symptome

Fallbeispiel

Frau Anna H., 58-jährig

Diagnose: Zystitis

Das Leiden von Frau H. beginnt an einem sehr kalten Wintertag, an dem die Patientin sich für einen Spaziergang nicht warm genug angezogen hat. Tags darauf leidet sie unter Harndrang und einer schmerzhaften Miktion. Auffallend ist auch eine Traurigkeit, die bei ihrer sonst fröhlichen Wesensart ungewöhnlich ist.

Im *Status* finden sich abgesehen vom reduzierten Allgemeinzustand und der gedämpften Psyche keine Besonderheiten, insbesondere kein Fieber und keine Klopfdolenz der Nierenlogen. Im Combur-Test hingegen lassen sich Eiweiß, Blut und Leukozyten im Urin nachweisen (siehe **Tab. 4**: Verlauf der Laborwerte), und im Uricult findet sich eine Keimzahl von 10^6 auf den Cled- und Mac Conckey-Medien. Es handelt sich also um eine Zystitis mit gramnegativen Keimen.

Aus der **Checkliste für akute Krankheiten der Niere und der ableitenden Harnwege** schreibt die Patientin folgende Symptome heraus:

> Wärme

< Kälte

> Warmeinhüllen

< Kaltwerden

> Warmwerden

> Ruhe

Traurigkeit

Harnabgang oft

Harnabgang unwillkürlich

Harngeruch stinkend

< vor Harnen

< beim Harnen

< nach Harnen

Die Besprechung der Symptome und die ergänzende Befragung ergeben keine zusätzlichen Informationen.

Fallanalyse

Causa	....
Modalitäten	....
Empfindungen und Befunde	....
Gemüt	....

Dem Leser sei wiederum empfohlen, vor dem Weiterlesen die Symptome zu sichten und zu versuchen, die richtige Arzneimittelwahl zu treffen.

Fallanalyse nach Boger

Causa	< Kälte < Kaltwerden
Modalitäten	> Wärme > Warmwerden > Warmeinhüllen > Ruhe < vor Harnen < beim Harnen
Empfindungen und Befunde	Harnabgang oft Harnabgang unwillkürlich Harnabgang stinkend
Gemüt	Traurigkeit

Praxis

Repertorisation (PB 2000)

Arzneimittel	**Merc**	**Nat-c**	**Ph-ac**	**Kreos**	**Rhus**	**Bell**	**Sulph**
Anzahl der Treffer	13	13	13	13	12	12	12
Summe der Grade	30	25	25	24	38	31	29
Polaritätsdifferenzen	**6**	**4**	**1**	**13**	**16**	**10**	**0**
Patientensymptome							
< Kälte	1	2	1	2	4	3	1
< Kaltwerden	2	2	2	2	4	2	2
> Wärme	1	2	1	2	4	3	3
> Warmwerden	2	2	2	2	4	2	4
> Warmeinhüllen	2	2	1	2	4	2	0
> Ruhe	3	1	1	2	1	4	1
< vor Harnen	1	1	3	1	3	2	3
< beim Harnen	4	2	4	1	2	2	3
< nach Harnen	4	3	1	1	1	3	3
Traurigkeit	1	1	1	1	3	3	2
Harnabgang oft	4	3	3	3	4	2	2
Harnabgang unwillkürlich	3	1	2	3	4	3	3
Harnabgang stinkend	2	3	3	2	0	0	2
Gegenpolsymtome							
> Kälte	1	1	1	0	1	1	2
> Kaltwerden	3KI	1	2	0	1	1	3KI
< Wärme	1	1	1	0	1	1	2
< Warmeinhüllen	1	0	0	0	1	0	2
< Ruhe	1	2	3KI	1	4KI	1	1
Fröhlichkeit	0	4KI	1	0	0	3	0
Harnabgang selten	1	0	1	0	0	2	1

(polare Symptome blau)

Aufgrund der Kontraindikationen kommen lediglich *Kreosotum* und *Belladonna* als Mittel in Frage.

Doppelter Materia-medica-Vergleich

Materia-medica-Vergleich für Kreosotum (*Der Neue Clarke*, Band 5, S. 2721 ff)

Harnorgane: Öfterer Harndrang, selbst nachts zum Aufstehen nötigend, doch stets mit geringem Abgang. Heftiger, eiliger Harndrang, sodass sie nicht schnell genug aus dem Bett kam. Harn übelriechend.

Gemüt: Wehmütige Stimmung, auch mit steter Neigung zum Weinen.

Materia-medica-Vergleich für Belladonna (*Der Neue Clarke*, Band 2, S. 634 ff)

Harnorgane: Öfterer Harndrang, besonders nachmittags und abends, mit Abgang von blassgelbem Urin. Harnträufeln. Unwillkürlicher Harnabgang im Stehen.

Gemüt: Melancholie. Traurigkeit, hypochondrische Niedergeschlagenheit.

Vergleich der charakteristischen Symptome von Kreosotum und Belladonna (→ Materia medica, Seiten 258 und 200): Die Symptomatik der Pati-

Tab. 4 Verlauf der Laborwerte

Datum	**11.02.**	**11.02.**	**12.02.**	**16.02**	**18.02**
Zeit	11.00 h	17.00 h	14.00 h	08.00 h	08.00 h
Combur Eiweiß/Nitrit	++/–	(+)/–	–/–	–/–	–/–
Zucker/Aceton	–/–	–/–	–/–	–/–	–/–
Urobili/Bili	–/–	–/–	–/–	–/–	–/–
Ec/Lc	+++/+++	–/++	–/–	–/(+)	–/–
Uricult Cled-Medium	10^6		10^3	Steril	Steril
MacConckey Medium	10^6		steril	steril	steril

* Die unüblich ausführliche Dokumentation der Laborwerte erfolgte durch die Patientin selbst, die in einem medizinischen Beruf tätig ist.

entin entspricht viel eher dem Genius von *Kreosotum* als dem von *Belladonna.*

Mittelgabe und Verlauf

Die Patientin erhielt an einem Samstag um 11.00 Uhr eine Dosis *Kreosotum C 200.* Gegen 15.00 Uhr waren die subjektiven Beschwerden völlig verschwunden. Um 17.00 Uhr wiederholte sie den Combur-Test und fand nur noch eine Spur Eiweiß und Leukozyten (++) im Urin. Das Blut war nicht mehr nachweisbar. Am nächsten Morgen um 6.00 Uhr wiederholte sie den Uricult, wobei sich in dieser Kultur noch eine Kontamination auf dem Cled-Medium (10^3 Keime) zeigte, während die pathogenen Erreger auf dem MacConckey-Medium völlig verschwunden waren. Auch der Combur-Test fiel jetzt normal aus.

Die Beschwerdefreiheit dauerte an bis zum nächsten Mittwoch, an dem sich die Patientin wiederum bei einem Spaziergang etwas verkühlte. Am gleichen Abend traten wieder Blasenschmerzen auf sowie ein feines intermittierendes Stechen in der linken Leiste. Im sofort durchgeführten Combur-Test fand sich wiederum eine Spur Leukozyten, und der Uricult blieb steril.

Die Patientin erhielt jetzt noch *Belladonna* C 200, zu dem das Symptom „Feines Stechen in der Leistengegend" (*Guiding Symptoms of our Materia Medica.* II/393, Hering. 1991) passte. Die Beschwerden verschwanden wiederum innerhalb von ca. 24 Stunden. Seither ist keine Zystitis mehr aufgetreten, und der Uricult zwei Tage später blieb steril.

Anmerkungen

- Die Zystitis ist eine Krankheit, die aus unklaren Gründen leider nur selten so schön auf eine homöopathische Behandlung anspricht. Möglicherweise sind die zur Verfügung stehenden Repertoriumsrubriken zu wenig genau.

3.4.10 Reisekrankheit

Checkliste Reisekrankheit

Bitte schreiben Sie *nur aktuelle* Symptome heraus, die Sie *ganz sicher* beobachtet haben. Die Formulierung „verschlimmert“ kann auch die Ursache einer Krankheit beschreiben oder die Bedeutung von „schmerzhaft“ haben. (Polare Symptome = blau)

Ursache der Erkrankung

(freie Formulierung): ....

....

Grundmodalitäten

Wärme verschlimmert/bessert

Kälte verschlimmert/bessert

Einhüllen verschlimmert/bessert

Entblößen verschlimmert/bessert

Im Freien verschlimmert/gebessert

Bedürfnis frische Luft/Abneigung

Im Zimmer verschlimmert/bessert

Bedürfnis zu bewegen/Abneigung

Bewegung verschlimmert/bessert

Anstrengung körperlich verschlimmert/bessert

Ruhe verschlimmert/bessert

Liegen verschlimmert/bessert

Sitzen verschlimmert/bessert

Stehen verschlimmert/bessert

Wetter warm verschlimmert

In der Sonne verschlimmert

Hitze verschlimmert

Fahren im Wagen verschlimmert

Fahren im Schiff verschlimmert

Lokale Modalitäten, Empfindungen und Befunde

Muskeln straff/schlaff

Lagewechsel verschlimmert/bessert

Durst/Durstlosigkeit

Speichel vermehrt/vermindert

Geruchssinn empfindlich

Umschläge feuchte bessern

Wasser, waschen bessert

Kaltwerden verschlimmert/bessert

Warmwerden verschlimmert/bessert

Essen – nach verschlimmert/bessert

Trinken verschlimmert/bessert

Aufstoßen verschlimmert/bessert

Berührung verschlimmert/bessert

Druck verschlimmert/bessert

Kleiderdruck verschlimmert

Kleider lösen bessert

Aufstoßen allgemein

Übelkeit allgemein/im Hals/in der Brust/im Magen/im Unterleib

Brechwürgen

Erbrechen allgemein/gallig-bitter/sauer/schleimig/übelriechend

Erbrechen verschlimmert

Übelkeit, ohnmachtartige

Ohmacht/Kollaps

Schwarzwerden vor den Augen

Sehen – zu entfernt/zu groß/starrer Blick/undeutlich

Schwindel

Schwindel verschlimmert

Taumeln (Schwanken im Gehen)

Gemütsveränderungen

Alleinsein verschlimmert/bessert

Gesellschaft verschlimmert/bessert

Fröhlichkeit/Traurigkeit

Sanftheit/Gereiztheit

Weitere, auf der Checkliste nicht aufgeführte Symptome

Fallbeispiel

Felix H, 13-jährig

Diagnose: Reisekrankheit

Der 13-jährige Felix leidet seit seiner frühen Kindheit an einer massiven Reisekrankheit. Jede Autofahrt führt zu einem Desaster mit Übelkeit und massivem Erbrechen. Sogar auf der relativ geraden, 25 km langen Bahnstrecke von seinem Dorf in die Stadt wird ihm regelmäßig übel. Eigentlich wäre hier eine chronische Fallaufnahme angezeigt. Da aber andere Symptome völlig fehlen, Felix sonst also bei bester Gesundheit ist, muss die Fallaufnahme *über die Symptome des akuten Erkrankungszustandes* erfolgen.

Aus der **Checkliste für Reisekrankheit** schreiben er und seine Mutter die folgenden Symptome heraus:

- Übelkeit im Magen
- Erbrechen
- < bei Müdigkeit
- < bei Hitze
- > im Freien
- > nach dem Essen
- > Trinken von kaltem Wasser

Die Besprechung der Symptome und die ergänzende Befragung ergeben keine zusätzlichen Aspekte.

Fallanalyse

Causa	....
Modalitäten	....
Empfindungen und Befunde	....
Gemüt	....

Dem Leser sei wiederum empfohlen, vor dem Weiterlesen die Symptome zu sichten und zu versuchen, die richtige Arzneimittelwahl zu treffen.

Fallanalyse nach Boger

Causa	Fahren im Wagen
Modalitäten	< Müdigkeit < Hitze > im Freien > nach dem Essen > kaltes Trinken
Empfindungen und Befunde	Übelkeit im Magen Erbrechen
Gemüt	(nichts)

Repertorisation (PB 2000)

Arzneimittel	Phos.	Kali c.	Puls	Verat	Sep	Ars	Borx	Laur
Anzahl Treffer	8	8	7	7	7	7	7	7
Summe der Grade	22	14	24	20	19	18	16	15
Polaritätsdifferenz	**4**	**-1**	**1**	**-2**	**5**	**-4**	**4**	**7**
Patientensymptome								
< Fahren im Wagen	2	2	0	0	4	4	5	0
< Müdigkeit	2	3	4	2	1	3	3	3
< Hitze	2	2	4	5	4	4	2	1
> im Freien	3	1	4	2	1	1	2	4
> nach dem Essen	3	2	2	2	2	1	0	3
> kaltes Trinken	4	1	3	1	4	1	1	2
Übelkeit im Magen	3	2	3	4	0	0	1	1
Erbrechen	3	1	4	4	3	4	2	1
Gegenpolsymptome								
> Fahren im Wagen	3KI	0	0	0	0	3	0	0
< im Freien	1	1	1	1	1	1	1	1
< nach dem Essen	4(KI)	5KI	4KI	3KI	4KI	4KI	2	1
< Kaltes Trinken	0	1	3	3KI	1	3KI	1	0

(polare Symptome blau)

Aufgrund der Kontraindikationen kommen nur *Laurocerasus* und *Borax veneta* in Frage. In den Anmerkungen wird darauf eingegangen, warum das bei Laurocerasus fehlende Symptom < *beim Fahren im Wagen* keine Rolle spielt.

Doppelter Materia-medica-Vergleich

Materia-medica-Vergleich für Laurocerasus (*Der Neue Clarke*, Band 5, S. 2903 ff)

Magen: Übelkeit, Brechreiz im Magen, mit Hungergefühl im Magen Erbrechen mit Ekel. Heftiger Durst bei trockenem Mund.

Materia-medica-Vergleich für Borax veneta (*Der Neue Clarke*, Band 2, S. 732 ff)

Magen: Übelkeit und Brechreiz, auch beim Fahren, sowie beim Nachdenken und bei starkem Gespräch. Erbrechen von saurem Schleim, nach dem Frühstück; wenn nüchtern am Morgen.

Vergleich der charakteristischen Symptome von Laurocerasus und Borax veneta (→ Materia medica, Seiten 261 und 203): *Laurocerasus* hat ein Trunkenheitsgefühl, das möglicherweise dem, was Felix empfindet, entspricht. Wenn man hingegen die Verschlimmerung durch Fahren im Wagen bei *Borax* im Zusammenhang mit den Geniussymptomen < *Niesen* und < *Lachen* betrachtet, die auf eine Empfindlichkeit für erschütternde Bewegungen hinweisen, drängt sich der Verdacht auf, dass es sich bei Borax eher um die Erschütterung handelt, die verschlimmert, und nicht das Fahren als solches.

Mittelgabe und Verlauf

Felix erhielt noch in der Praxis eine Dosis *Laurocerasus C 200.* Sie brachte die Reisekrankheit sofort und permanent zum Verschwinden. Beobachtungszeit: 2 Jahre.

Anmerkungen

- Die relativ große Taschenbuchrubrik < *beim Fahren im Wagen* generiert sich weitgehend aus klinischen Erfahrungen.

Das Fehlen dieses Symptoms in der Symptomatik von *Laurocerasus* ist kein Grund, dieses Mittel nicht zu geben. Fahren im Wagen bedeutete zur Zeit der frühen Arzneimittelprüfungen eine Fahrt im Pferdewagen auf gepflasterten oder ungepflasterten Straßen und war vor allem eine holperige Angelegenheit. Es ist in keiner Weise mit dem, was wir heute darunter verstehen, zu vergleichen. Das Fahren bedeutete damals v.a. Erschütterung, während das heutige Fahren unter Umständen sehr hohe Anforderungen an den Vestibulärapparat stellt.

3.4.11 Akute Erkrankungen bei Säuglingen

Checkliste Akute Erkrankungen bei Säuglingen

Bitte schreiben Sie *nur aktuelle* Symptome heraus, die Sie *ganz sicher* beobachtet haben. Die Formulierung „verschlimmert" kann auch die Ursache einer Krankheit beschreiben oder die Bedeutung von „schmerzhaft" haben. (Polare Symptome = blau)

Ursache der Erkrankung

(freie Formulierung): ....

....

Grundmodalitäten

Wärme verschlimmert/bessert

Kälte verschlimmert/bessert

Einhüllen verschlimmert/bessert

Entblößen verschlimmert/bessert

Im Freien verschlimmert/bessert

Im Zimmer verschlimmert/bessert

Bewegung verschlimmert/bessert

Ruhe verschlimmert/bessert

Liegen verschlimmert/bessert

Sitzen verschlimmert/bessert

Beim Einschlafen verschlimmert

Beim Erwachen verschlimmert/gebessert

Nach dem Aufstehen aus dem Bett verschlimmert/ besser

Lokale Modalitäten, Empfindungen und Befunde

Allgemeines

Muskeln schlaff/straff

Druck verschlimmert/bessert

Berührung verschlimmert/bessert

Gesichtsfarbe erdfahl

Gesichtsfarbe gelb

Gesichtsfarbe bläulich, Zyanose

Atemwege

Atem schnell/langsam

Einatmen erschwert, verschlimmert

Ausatmen erschwert, verschlimmert

Husten allgemein/trocken/mit Auswurf

Atem keuchend/seufzend/rasselnd

Atemnot

Tiefatmigkeit

Fließschnupfen/Stockschnupfen

Schnupfen: dick/eitrig/gelb/grünlich/scharf/ schleimig/wässrig/zäh

Ernährung/Verdauung/Stuhlgang/ Drei-Monats-Koliken

Durst/Durstlosigkeit

Trinken, danach verschlimmert/bessert/

Essen verschlimmert/bessert

Schlucken verschlimmert

Speichelfluss vermehrt/vermindert

Aufstoßen verschlimmert/bessert

Blähungsabgang verschlimmert/bessert

Stuhlgang, danach verschlimmert/bessert

Reiben massieren verschlimmert/bessert

Sitzen krumm verschlimmert/bessert

Praxis

Repertorisation (PB 2000)

Arzneimittel	**Aur**	**Ant-t**	**Bry**	**Sulph**	**Sep**	**Lyc**	**Puls**	**Rhus**
Anzahl Treffer	6	6	6	6	6	5	5	5
Summe der Grade	15	14	14	12	9	18	18	15
Polaritätsdifferenzen	**9**	**6**	**1**	**4**	**1**	**7**	**5**	**4**
Patentensymptome								
< nach Trinken	2	3	3	3	2	2	3	4
> Aufstoßen	3	4	3	3	1	4	0	0
> nach Stuhlgang	1	1	4	3	1	0	3	4
> nach Blähungsabg.	2	2	2	1	1	4	4	1
> Bewegung	4	1	1	1	3	4	4	4
Blähungsschmerzen	3	3	1	1	1	4	4	2
Gegenpolsymptome								
> nach Trinken	0	0	3	0	0	0	0	2
< Aufstoßen	0	0	2	1	3KI	0	2	3KI
< nach Stuhlgang	0	1	1	3	2	2	2	2
< Bewegung	1	2	4KI	2	1	1	1	1

(polare Symptome blau)

Fünf Mittel decken alle Symptome ab, zwei davon entfallen wegen Kontraindikationen. Für diese Blähungskoliken kommen *Aurum foliatum*, *Antimonium tartaricum* und *Sulphur lotum* in Frage.

Doppelter Materia-medica-Vergleich

Materia-medica-Vergleich für Aurum foliatum (*Der Neue Clarke*, Band 1, S. 560)

Abdomen: Aufgetriebener Bauch. Bauchweh mit Unbehagen im Unterleib und Stuhldrang. Nächtliche Blähungskolik mit Kneipen, Knurren und Kollern im Unterbauch. Häufiger Abgang sehr stinkender Winde.

Materia-medica-Vergleich für Antimonium tartaricum (*Der Neue Clarke*, Band 1, S. 324 f)

Abdomen: Bauchschmerz mit großer geistiger und körperlicher Unruhe. Vollheit und Drücken im Bauch, wie von Steinen, besonders beim Krummsitzen. Krampfhafte Bauchschmerzen. Viele Blähungen, mit Kollern, Knurren und Kneifen im Bauch.

Materia-medica-Vergleich für Sulphur lotum (*Der Neue Clarke*, Band 9, S. 5654 ff)

Abdomen: Spannung im Bauch, wie von versetzten Blähungen. Vollheit und Aufgetriebenheit des Bauches, auch morgens im Bett, wo es nach Abgang von Wind vergeht. Aufgetriebenheit und Gespanntheit des Bauches, jeden Morgen beim Erwachen. Knurren, Poltern und Kollern im Bauch. Sehr übelriechende Winde, viele Tage lang. Viel Abgang von Wind, besonders abends und nachts, auch mit dem Geruch von faulen Eiern.

Vergleich der charakteristischen Symptome von Aurum foliatum, Antimonium tartaricum und Sulphur lotum (→ Materia medica, Seiten 196, 186 und 337): Die Geniussymptome von *Antimonium tartaricum* passen am besten zur Patientensymptomatik, die von *Aurum foliatum* am wenigsten.

Mittelgabe und Verlauf

Daniels Mutter erhielt je eine Dosis aller drei Mittel in der Potenz C 200, mit der Anweisung (aufgrund der Höhe der Polaritätsdifferenz) zunächst *Aurum foliatum*, bei ausbleibender Wirkung nach vier Tagen *Antimonium tartaricum*, und, bei ausbleibender Wirkung wiederum nach vier Tagen, *Sulphur* lotum zu verabreichen.

Bei Säuglingen sollten die Globuli in wenig Wasser aufgelöst gegeben werden, damit sie nicht aspiriert werden können.

Aurum foliatum hatte keine Wirkung auf die Blähungskoliken. Diese verschwanden aber sofort und dauerhaft nach *Antimonium tartaricum*.

Anmerkungen

- Hätten die in diesem Buch erarbeiteten Genussymptome bereits zur Verfügung gestanden, so wäre die Reihenfolge der Mittelgabe anders ausgefallen, nämlich *Antimonium tartaricum* vor *Sulphur lotum* und dieses vor *Aurum foliatum*.
- Die Arzneimittelbestimmung bei kleinen Säuglingen ist oft schwierig, da sie in der Regel nur wenige Symptome aufweisen. Dies ist der Grund, warum hier statt einem Reservemittel zwei mitgeben wurden.
- Bei richtiger Mittelwahl verschwinden die Koliken meist dauerhaft. Sollte mit den ersten drei Arzneimitteln keine dauerhafte Besserung erreicht werden, muss eine neue Mittelbestimmung erfolgen.

4 Behandlung chronischer Erkrankungen

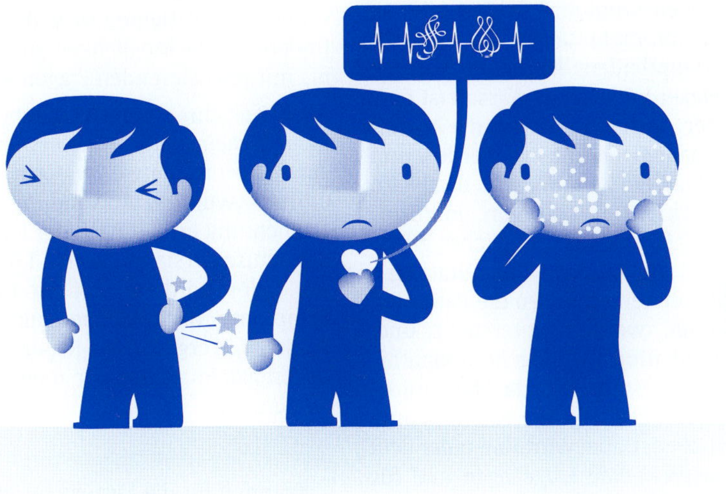

4.1 Anamnese und Status

Chronische Erkrankungen bestehen in der Regel aus einem *Hauptleiden* oder einer Hauptbeschwerde und aus *Nebensymptomen*, also Symptomen, die neben dem Hauptleiden bestehen und mit diesem (abgesehen von der Tatsache, dass sie augenscheinlich beim gleichen Patienten aufgetreten sind) nichts zu tun haben. Haupt- und Nebensymptome bilden die zu behandelnde Symptomentotalität, die mit dem Auftreten des Hauptleidens begonnen hat. Sie sind also komplexer und sie zu erfassen ist deshalb aufwändiger. Auch hier müssen die Anweisungen Hahnemanns modifiziert werden, um mit einem geringeren Zeitaufwand direkt zu den charakteristischen Symptomen vorzustoßen. Damit die Fallaufnahme möglichst effizient abläuft, wird sie in zwei Konsultationen gegliedert. In der ersten schildern die Patienten ihre Beschwerden, werden untersucht und, nachdem die Indikation für eine homöopathische Behandlung gestellt ist, darüber informiert, wie sie sich auf die große Fallaufnahme vorzubereiten haben. Dabei wird ihnen *der dem Hauptleiden entsprechende Fragebogen* und für die Erfassung der Nebensymptome immer auch der *allgemeine Fragebogen* ausgehändigt und erklärt. Bei der Vorbereitung hat der Patient (nach Bönninghausen und Hering) Folgendes zu beachten:

Vorbereitung der Fallaufnahme bei chronischen Erkrankungen durch die Patienten bzw. deren Eltern

- Das Hauptleiden muss in den Vordergrund gestellt werden.
- Die jüngsten Symptome sind von besonderer Bedeutung.
- Die Reihenfolge des Auftretens der Symptome ist festzuhalten.
- Sind Nebensymptome vorhanden, so tragen diese oft charakteristische Elemente zum Krankheitsbild bei. Auch hier spielen die jüngsten Symptome, sofern charakteristisch, eine bedeutende Rolle.

Zwischen der ersten Konsultation und der eigentlichen Fallaufnahme sollten zwei bis vier Wochen vergehen, um den Patienten genügend Zeit zur gründlichen Vorbereitung zu geben. In der zweiten Konsultation werden zunächst die *Fragebögen gesichtet, besprochen* und gegebenenfalls vervollständigt. Bei dieser *ergänzenden Befragung* geht es darum, eventuell nicht Angesprochenes zu klären und die Differenzialdiagnose anhand von Bestätigungssymptomen zu präzisieren.

Die *Repertorisation* sollte unbedingt in Anwesenheit des Patienten bzw. dessen Eltern stattfinden, um die Möglichkeit zu haben, das Ergebnis mit präzisierenden Fragen abzusichern.

Auch bei chronischen Krankheiten finden die *Besonderheiten der Mittelbestimmung mit Hilfe der Polaritätsanalyse,* wie sie in Kapitel 3.3.2 erörtert wurden, Anwendung. Die Symptom-Gewichtung erfolgt nach der Rangordnung Bönninghausens (siehe Kapitel 1.6); in komplizierten Fällen wird sie von der Rangordnung der Symptome nach Hahnemann (siehe **Abb. 1**, Kapitel 1.3) ergänzt. Die Repertorisation hat eine Differenzialdiagnose der möglichen Arzneimittel zum Ziel.

Kriterien für die Mittelwahl sind (in absteigender Bedeutung):

1. die vollständige Entsprechung der charakteristischen Symptome und
2. das Fehlen von Kontraindikationen,
3. die Höhe der Polaritätsdifferenz.

Danach erfolgt der *Materia-medica-Vergleich* der charakteristischen Symptome, z.B. mit Hilfe der *Enzyklopädie von J.H. Clarke.* Zuletzt sollte der Gesamtaspekt der in Frage kommenden Arzneimittel mit dem Krankheitsbild des Patienten verglichen werden, am besten anhand der im Materia medica-Teil dieses Buches erarbeiteten Geniussymptome (doppelter Materie medica-Vergleich).

Schließlich muss für die *Mittelgabe* die bestmögliche Potenz gewählt werden. In der Regel dürfte dies eine Einzeldosis C 200 sein, in besonderen Fällen (wie z.B. bei ADS/ADHS) sind Q-Potenzen vorzuziehen.

Ablauf der Fallaufnahme bei chronischen Erkrankungen

1. Konsultation

- Orientierende Anamnese
- Untersuchung
- Indikationsstellung
- Information der Patienten oder Eltern über die Vorbereitung auf die große Fallaufnahme

2. Konsultation

- Sichtung der Fragebögen
- Besprechung aller übermittelten Symptome
- Ergänzende Befragung
- Repertorisation
- Materia-medica-Vergleich
- Mittelgabe

Die Verlaufskontrolle erfolgt bei Einzeldosen von C-Potenzen meist nach sechs bis acht Wochen und bei Q-Potenzen nach vier Wochen. Dabei sollte der Verlauf jedes einzelnen Symptoms besprochen werden. Außerdem empfiehlt es sich, die Eltern oder Patienten eine Schätzung der globalen Besserung in Prozent vornehmen, und diese in die Gesamtbeurteilung der Mittelwirkung einfließen zu lassen.

Wenn das Arzneimittel gut gewirkt hat, aber noch keine vollständige Besserung erreicht wurde, folgen weitere Gaben desselben Mittels in höheren Potenzen (M, XM, LM, CM) bis zur vollständigen Heilung. Ist die Reaktion auf das erste Arzneimittel ungenügend, ist ein besser passendes zu suchen und zu verabreichen (→ Kapitel 1.9.).

4.2 Die Fragebögen für chronische Erkrankungen: Indikationen, Resultate und Fallbeispiele

Im Folgenden werden die Fragebögen einzeln vorgestellt, jeweils mit ihren Indikationen und einer Patientenstatistik, die die Ergebnisse der Erprobungsphase zusammenfasst. In **Abb. 8** (Kapitel 2.5) sind die Statistiken für alle Fragebögen zusammengefasst.

4.2.1 Allgemeiner Fragebogen

Indikationen

- Symptome, die sich keinem spezifischen Fragebogen zuordnen lassen
- Hauterkrankungen
- Erfassung der Nebensymptome (Ergänzung des Fragebogens für das Hauptleiden)

Resultate der Evaluationsphase

Patient	Diagnose	Verordnung	Besserung
1.	Kälteurtikaria	Sepia C 200	100 %
2.	Acne vulgaris, Haarausfall	Sepia C 200	65 %
3.	Acne vulgaris	Sulphur C 200	75 %
4.	Ekzem, Rhagaden	Lycopodium C 200	100 %
5.	Psoriasis	Sulphur C 200	95 %
6.	Neurodermitis	Natrium mur. C 200	100 %
7.	Acne conglobata	Rhus tox. C 200	< 50 %
8.	Rezidivierende Infekte bei akuter lymphatischer Leukämie	Calcarea carb. Q 3	70 %
9.	Acne vulgaris/Ekzem	Arsenicum alb. C 200	50 %
10.	Neurodermitis	Hepar sulph. C 200	85 %
11.	Larvierte Depression	Phosphorus C 200	75 %
12.	Akne	Arsenicum alb. C 200	90 %
13.	Chronische Urtikaria	Calcarea carb. C 200	100 %
14.	Psycho-motorische Entwicklungsstörung	Bryonia alba C 200	99 %
15.	Verrucae vulgares	Silicea terra C 200	80 %
16.	Akne	Hepar sulph. C 200	100 %
Besserung 50 % und mehr nach zwei Monaten (15/16)			94 %
Durchschnittliche Besserung nach zwei Monaten (ohne Nichttreffer)			86 %

Allgemeiner Fragebogen

(Symptomenquelle: PB 2000)

Name, Vorname	**Datum**

Diagnosen
(vom Arzt ausgefüllt)

Bitte unterstreichen Sie *nur* diejenigen *Veränderungen bei Krankheit*, die *eindeutig* sind (deutlich ausgeprägt oder öfters auftreten) und der *jetzigen Lebensphase* zugehören. Arbeiten Sie bitte sehr sorgfältig, denn davon hängt Ihre Genesung ab!

Die Formulierung „verschlimmert" kann auch die Ursache einer Krankheit beschreiben oder die Bedeutung von „schmerzhaft" haben. (Polare Symptome blau)

Ursache der Erkrankungen

- Wetter kalt/feucht/trocken/warm
- Kaltwerden des Körpers
- Wetter feucht-kalt (nass-kalt)
- Wind/Zugluft
- Durchnässung
- Schwitzen, nachher Erkältung
- Sonneneinstrahlung übermäßig
- Schlafmangel
- Gemütsbewegung allgemein/Ärger/Kränkung/Kummer/Schreck/Zorn/Angst/unglückliche Liebe
- *Andere Ursachen* (freie Formulierung):
- ....
- ....
- ....
- ....
- ....
- ....

Grundmodalitäten

Temperatur/Luft

- Wärme verschlimmert/bessert
- Kälte verschlimmert/bessert
- Einhüllen verschlimmert/bessert
- Entblößen verschlimmert/bessert
- Im Freien verschlimmert/gebessert
- Bedürfnis frische Luft/Abneigung
- Im Zimmer verschlimmert/gebessert

Bewegung und Stellung

- Bedürfnis zu bewegen/Abneigung
- Bewegung verschlimmert/bessert
- Anstrengung körp. verschlimmert/bessert
- Ruhe verschlimmert/bessert
- Liegen verschlimmert/bessert
- Sitzen verschlimmert/bessert
- Stehen verschlimmert/bessert
- Nach Aufstehen aus Bett/vom Sitz verschlimmert/besser

Wahrnehmung

- Berührung verschlimmert/bessert
- Druck äußerer verschlimmert/bessert
- Reiben, massieren verschlimmert/bessert
- Licht (helles) verschlimmert/bessert

Praxis

- Gehör empfindlich/vermindert
- Geruchssinn empfindlich/vermindert

Lokale Modalitäten, Empfindungen und Befunde

Kopf

- Anstrengung geistig verschlimmert
- Sehen angestrengt verschlimmert
- Lesen verschlimmert
- Sprechen/Singen/Weinen verschlimmert
- Umschläge feuchte verschlimmern/bessern
- Nasenbluten hellrot/dunkel
- Kopfschmerzen ausgelöst oder verschlimmert durch ....
- Stockschnupfen/Fließschnupfen
- Neigung zu Verstopftheit der Ohren
- Zähneknirschen

Brust

- Puls hart/weich/schnell/langsam
- Puls aussetzend/unregelmäßig
- Husten trocken/mit Auswurf, ausgelöst oder verschlimmert durch ....
- Auswurf eitrig/gelb/grün/eiweißartig
- Auswurf schmeckt metallisch/süß/salzig/ widerlich

Verdauung

- Durst/Durstlosigkeit
- Hunger/Appetitlosigkeit
- Schluckschmerzen
- Kalte/Warme Speisen verschlimmern
- Speichelfluss vermindert/vermehrt
- Trinken verschlimmert/bessert
- Essen verschlimmert/bessert
- Unverträgliche Nahrungsmittel: ....
- Durchfall schmerzhaft/schmerzlos
- Verstopfung allgemein/Darmträgheit
- Stuhlbeschaffenheit grün/gelb/schwarz/ zu groß/scharf/saurer Geruch
- Stuhlgang verschlimmert vor/bei/nach
- Abmagerung/Übergewicht

Harn- und Geschlechtsorgane

- Regelblutung stark/schwach/zu oft/zu selten/ zu kurz/zu lang
- Menstruationsblut hell/dunkel
- Beschwerden vor/bei Eintritt/während/ nach Regelblutung
- Ausfluss allgemein/weiß/gelb/grün/juckend/ wundmachend/übelriechend
- Einnässen tags/nachts
- Harnen schmerzhaft vor/bei Eintritt/während/ am Ende/nach
- Urin wundmachend/brennend/stinkend

Bewegungsapparat

- Muskeln schlaff/straff
- Lagewechsel verschlimmert/bessert

Haut

- Ausschlag trocken/nässend
- Warzen und andere Hautauswüchse
- Schlechte Wundheilung/Eiterungen
- Schwitzen stark, wo? ....
- Schweißgeruch übelriechend/sauer

Schlaf

- Beim Einschlafen verschlimm./besser
- Beim Erwachen verschlimmert/besser
- Schlaf fester, tiefer
- Einschlafen spät/verhind. nach Erwach.
- Erwachen öfters nachts

Gemütsveränderungen

- Alleinsein verschlimmert/bessert
- Gesellschaft verschlimmert/bessert
- Fröhlichkeit/Traurigkeit
- Sanftheit/Gereiztheit
- Abneigung gegen Trost wenn traurig

Weitere, im Fragebogen nicht erwähnte insbesondere natürliche Ursachen von *Verschlimmerungen und Besserungen* (freie Beschreibung):

Praxis

Leichtes Verkälten und große Empfindlichkeit gegen kalte Luft.

Materia-medica-Vergleich für China officinalis (*Der Neue Clarke*, Band 2, S. 1208)

Haut: Brennen, Jucken oder Nagen, besonders abends im Bett, mit erhabenen Flecken, wie durch Nesseln.

Obere Extremitäten: Geschwulst, Steifheit und Schmerz der Fingerknöchel.

Allgemeines: Wassersüchtige Zustände einzelner Teile und des ganzen Körpers. Ohnmachtsanfälle, besonders infolge von Säfteverlusten. Große Empfindlichkeit gegen Zugluft und Beschwerden von der geringsten Zugluft.

Materia-medica-Vergleich für Nitri acidum (*Der Neue Clarke*, Band 6, S. 3744)

Haut: Juckende Nesselausschläge an freier Luft, selbst im Gesicht.

Obere Extremitäten: Frostbeulen an Fingern und Händen. Spannschmerz der Fingergelenke.

Allgemeines: Ohnmachtartige Schwäche, einen Morgen um den andern, mit Beängstigung.

Vergleich der charakteristischen Symptome von Belladonna, China officinalis und Nitri acidum (→ Materia medica, Seiten 200, 222 und 284): Im Hinblick auf die Geniussymptome scheidet *Nitri acidum* als Möglichkeit aus. *Belladonna* und *China officinalis* kommen als etwa gleichwertige Möglichkeiten weiterhin in Frage.

Mittelgabe und Verlauf

Frederique erhält das Mittel mit der höchsten Polaritätsdifferenz, *Belladonna C 200*. Die Einnahme des Antihistaminikums wird beendet. Nach zwei Monaten melden die Eltern eine dramatische Besserung: Trotz häufigem Baden in einem kalten See in den Herbstferien sei nur einmal eine leichte Kälteurtikaria aufgetreten, und der Husten sei völlig verschwunden. Die Behandlung wird mit aufsteigenden Potenzen von Belladonna im Abstand von zwei Monaten weitergeführt (M, XM, LM, CM). Zehn Monate nach Therapiebeginn ist das Kind vollständig geheilt. Beobachtungszeit drei Jahre.

Anmerkungen

- In diesem Falle bestand der günstige Umstand, dass die Modalitäten der Haut auch auf die inneren Symptome (Husten) zutrafen. Ist eine solche Korrelation nicht gegeben, oder gibt es Widersprüche zwischen den Modalitäten innerer Organe und der Haut, so haben diejenigen der inneren Organe Vorrang vor den Hautsymptomen, auch wenn diese das Hauptleiden darstellen.
- Die Mittelfindung wird sehr schwierig, wenn lediglich Hauptsymptome vorliegen und man demnach mit den Modalitäten der so genannten Oberfläche vorlieb nehmen muss: Das bedeutet, dass auch die ganze Mittelwahl Gefahr läuft, oberflächlich zu sein.

4.2.2 ADS/ADHS und Wahrnehmungsstörungen

Hinweis

Die Erarbeitung, Anwendung und Evaluation des *Fragebogens für ADS/ADHS und Wahrnehmungsstörungen* ist im Buch *Die homöopathische Behandlung von Kindern mit ADS/ADHS* (Frei H, 2005) ausführlich beschrieben. Der vorliegende Text enthält nur die allerwichtigsten Hinweise und Anleitungen zur Behandlung von hyperaktiven Kindern. Zur Vertiefung des hier Aufgeführten sei dem interessierten Leser die Lektüre dieses Buches sehr empfohlen.

Indikationen

- Aufmerksamkeits-Defizit-Syndrom mit oder ohne Hyperaktivität
- Psychomotorische Entwicklungsrückstände
- Lernstörungen
- Sprachstörungen
- Andere Störungen des Wahrnehmungsbereichs (Teilleistungsschwächen)

Unzuverlässige Symptome

Im Anhang des ADS/ADHS-Fragebogens sind viele Symptome aufgeführt, die sich in der Evaluation als mögliche Fehlerquelle erwiesen haben. Diese sollten möglichst nicht für die Repertorisation verwendet werden. Sie können jedoch nach der Repertorisation zu einem Materia-medica-Vergleich herangezogen werden, um die in Frage kommenden Arzneimittel zu differenzieren.

Q-Potenzen

Als optimale Dosierung bei ADS/ADHS-Patienten hat sich die tägliche Gabe von flüssigen Q-Potenzen herausgestellt. Mit Einzeldosen von Hochpotenzen treten zu große Verlaufsschwankungen auf, was zu Compliance-Problemen führt.

Die Verlaufbeurteilung mit Hilfe des Conners Global Index(CGI)

Mit Hilfe des Conners Global Index (CGI) kann eine semiquantitative Therapieevaluation durchgeführt werden (Conners 1997). Beim CGI handelt es sich eine Zusammenfassung der 10 wichtigsten ADS/ADHS-Symptome, deren Intensität von den Eltern anhand einer Skala von 0 bis 3 bewertet wird. Diese Beurteilung wird zuerst vor der Behandlung und dann nach jeder Therapieetappe vorgenommen. Die Summe der Einzelbewertungen der 10 Symptome ergibt ein gutes Maß für die Wirkung der homöopathischen Arzneimittel (*ADS-Beurteilungsblatt* → Seite 105).

Resultate der Evaluationsphase

Hyperaktive Kinder sind deutlich schwieriger zu behandeln als alle anderen Patienten in der pädiatrischen Homöopathie; wahrscheinlich weil die Eltern Mühe haben, deren Symptome richtig zu erfassen. Das mag mit der Wechselhaftigkeit dieser Kinder zusammenhängen; vielleicht auch mit der Tatsache, dass oft einer der beiden Elternteile ebenfalls an einem ADS/ADHS leidet. Mit der im oben erwähnten ADS-Buch beschriebenen Methode beträgt die Trefferquote der ersten Verordnung 54%, nach 5 Verordnungen 84%. Die große Mehrzahl der Patienten kann also erfolgreich behandelt werden. In der Berner Doppelblindstudie erreichten 70 von 83 Patienten (84%) nach durchschnittlich fünf Monaten eine *Besserung* von 58% des CGI-Ausgangswertes. Nach 19 Monaten stieg dieser Wert auf 63% an. Die beiden Faktoren, die das Ausmass der Besserung am stärksten bestimmen, sind die richtige homöopathische Mittelwahl und die Dauer der Behandlung. **Abbildung 11** zeigt den CGI-Verlauf der Studienpatienten im 1. Behandlungsjahr. Man kann drei Reaktionstypen unterscheiden: 59% der Kinder zeigen eine normale Reaktion auf die homöopathische Behandlung, 25% eine verzögerte, und 16% reagieren nur unspezifisch auf die Intervention. Die Besserung bei Patienten, die mit Stimulantien (Ritalin®, Concerta®) vorbehandelt worden sind (22% in der Berner Studie), tritt signifikant langsamer ein, als bei Patienten ohne eine solche Vorbehandlung ($p=0.023^*$ – verzögerte Reaktion in **Abb. 11**).

Praxis

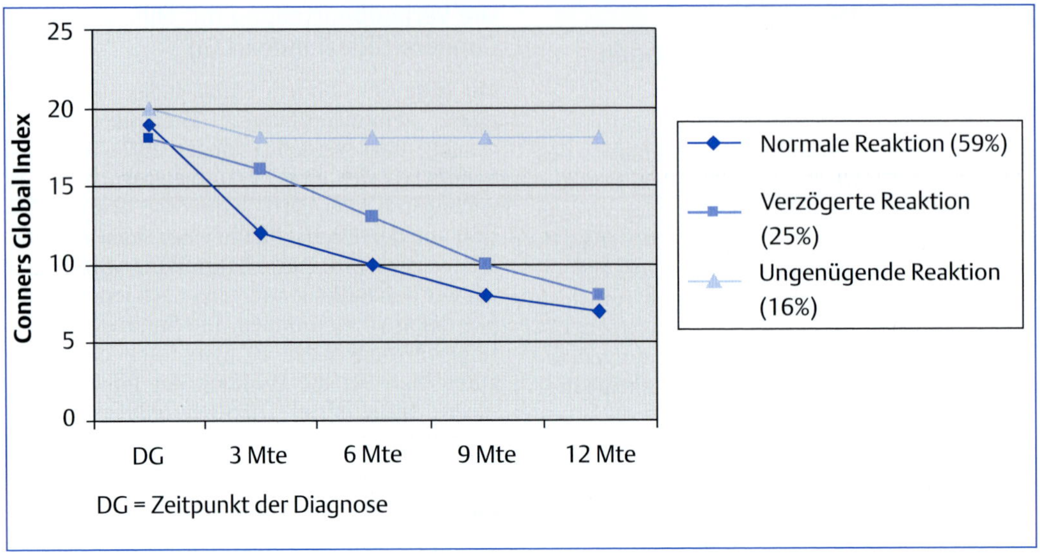

Abb. 11 CGI-Verlauf bei hyperaktiven Kindern unter homöopathischer Behandlung (n=83)

Der Unterschied zwischen optimalen und suboptimalen Verordnungen

Im Rahmen der Doppelblindstudie wurde auch der Unterschied der Besserung zwischen suboptimalen und optimalen homöopathischen Verordnungen ermittelt. Eine Arzneimittelgabe ist dann als *optimal* zu betrachten, wenn die Patienten in deren Folge eine Besserung von 50% oder mehr erfahren, oder 9 Punkte im CGI erreichen, als *suboptimal* alle vorausgehenden Verordnungen.

Die suboptimalen Verordnungen führten zu einer durchschnittlichen Abnahme des CGI-Wertes von 0.53 Punkten pro Monat, die optimalen zu 4.52 Punkten pro Monat. Das ist ein hochsignifikanter Unterschied in der Größenordnung von Faktor 8 ($p<0.0001$)*. Die Dauer der suboptimalen Behandlung betrug im Durchschnitt vier Monate, diejenige der optimalen Behandlung bis zum Erreichen der oben erwähnten Besserung nur noch gut einen Monat. Dieser Befund belegt die Annahme, dass die Wirkung eines korrekt gewählten homöopathischen Arzneimittels sehr deutlich ist, und dass, im Gegensatz dazu, suboptimale Verordnungen lediglich zu einer wenig spezifischen Wirkung, ähnlich einer Placebo-Wirkung, führen. Damit ist ein weiterer Beweis für eine *spezifische Wirkung* richtig verordneter homöopathischer Medikamente erbracht, und damit ein Beweis für die Wirkung der Homöopathie an sich. Für Details verweisen wir auf die Originalpublikation (Frei et al. 2007).

* p-Wert: Die Wahrscheinlichkeit, mit der von Null weit entfernte Werte der Testgrösse *per Zufall* beobachtet werden; je kleiner der p-Wert, desto stärker ist die Evidenz eines beobachteten Unterschiedes ($p=0.023$ heisst, dass die Fehlerwahrscheinlichkeit bei 2,3% liegt).

Fragebogen ADS/ADHS und Wahrnehmungsstörungen

Symptomenquelle und Symptomnummern (SNR): PB 2000

Name, Vorname	**Datum**

Bitte unterstreichen Sie *nur* diejenigen Symptome, die *eindeutig* sind und der *jetzigen Lebensphase* zugehören. (Polare Symptome blau)

	SNR	
ADS-Grundsymptome	1076 37 9	Unruhe körperlich, zappelig Zerstreutheit, Konzentrationsschwäche Gereiztheit, ärgerlich, Zornausbrüche
Wahrnehmungssymptome		
Taktil	2018	Abneigung gegen Berührung (ist unangenehm)
Visuell	2185 2361	Überempfindlichkeit auf (helles) Licht Sehen angestrengt verschlimmert (z. B. Unruhe *nach* Fernsehen oder Computerspielen)
Auditiv	165	Gehör überempfindlich, erträgt Lärm *von anderen* schlecht
Geruchssinn	211	Geruchssinn überempfindlich
Geschmacksinn	385	Geschmacksinn vermindert (würzt alles nach)
Temperaturempfindung	2512 2429 2540 2058 2164	Ihm ist schnell zu heiß, Bedürfnis zu entblößen* Wärme verschlimmert (heißes Wetter/Räume)* Kälte bessert Ihm ist schnell kalt, Bedürfnis einzuhüllen* Kälte verschlimmert
Verarbeitung	28 39	Begreifen, Verstehen, Denken langsam Gedächtnis schwach*
Grobmotorik	878 2493 874	Übermäßiges Verlangen nach Bewegung, Sport* Bewegung bessert (während) Abneigung gegen Bewegung, Trägheit
Feinmotorik	2354	Schreiben verkrampft, ermüdend*
Verschlimmerungszeit im Tagesablauf	2340 1964 1965 1967	Morgens, nach dem Schlafen Vormittags Nachmittags Abends
Gemüt	21	Traurig, niedergeschlagen, weinerlich

* *Vorsicht vor Fehleinschätzungen bei den mit Sternen bezeichneten Symptomen*

Praxis

Symptome, die bei der homöopathischen Mittelwahl zu Fehlverordnungen führen können:

(< schlimmer durch, > besser durch)

Gemütssymptome
- Schüchtern
- Angst vor Ereignissen
- Ängstlichkeit
- Angst vor Gewitter, Gewitter verschlimmert
- Ernsthaft, pingelig
- Mitgefühl
- Tagträume
- Illusionen
- Geschwätzigkeit
- Eigensinn, Sturheit
- Diktatorisch
- Hochmütig, stolz
- Streitsucht
- Fluchen
- Eifersucht
- Habsucht/Geiz
- Dreist, frech, unhöflich
- Gewaltbereitschaft
- Unentschlossen
- Unglücklich
- Unzufrieden
- Introvertiert
- Abneigung, sich zu waschen

Modalitäten des Gemüts
- < Alleinsein
- < Gesellschaft
- < Menschenmengen
- < Fremde Menschen
- < bei Dunkelheit
- < Kummer
- < durch Trost
- < durch Tadel
- < Ärger
- < Zorn
- < Denken an sein Leiden
- < durch Musik
- > durch Musik

Gemütsabhängige motorische Phänomene
- Tics
- Zähneknirschen
- Stottern
- Nägelkauen

Verstandessymptome
- Gedächtnis schwach
- < Anstrengung geistig

Wahrnehmungssymptome
- > Berührung
- > leise Berührung
- < Berühren der Haare
- < Kleiderdruck
- Reisekrankheit
- Ekel

Bewegungsapparat
- Bedürfnis zu Bewegen (!)
- Muskelverspannungen
- Bewegungen stereotyp
- Schwerfällige Motorik
- Fallen leicht, oft
- < durch Schreiben

Allgemeine Modalitäten und Bedürfnisse
- < Zeit mittags
- > frische Luft
- > Gehen im Freien
- > nach Schlafen
- < Schlafmangel
- < Vollmond
- > Massieren
- > Anstrengung körperlich
- Bedürfnis frische Luft
- Bedürfnis, sich einzuhüllen
- Bedürfnis, sich zu entblößen

Ernährung
- < durch verschiedene Nahrungsmittel
- Bedürfnis, verschiedene Nahrungsmittel
- Abneigungen, verschiedene Nahrungsmittel
- < Hunger
- > Essen
- > Trinken

Wetter und Klimaeinflüsse
- < nass-kaltes Wetter
- < Herbst
- < Winter
- < windiges Wetter/Brise
- < Wetterwechsel
- < heißes Wetter

Wenn Sie weitere Symptome beobachtet haben (insbesondere Ursachen für *Verschlechterungen oder Besserungen*), **die Sie auf diesem Fragebogen nicht finden, so schreiben Sie diese bitte auf ein Beiblatt auf.**

ADS-Beurteilungsblatt

Name

Beurteilt von	**Mutter** ○	**Vater** ○	**Lehrer/in** ○

1. *Beurteilen Sie jeweils nur die letzten 2 Wochen.*
2. Legen Sie *immer den gleichen Maßstab* an, nämlich den *Ihrer Beobachtungen.*
3. Die Beobachtungen von Lehrern und Eltern müssen nicht identisch sein.
4. Urteilen Sie *nicht aufgrund von Einzelereignissen*, sondern nehmen Sie einen Querschnitt über die 2 letzten Wochen. Wenn Ihr Kind heute einen Zornausbruch hatte, es vorher aber zwei Wochen gut ging, so ist dieser Zornausbruch sehr relativ zu bewerten.

Beurteilungsskala: 0 = überhaupt nicht; 1 = ein wenig; 2 = ziemlich stark; 3 = sehr stark

	Vor Behandlung	**1**	**2**	**3**	**4**	**5**	**6**
Erregbar impulsiv							
Weint leicht und häufig							
Unruhig, zappelig							
Unruhig, immer auf dem Sprung							
Zerstörerisch							
Fehlende Ausdauer							
Konzentrationsmangel, Ablenkbarkeit							
Schneller Stimmungswechsel							
Leicht frustriert							
Stört andere Kinder							
TOTAL							
DATUM							
HOMÖOPATHISCHES MEDIKAMENT							

Praxis

Fallbeispiel

Dimitri W., siebeneinhalb-jährig

Diagnose: ADHS

Dimitri ist ein Teilnehmer der Berner Doppelblindstudie. Er ist unruhig, immer in Eile, schwerfällig sowohl in seiner Grob- als auch Feinmotorik, und er hat ein schlechtes Kurzzeitgedächtnis. Wenn er provoziert wird, schlägt er sofort drauf, hat nachher aber massive Gewissensbisse. Kummer macht ihn krank (mit Kopfschmerzen, Herpes-labialis-Schüben und Nackenverspannungen). Zudem hat er eine panische Angst vor Gewittern. In der Schule kann er nicht still sitzen, ist oft passiv und kann sich nur kurze Zeit konzentrieren und aufmerksam sein. Auch sein aggressives Verhalten wird von der Lehrerin kritisiert. Es fällt ihm schwer, Gelerntes im Gedächtnis zu behalten und abstrakte Zusammenhänge zu erfassen. Zudem ist seine Schrift kaum lesbar.

Die neuropsychologische Abklärung der Universitätskinderklinik bestätigt die Diagnose eines ADHS. Im *Conners Global Index* gibt die Mutter ihm 17 Punkte, was eher einer leichteren Ausprägung der Symptomatik entspricht.

Im **ADS/ADHS Fragebogen** unterstreicht Frau W. zum *Hauptleiden* die folgenden Symptome:

- Unruhe körperlich
- Zerstreutheit, Konzentrationsmangel
- Gereiztheit
- Abneigung gegen Berührung (< Berührung)
- Sehen angestrengt verschlimmert (< Sehen angestrengt)
- Gehör überempfindlich
- < Kälte
- Gedächtnis schwach
- Schreiben verkrampft ermüdend (< Schreiben)
- < nach dem Erwachen

Auf dem **Allgemeinen Fragebogen** vermerkt sie drei Nebenleiden, nämlich Kopfschmerzen, Nackenverspannungen und Herpes-labialis-Schübe mit den folgenden Symptomen bzw. Modalitäten:

- < Kummer
- < Alleinsein
- > Ruhe
- Muskulatur straff

Die ergänzende Befragung ergibt keine relevanten zusätzlichen Gesichtspunkte.

Dem Leser sei wiederum empfohlen, vor dem Weiterlesen die Symptome zu sichten und zu versuchen, die richtige Arzneimittelwahl zu treffen.

Fallanalyse (relevante Symptome)

Hauptsymptom	
Causa	
Modalitäten	< Berührung < Sehen angestrengt < Kälte < Schreiben < nach dem Erwachen
Empfindungen und Befunde	Unruhe körperlich Zerstreutheit, Konzentrationsmangel Gehör überempfindlich Gedächtnis schwach
Gemüt	Gereiztheit
Nebensymptome	< Kummer > Ruhe Muskulatur straff (< Alleinsein)

Repertorisation (PB 2000)

Arzneimittel	**Sep**	**Phos**	**Caust**	**Nux-v**	**Bell**	**Lyc**	**Graph**	**Ign**
Anzahl der Treffer	13	13	13	12	12	12	12	12
Summe der Grade	39	30	28	39	36	35	30	30
Polaritätsdifferenzen	**15**	**13**	**13**	**24**	**17**	**7**	**16**	**11**
Patientensymptome								
< Berührung	4	1	1	4	4	4	2	1
< Sehen angestrengt	3	3	3	1	2	4	3	2
< Kälte	2	2	4	4	3	1	2	3
< Schreiben	3	2	1	3	0	3	2	2
< nach dem Erwachen	4	4	4	4	3	4	5	4
Unruhe körperlich	4	2	2	3	4	2	2	3
Zerstreutheit	4	1	4	3	2	3	2	3
Gehör überempfindlich	4	3	2	3	3	4	3	1
Gedächtnis schwach	2	1	1	0	4	4	3	2
Gereiztheit	3	3	1	4	3	3	0	4
< Kummer	1	1	1	2	3	2	2	4
> Ruhe	1	3	1	4	4	1	3	1
Muskulatur straff	4	4	3	4	1	0	1	0
Gegenpolsymptome								
> Berührung	1	3KI	2	0	1	1	0	0
> Sehen angestrengt	0	0	0	0	0	0	0	0
> Kälte	1	1	1	1	1	2	1	1
> Schreiben	0	0	0	0	0	0	0	0
> nach dem Erwachen	4	4	0	3	0	0	0	1
Sanftheit	0	0	1	0	0	3	0	3
< Ruhe	3KI	1	1	0	1	4KI	0	1
Muskulatur schlaff	0	0	0	0	0	3KI	1	0

(polare Symptome blau)

Da die Repertorisation der Hauptsymptome zu neun Arzneimitteln führt, die alles abdecken, müssen auch die wichtigsten Nebensymptome eingeschlossen werden.

Mit diesem Vorgehen deckt nur *Causticum Hahnemanni* alle Symptome ohne Kontraindikationen ab. Wegen der hohen Polaritätsdifferenz muss aber auch *Nux vomica* in Betracht gezogen werden, obwohl das Symptom *Gedächtnis schwach* nicht abgedeckt ist. Es gehört jedoch zu den möglichen Fehlerquellen, da es schwierig zu unterscheiden ist, ob das Gedächtnis mangelhaft ist, oder ob eine Aufmerksamkeitsstörung vorliegt, die verhindert, dass das zu Memorierende überhaupt ins Gedächtnis gelangt. In die erweiterte Differenzialdiagnose ist auch *Graphites naturalis* einzubeziehen, da es im Ermessen der beurteilenden Person liegt, wann die Gereiztheit, die bei *Graphites* fehlt, zum Symptom wird. *Belladonna* hingegen kommt nicht in Betracht, da das hier fehlende Symptom < *Schreiben* normalerweise zuverlässig beurteilt wird.

Doppelter Materia-medica-Vergleich

Materia-medica-Vergleich für Causticum Hahnemanni (*Der Neue Clarke*, Band 2, S. 1080 ff)

Gemüt: Ängstliches, unruhiges Gemüt, als stünde etwas Unangenehmes bevor, was ihn von aller Arbeit abhält. Ärgerliche, gereizte Stimmung, aufgebracht über Kleinigkeiten, unbändige Übelnehmigkeit. Zerstreutheit, Gedankenlosigkeit; unaufgelegt zum Aufmerken. Gedächtnisschwäche. Große Befürchtungen bei allen Vorfällen, hypochondrische Niedergeschlagenheit, [...] weinerlich über jede Kleinigkeit.

Kopf: Kopfschmerz am Morgen

Gesicht: Flechte an der Unterlippe; Wundheit und Ausschlag der Lippen [...]

Allgemeines: Große Empfindlichkeit gegen Kälte.

Materia-medica-Vergleich für Nux vomica (*Der Neue Clarke*, Band 7, S. 3797 ff)

Gemüt: Ängstlichkeit, er konnte an keinem Ort ruhig bleiben. Unruhige Besorgnis über seine Gesundheit. Er fühlt alles zu stark, Überempfindlichkeit gegen Sinneseindrücke, Geräusch, Gerede, etc. Zornige Ärgerlichkeit, Zornmütigkeit, Verlangen nach Einsamkeit und Ruhe, möchte allein sein. Er ist trödelig und unentschlossen, benimmt sich ungeschickt und tölpisch und kann die Gedanken schwerlich zusammennehmen. Er verredet und verschreibt sich leicht.

Kopf: Kopfschmerz beim Nachdenken, < im Liegen, < morgens.

Gesicht: Geschwür mit Schorf am Roten der Lippe, mit brennendem Schmerz.

Allgemeines: Große Erkältungsneigung und Scheu vor der freien Luft.

Materia-medica-Vergleich für Graphites naturalis (*Der Neue Clarke*, Band 4, S. 2090 ff)

Gemüt: Unruhe und Unstetigkeit, er hat keine Gedanken bei seiner Arbeit [...], Ruhelosigkeit am Morgen. Furchtsamkeit. Reizbar, heftig, früh; nachmittags hypochondrisch. Reizbar und unruhig. Sehr ärgerlich und jähzornig. Zerstreutheit, Verreden und Verschreiben. Anhaltende Vergesslichkeit.

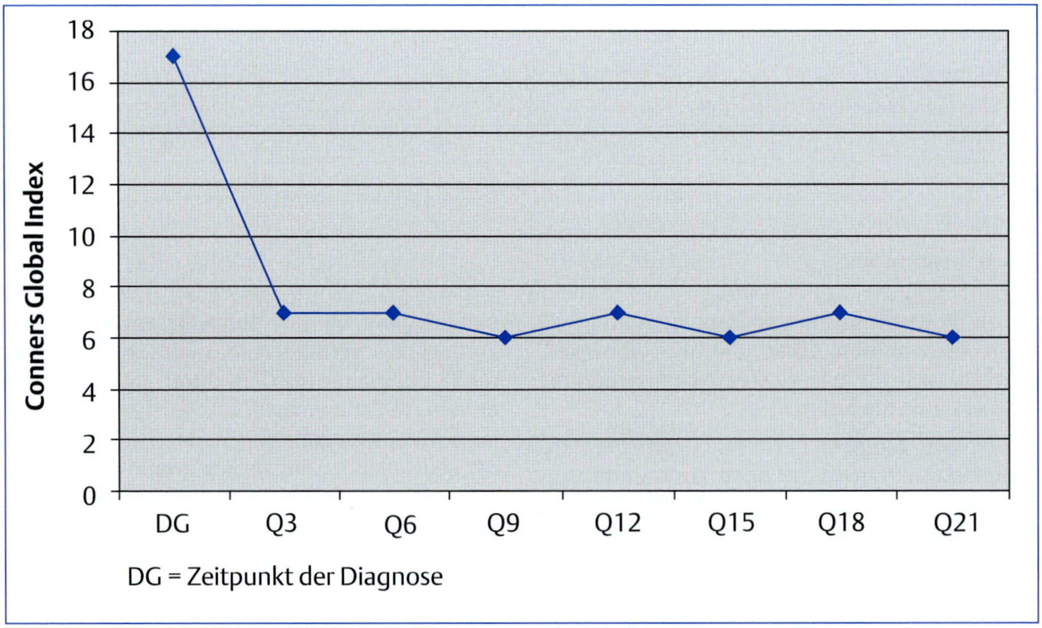

Abb. 12 CGI-Verlauf bei Dimitri, ADHS unter Behandlung mit Causticum Hahnemanni

Kopf: Arger Kopfschmerz, früh beim Erwachen.

Gesicht: Geschwüre am Innern der Lippen.

Vergleich der charakteristischen Symptome von Causticum Hahnemanni, Nux vomica und Graphites naturalis (→ Materia medica, Seiten 218, 288 und 245): Aufgrund der Geniussymptomatik kann keines der drei Mittel eindeutig der Patientensymptomatik zugeordnet werden.

Mittelgabe und Verlauf

Da bei *Nux vomica* die Gedächtnisschwäche fehlt, erhält Dimitri *Causticum Hahnemanni Q 3* als Flüssigpotenz, zunächst alle zwei Tage. Die Mutter wird angewiesen, bei Anzeichen einer Besserung auf tägliche Gaben zu wechseln.

Nach vier Wochen Behandlung ist der *Conners Global Index* von 17 auf 7 gesunken. Die Mutter ist erstaunt über die dramatische Besserung, die sowohl das Verhalten zu Hause als auch die Schulleistungen betreffen. Dimitri ist viel verständiger und zugänglicher und macht seine Hausaufgaben ungewohnt problemlos. Er erhält jetzt *Causticum Hahnemanni Q 6*, ebenfalls in täglicher Verabreichung. Bei der nächsten Konsultation ist der CGI unverändert bei 7 Punkten, einen Monat später sogar bei 6 Punkten, wo er sich im Langzeitverlauf auch einpendelt (**Abb. 12**).

Anmerkungen

- Die Liste der unzuverlässigen ADS/ADHS-Symptome kann nicht ohne weiteres auch auf die Nebensymptome übertragen werden. Oft fällt es den Eltern leichter, konkrete Krankheitssymptome zu beobachten als das wechselhafte Geschehen um das ADHS.
- Der CGI-Verlauf bei Dimitri ist eindrücklich und weist eine ungewöhnlich schnelle Besserung auf. Wenn das erste Arzneimittel optimal gewählt ist, braucht es in der Regel zwei Behandlungsetappen (also zwei Monate), bis diese eindrückliche Besserung erreicht ist.

4.2.3 Allergische Erkrankungen

Indikationen

- Asthma
- Heuschnupfen
- Neurodermitis
- Urtikaria
- Quincke-Ödem
- Andere allergische Erkrankungen

Resultate der Evaluationsphase

Patient	Diagnose	Verordnung	Besserung
1.	Heuschnupfen	Calcarea carbonica C 200	99%
2.	Chronisches Asthma bronchiale	Cocculus indicus C 200	0%
3.	Heuschnupfen	Silicea terra C 200	80%
4.	Chronisches Asthma bronchiale	Alumina C 200	100%
5.	Chronisches Asthma bronchiale	Aconitum napellus Q 3	80%
6.	Chronisches Asthma bronchiale	Silicea terra C 200	100%
7.	Chronisches Asthma bronchiale	Carbo vegetabilis Q 3	90%
8.	Erster Asthmaanfall	Aconitum napellus C 200	> 50%
9.	Erster Asthmaanfall	Carbo vegetabilis C 200	85%
10	Chronisches Asthma bronchiale	Arsenicum album C 200	80%
11.	Chronisches Asthma bronchiale	Hepar sulphuris calcareum C 200	25%
12.	Chronisches Asthma bronchiale	Nux vomica C 200	95%
13.	Chronisches Asthma bronchiale	Arsenicum album C 200	95%
14.	Heuschnupfen	Iodum C 200	80%
15.	Chronisches Asthma bronchiale	Aconitum napellus C 200	100%
16.	Chronisches Asthma bronchiale	Aconitum napellus C 200	0%
17.	Heuschnupfen	Rhus toxicodendron C 200	80%
18.	Chronisches Asthma bronchiale	Borax veneta C 200	75%
Besserung 50% und mehr nach zwei Monaten (14/18)			78%
Durchschnittliche Besserung nach zwei Monaten (ohne Nichttreffer)			89%

Wichtiger Hinweis

Bei der Verwendung des Allergie-Fragebogens ist es sehr wichtig, zwischen Patienten-Modalitäten und Modalitäten, die mit dem Vorkommen des Allergens in der Natur zu tun haben, zu unterscheiden. So sind z. B. die Symptome < *im Freien*, < *warmes Wetter*, < *Wind*, > *feuchtes Wetter* bei einer Pollenallergie nicht Modalitäten des Patienten, sondern solche der Natur. Diese dürfen auf keinen Fall in die Repertorisation einbezogen werden.

Fragebogen für allergische Erkrankungen

(Symptomenquelle: PB 2000)

Name, Vorname	**Datum**

Diagnose
(vom Arzt ausgefüllt)

Bitte unterstreichen Sie *nur* diejenigen *Veränderungen bei Krankheit*, die eindeutig sind (deutlich ausgeprägt oder öfters auftreten) und der *jetzigen Lebensphase* zugehören. Arbeiten Sie bitte sehr sorgfältig, denn davon hängt Ihre Genesung ab!

Die Formulierung „verschlimmert" kann auch die Ursache einer Krankheit beschreiben oder die Bedeutung von „schmerzhaft" haben. (Polare Symptome blau)

Grundmodalitäten

- Verlangen nach Bewegung/Abneigung
- Bewegung verschlimmert/bessert
- Gehen verschlimmert/bessert
- Anstrengung körperlich verschlimmert/bessert
- Ruhe verschlimmert/bessert
- Wetter kalt verschlimmert/bessert
- Wetter nass verschlimmert/bessert
- Wetter trocken verschlimmert/bessert
- Wetter warm verschlimmert/bessert
- Verlangen frische Luft/Abneigung
- Im Freien verschlimmert/gebessert
- Im Zimmer verschlimmert/gebessert
- Kälte verschlimmert/bessert
- Wärme verschlimmert/bessert
- Warmeinhüllen verschlimmert/bessert
- Entblößung verschlimmert/bessert
- Schlafen verschlimmert vorher/während/nachher
- Schlafen bessert vorher/während/nachher
- Liegen verschlimmert/bessert
- Sitzen verschlimmert/bessert
- Stehen verschlimmert/bessert
- Wetter windig verschlimmert
- Zugluft verschlimmert

Lokale Modalitäten, Empfindungen und Befunde

Allgemeines

- Kaltwerden verschlimmert/bessert
- Bettwärme verschlimmert/bessert
- Liegen auf Rücken verschlimmert/bessert
- Liegen auf Seite verschlimmert/bessert
- Lagewechsel verschlimmert/bessert
- Aufrichten verschlimmert/bessert
- Berührung verschlimmert/bessert
- Druck äußerer verschlimmert/bessert
- Reiben, Massieren verschlimmert/bessert

Asthma

- Ausatmen verschlimmert/bessert
- Einatmen verschlimmert/bessert
- Tiefatmen verschlimmert/bessert
- Sprechen verschlimmert
- Gähnen verschlimmert
- Atmen schnell/langsam
- Husten trocken/mit Auswurf
- Husten morgens mit – abends ohne Auswurf
- Husten abends mit – morgens ohne Auswurf
- Husten tagsüber mit – nachts ohne Auswurf

Praxis

- Husten nachts mit – tagsüber ohne Auswurf
- Auswurf dunkles/helles Blut
- Atmen ängstlich/keuchend/laut/rasselnd/seufzend/ungleich/tief
- Atemnot
- Atemversetzung (kann nicht tief atmen)
- Erstickungsanfälle
- Auswurf allgemein/blutig/eitrig/gelb/grün/scharf-wundmachend/schleimig/wässrig/zäh
- Auswurf Geschmack bitter/fade/faul/metallisch/salzig/sauer/süßlich/widrig/stinkend
- Zyanose (bläuliche Hautfarbe)

Heuschnupfen: HNO-Symptome

- Geruchssinn empfindlich/schwach
- Nasenbluten hellrot/dunkel
- Niesen verschlimmert
- Gehör empfindlich/vermindert
- Speichelverminderung/-vermehrung
- Durst/Durstlosigkeit
- Trinken verschlimmert/bessert
- Essen danach verschlimmert/bessert
- Essen, Trinken Kaltes verschlimmert/bessert
- Essen, Trinken Warmes verschlimmert/bessert
- Fließschnupfen/Stockschnupfen
- Schnupfen blutig/dickflüssig/eitrig/gelb/grün/scharf/stinkend/wässrig/zäh
- Schnupfen verschlimmert
- Unterdrückter Schnupfen verschlimmert
- Schnäuzen verschlimmert
- Niesen versagend
- Geruchstäuschungen allgemein
- Kribbeln in inneren Teilen
- Wundheitsschmerz innere Teile
- Verstopftheitsgefühl der Ohren
- Stimme heiser/hohl/leise/mangelnd/rau/unrein

Heuschnupfen: Augensymptome

- Licht (helles) verschlimmert/bessert
- Dunkelheit verschlimmert/bessert
- Augen öffnen verschlimmert/bessert
- Augen schließen verschlimmert/bessert
- Bindehautentzündung
- Tränen der Augen

Hautsymptome

- Kratzen verschlimmert/bessert
- Schwitzen verschlimmert danach/bessert danach
- Ausschlag allgemein/trocken/nässend/wundmachend/krustig/eiternd
- Milchschorf bei Säuglingen
- Nesselausschlag
- Hautrisse
- Haarausfall
- Nägel (Veränderungen der)

Weitere, im Fragebogen nicht erwähnte Symptome
insbesondere natürliche Ursachen von *Verschlimmerungen und Besserungen* (freie Beschreibung):

Fallbeispiel

Aurelie S., 37-jährig

Diagnose: Chronisches Asthma bronchiale

Frau S. leidet seit ihrer Kindheit an einem chronischen Asthma, ausgelöst durch Tierhaare (Pferde, Katzen, Meerschweinchen) und Pollen. Sie ist immer wieder darauf angewiesen, zu inhalieren und hat aufgrund der pulmonalen Probleme auch eine leicht eingeschränkte körperliche Leistungsfähigkeit. Bei Allergenkontakt kommt es außerdem zu Tränenfluss der Augen mit Lichtempfindlichkeit, Fließschnupfen und Speichelvermehrung. Dabei hat sie immer ein ausgeprägtes Bedürfnis nach frischer Luft. Ab und zu kommt es auch zu einem Hautausschlag mit roten Flecken, dessen Auslöser sie bisher nicht identifizieren konnte. Stress und Putzmittel können die Symptomatik verschlechtern, und in den Bergen geht es ihr deutlich besser, besonders in Höhen über 1500 Meter. Als Nebenleiden erwähnt die Patientin eine Neigung zu Blutarmut, die keine ersichtliche Ursache habe, insbesondere sei die Menstruation nicht auffällig stark.

Im *Status* findet sich eine eher blasse, sehr schlanke Patientin (Länge 170 cm, Gewicht 53 kg), aktuell ohne pathologische Befunde.

Im **Fragebogen für allergische Erkrankungen** unterstreicht sie die folgenden Symptome:

- Atemnot
- Atemversetzung
- Atmen schnell
- < Einatmen
- < Tiefatmen
- Tränen der Augen
- Fliesschnupfen
- Speichelvermehrung
- Hautausschlag
- Bedürfnis frische Luft
- < Anstrengung körperlich
- < Licht
- < nach Essen
- < beim Einschlafen
- > in Ruhe
- > durch Aufrichten

Der **Allgemeine Fragebogen** ergibt ergänzend lediglich noch Folgendes

- Blutmangel
- Appetitlosigkeit
- Verlangen nach Salzigem

Die ergänzende Befragung ergibt keine zusätzlichen relevanten Gesichtspunkte.

Dem Leser sei wiederum empfohlen, vor dem Weiterlesen die Symptome zu sichten und zu versuchen, die richtige Arzneimittelwahl zu treffen.

Fallanalyse (relevante Symptome)

Hauptsymptom	
Causa	(Allergene)
Modalitäten	< Einatmen < Tiefatmen < Anstrengung körperl. < Licht < nach dem Essen < beim Einschlafen > in Ruhe > durch Aufrichten
Empfindungen und Befunde	Atemnot Atemversetzung Atmen schnell Speichel vermehrt Bedürfnis frische Luft
Gemüt	(keine Veränderung)
Nebensymptome	Blutmangel

Repertorisation (PB 2000)

Arzneimittel	Lyc	Borx	Bry	Sabin	Calc	Nat-m	Graph	Sil
Anzahl der Treffer	11	11	11	10	11	11	8	10
Summe der Grade	37	24	36	23	32	26	21	27
Polaritätsdifferenzen	**24**	**22**	**20**	**20**	**19**	**19**	**17**	**17**
Patientensymptome								
< Einatmen	3	3	4	4	3	1	0	1
< Tiefatmen	3	3	4	4	1	2	3	3
< Anstrengung körperlich	5	1	4	3	3	3	1	3
< Licht	3	2	2	0	4	1	4	3
< nach dem Essen	4	2	4	2	4	4	3	4
< beim Einschlafen	5	2	5	2	5	2	3	3
> in Ruhe	1	2	4	1	2	3	3	1
> durch Aufrichten	3	3	2	3	4	2	0	3
Atmen schnell	4	1	3	1	2	3	0	3
Speichel vermehrt	3	2	3	1	3	3	3	3
Bedürfnis frische Luft	3	3	1	2	1	2	1	0
Gegenpolsymptome								
> Einatmen	0	0	1	0	0	0	0	0
> Tiefatmen	0	0	0	0	0	0	0	0
> Anstrengung körperlich	0	0	0	0	0	1	0	2
> Licht	0	0	0	0	2	0	0	0
> nach dem Essen	0	0	1	0	2	0	2	1
> beim Einschlafen	0	0	0	0	0	0	0	0
< in Ruhe	4KI	1	1	1	1	1	0	1
< durch Aufrichten	3	0	4KI	0	0	3KI	0	0
Atmen langsam	0	0	3	0	1	0	0	1
Speichel vermindert	3	1	3	1	3	1	1	1
Abneigung frische Luft	3	0	3KI	1	4KI	1	1	4KI

(polare Symptome blau)

Aufgrund der Repertorisation kommen nur *Borax veneta* und *Sabina* in Frage, da alle anderen Arzneimittel Kontraindikationen aufweisen oder, wie im Falle von *Graphites naturalis*, die Symptomatik zuwenig vollständig abdecken.

Doppelter Materia-medica-Vergleich

Materia-medica-Vergleich für Borax veneta (*Der Neue Clarke*, Band 2, S. 734 ff)

Brust: Das Atmen ist erschwert, es nötigt zum Tiefatmen, was er aber nicht kann wegen Stichen in der Brust. Kurzatmigkeit nach Treppensteigen, dass er kein Wort sprechen kann. Atemversetzung, < durch geringste Bewegung der Brust.

Materia-medica-Vergleich für Sabina (*Der Neue Clarke*, Band 8, S. 4944 ff)

Brust: Engbrüstigkeit bis zur Atemversetzung.

Vergleich der charakteristischen Symptome von Borax und Sabina (→ Materia medica, Seiten 203 und 314): Die Geniussymptome von *Sabina* scheinen eher der Symptomatik zu entsprechen als diejenigen von *Borax.*

Mittelgabe und Verlauf

Die Mittelwahl wurde in diesem Falle aufgrund der Repertorisation gemacht, ohne das Resultat des doppelten Materia-medica-Vergleichs zu berücksichtigen, da die Geniussymptome zum Zeitpunkt der Behandlung noch nicht erarbeitet waren. Die Patientin erhielt eine Dosis *Borax C 200*. Zwei Monate danach übermittelte sie eine Besserung von 70-80%. Lediglich bei Meerschweinchenkontakt komme es noch zu Schnupfen.

Eine zweite Dosis *Borax,* diesmal *C 500* steigert die Besserung auf 95%. Kaum tauchen aber im Frühling die ersten Pollen auf, so tritt die Symptomatik in abgeschwächter Form wieder in Erscheinung. Frau S. beziffert die Besserung nach der nächsten Dosis *Borax (M)* nur noch auf 60%. Da sich die Symptome gegenüber der großen Fallaufnahme qualitativ nicht verändert haben (gleiche Modalitäten), erhält sie nun *Sabina C 200* als Folgemittel. Zwei Monate später liegt die Besserung wieder bei 90%. Mit der nächsten Dosis *Sabina (C 500)* verschwindet die Allergie vollständig und anhaltend.

Anmerkungen

- Hätten zum Zeitpunkte der ersten Grundmittelbestimmung die Geniussymptome dieses Buches schon zur Verfügung gestanden, so wäre dieser Patientin primär *Sabina* verabreicht worden, nicht *Borax.*
- *Sabina* deckt im Bönninghausen-Repertorium nur ein Symptom nicht ab, die Lichtempfindlichkeit. Auch im Kent-Repertorium fehlt das Mittel in dieser Rubrik. Es hat den Fall aber klar geheilt. Man könnte nun versucht sein, Sabina in der Rubrik *Licht verschlimmert* nachzutragen. Allerdings sind solche Aktionen eine gefährliche Quelle der Verfälschung. Es ist deshalb weiser, die Heilung dankbar zur Kenntnis zu nehmen und an der Quellenlage nichts zu ändern, wenn nicht eine erdrückende Evidenz von *vielen* solchen Erfahrungen die klinische Korrelation von Symptom und Arzneimittel erhärtet.

Praxis

4.2.4 Chronische Erkrankungen des Bewegungsapparates

Indikationen

- Chronische rheumatoide Arthritis/Polyarthritis
- Weichteilrheumatismus
- Epicondylitis humeri („Tennis-Ellbogen")
- Karpaltunnelsyndrom
- Schulter-Arm-Syndrome
- Traumatische Schmerzen des Bewegungsapparates
- Posttraumatische Beschwerden wie z. B. die Sudeck-Atrophie
- Lumbalgien
- Andere Erkrankungen des Bewegungsapparates

Resultate der Evaluationsphase

Patient	Diagnose	Verordnung	Besserung
1.	Rheumatoide Arthritis	Lycopodium clavatum C 200	80 %
2.	Rheumatoide Arthritis	Nux moschata C 200	90 %
3.	Weichteilrheumatismus	Rhus toxicodendron C 200	90 %
4.	Epicondylitis humeri	Nux vomica C 200	0 %
5.	Epicondylitis humeri	Sabadilla C 200	100 %
6.	Rheumatoide Arthritis	Magnesia carbonica C 200	80 %
7.	Rheumatoide Arthritis	Hepar sulphuris calcarea C 200	100 %
8.	Chronische Gonarthritis	Carbo vergetabilis C 200	0 %
9.	Schulter-Arm-Syndrom	Arsenicum album C 200	100 %
10.	Arthritis des oberen Sprunggelenks	China officinalis C 200	60 %
11.	Lumbalgie	Nux vomica C 200	80 %
12.	Weichteilrheumatismus	Rhus toxicodendron C 200	100 %
13.	Lumbalgie	Arsenicum album C 200	70 %
14.	Muskelkontrakturen	Nux vomica C 200	> 50 %
15.	Karpaltunnel-Syndrom	Agaricus muscarius C 200	80 %
16.	Lumbalgie	Guajacum officinale C 200	100 %
17.	Schleudertrauma der HWS	Zincum metallicum C 200	100 %
18.	Coxarthrose	Rhododendron chrysanthum C 200	100 %
19.	Epicondylitis humeri	Nux vomica C 200	< 50 %
Besserung 50 % und mehr nach zwei Monaten (16/19)			84 %
Durchschnittliche Besserung nach zwei Monaten (ohne Nichttreffer)			89 %

Fragebogen für chronische Erkrankungen des Bewegungsapparates

(Symptomenquelle: PB 2000)

Name, Vorname	**Datum**

Diagnose
(vom Arzt ausgefüllt)

Bitte unterstreichen Sie *nur* diejenigen *Veränderungen bei Krankheit*, die eindeutig sind (deutlich ausgeprägt oder öfters auftreten) und der *jetzigen Lebensphase* zugehören. Arbeiten Sie bitte sehr sorgfältig, denn davon hängt Ihre Genesung ab!

Die Formulierung „verschlimmert" kann auch die Ursache einer Krankheit beschreiben oder die Bedeutung von „schmerzhaft" haben. (Polare Symptome blau)

Ursache der Erkrankung

(freie Formulierung): ....

....

Grundmodalitäten

- Verlangen nach Bewegung/Abneigung
- Bewegung verschlimmert/bessert
- Gehen verschlimmert/bessert
- Laufen (Joggen) verschlimmert/bessert
- Anstrengung körp. verschlimmert/bessert
- In der Ruhe verschlimmert/gebessert
- Lagewechsel verschlimmert
- Liegen verschlimmert/bessert
- Sitzen verschlimmert/bessert
- Stehen verschlimmert/bessert
- Entblössung verschlimmert/bessert
- Kälte verschlimmert/bessert
- Kaltwerden verschlimmert/bessert
- Wärme verschlimmert/bessert
- Warmeinhüllen verschlimmert/bessert
- Warmwerden im Bett verschlimmert/bessert
- Schlafen verschlimmert/bessert vor/während/danach
- Im Freien schlimmer/besser
- Im Zimmer verschlimmert/gebessert
- Wetter kalt verschlimmert/bessert
- Wetter warm verschlimmert/bessert
- Wetter trocken verschlimmert/bessert
- Wetter feucht verschlimmert/bessert
- Wetter feucht-kalt verschlimmert
- Wetterwechsel verschlimmert
- Wind allgemein/Nordwind/Ostwind verschlimmert
- Zugluft verschlimmert
- Herbst/Winter/Frühling/Sommer verschlimmert
- Temperaturwechsel verschlimmert
- Beim Eintritt in die Kälte verschlimmert
- Baden verschlimmert
- Nasswerden, Durchnässung verschlimmert

- Nasswerden durch Schwitzen verschlimmert
- Ermüdung verschlimmert
- Gemütsbewegung/Ärger/Kummer/Kränkung/Schreck/Zorn verschlimmert
- Regelblutung verschlimmert vor/bei Eintritt/während/danach

Lokale Modalitäten, Empfindungen und Befunde

Allgemeines

- Muskeln schlaff/Muskeln straff
- Berührung verschlimmert/bessert
- Druck äußerer verschlimmert/bessert
- Reiben (massieren) verschlimmert/bessert
- Feuchte Umschläge verschlimmert/bessern
- Kleiderdruck verschlimmert

Bewegung

- Bewegen leidender Teile verschlimmert/bessert
- Steigen hinauf verschlimmert/bessert
- Steigen hinunter verschlimmert/bessert
- Drehen leidender Teil verschlimmert/bessert
- Heranziehen der Giedmaßen verschlimmert/bessert
- Ausstrecken der Gliedes verschlimmert/bessert
- Heben leidender Giedmaßen verschlimmert/bessert
- Beim Bücken verschlimmert/gebessert
- Aufrichten verschlimmert/bessert
- Beim/Nach Aufstehen aus Bett verschlimmert/gebessert
- Beim/Nach Aufstehen vom Sitz verschlimmert/gebessert
- Beim Hinsetzen verschlimmert/gebessert
- Nach Hinlegen verschlimmert/gebessert
- Auftreten hartes verschlimmert
- Erschütterung verschlimmert
- Beginnende Bewegung verschlimmert
- Nach Bewegung verschlimmert
- Bewegung der Arme verschlimmert
- Bewegung des Kopfes verschlimmert
- Heben Arm verschlimmert

Position

- Liegen auf Rücken verschlimmert/bessert
- Liegen auf Seite verschlimmert/bessert
- Liegen auf schmerzhafter Seite verschlimmert/bessert
- Liegen auf schmerzloser Seite verschlimmert/bessert
- Sitzen aufrecht verschlimmert/bessert
- Sitzen krumm verschlimmert/bessert
- Hängenlassen der Giedmaßen verschlimmert/bessert
- Aufstützen der Giedmaßen verschlimmert/bessert
- Nach langem Bücken verschlimmert

Knochen und Knochenhaut

- Knochen: Auflockerung/Eiterung/Entzündung/Geschwulst/Nekrose
- Knochen: Brennen/Drücken/Empfindlichkeit/Kribbeln/lähmiger Schmerz/Klopfen/Stechen/Zerschlagenheitsschmerz/Ziehen
- Knochenhaut: Eiterung/Entzündung/Geschwulst
- Knochenhaut: Empfindlichkeit/schmerzhaft

Gelenke

- Gelenke: Kraftlos/ungelenkig/Verrenkungsneigung
- Gelenke: Drücken/Krämpfe/Knacken/lähmiger Schmerz/Pochen/Spannen/Stechen/Verrenkungsschmerz/Zerschlagenheitsschmerz/Ziehen/Zusammenschnüren

Muskeln

- Muskeln: Krämpfe/Verhärtung/Verkürzung/Zuckungen
- Muskeln: Drücken/Rucke/Stechen/Ziehen

Verletzungen

- Verletzungen allgemein/stark blutend
- Quetschungen (Prellungen)
- Splitterverletzungen
- Weichteilverletzungen
- Drüsenverletzungen
- Knochenverletzungen
- Knochenbrüche mit langsamer Heilung
- Verrenkungen

Weitere, im Fragebogen nicht erwähnte Symptome
insbesondere natürliche Ursachen von *Verschlimmerungen und Besserungen* (freie Beschreibung):

Fallbeispiel

Margreth S., 42-jährig

Diagnose: Chronisch rezidivierendes Karpaltunnel-Syndrom

Frau S. leidet seit fünf Jahren an zunehmend häufiger auftretenden und immer länger dauernden Schüben eines Karpaltunnel-Syndroms rechts, mit lähmigen Schmerzen im rechten Handgelenk und Kraftlosigkeit beim Greifen sowie Ameisenlaufen im ganzen Arm, besonders in Ruhe und wenn sie nachts auf der befallenen Seite liegt. In den Anfangsphasen dieser Erkrankung bewirkte *Sepia succus* eine vollständige Besserung. Mit der Zeit aber erfolgte keine Reaktion mehr auf dieses Mittel. In einer zweiten Behandlungsphase, ca. zwei Jahre später, konnte mit Nux vomica wiederum eine vollständige Besserung erzielt werden, die ca. zwei Jahre anhielt. Danach traten die Schmerzen erneut auf, heftiger denn je. Nachfolgend wird hier die anschließende Fallaufnahme vorgestellt, die erstmals mit der neuen Methode erfolgte.

Im *Status* zeigte sich eine deutlich verminderte Kraft der rechten Hand beim Ergreifen von Gegenständen. Im Übrigen keine besonderen Befunde.

Im **Fragebogen für chronische Erkrankungen des Bewegungsapparates** unterstreicht die Patientin folgende Symptome:

- Verlangen nach Bewegung
- < Berührung
- < Kälte
- < Kaltwerden
- < Wetter kalt
- < bei Eintritt in die Kälte
- < Wetterwechsel/Temperaturwechsel
- < Zugluft
- > Wärme
- > Warmeinhüllen
- > Wetter warm
- < Heranziehen der Giedmaßen
- < Liegen auf schmerzhafter Seite
- Lähmiger Schmerz
- Gelenke kraftlos, Pochen, Verrenkungsschmerz
- Ziehen in Muskeln
- Empfindlichkeit der Knochen, Kribbeln, lähmiger Schmerz, Klopfen, Ziehen

Den **allgemeinen Fragebogen** gab sie leer mit der Begründung zurück, dass sie sonst keine anderen aktuellen Leiden habe.

Die Besprechung der Symptome und die ergänzende Befragung ergaben keine zusätzlichen Informationen über das Leiden der Patientin.

Dem Leser sei an dieser Stelle wiederum empfohlen, vor dem Weiterlesen die Symptome zu sichten und zu versuchen, die richtige Arzneimittelwahl zu treffen.

Fallanalyse (relevante Symptome)

Diese Patientin schildert ihre Symptome zum Teil in parallelen Formulierungen. Wir haben sie aus Gründen der Präzisierung etwas zusammengefasst. Abgesehen von der Kraftlosigkeit und dem lähmigen Schmerz, die charakteristisch sind für das Leiden, werden die Empfindungen weggelassen. (Weggelassene Symptome in Klammern).

Hauptsypmptom	
Causa	< nicht sicher (ev. Kälte)
Modalitäten	< Berührung < Kälte (< Eintritt in die Kälte, < Wetterwechsel, < Temperaturwechsel) < Kaltwerden (lokal) < Wetter kalt (< Zugluft) > Wärme > Warmeinhüllen > Wetter warm < Heranziehen der Gliedmaßen < Liegen auf schmerzhafter Seite
Empfindungen und Befunde	Verlangen nach Bewegung Gelenke kraftlos Lähmiger Schmerz
Gemüt	(keine Veränderung)
Nebensymptome	keine

Repertorisation (PB 2000)

Arzneimittel	**Rhus**	**Nux-v**	**Bell**	**Rhod**	**Agar**	**Chin**	**Staph**	**Ign**
Anzahl der Treffer	12	12	12	12	12	12	12	12
Summe der Grade	44	40	32	27	25	5	24	23
Polaritätsdifferenzen	**25**	**20**	**18**	**24**	**22**	**9**	**11**	**8**
Patientensymptome								
Verlangen Bewegung	4	1	1	2	1	4	1	1
< Berührung	3	4	4	3	1	1	4	1
< Kälte	4	4	3	3	3	2	2	3
< Kaltwerden	4	4	2	1	2	2	1	2
< Wetter kalt	4	4	5	3	3	1	1	3
> Wärme	4	4	3	3	3	2	2	3
> Warmeinhüllen	4	3	2	3	2	2	2	1
> Wetter warm	4	4	3	3	3	1	1	3
< Heranziehen d.Gliedm.	4	2	2	2	2	1	1	2
< Liegen schmerz. Seite	2	3	2	1	3	3	3	2
Gelenke kraftlos	4	3	2	2	1	3	3	1
Lähmiger Schmerz	3	4	3	1	1	3	3	1
Gegenpolsymptome								
Abneigung Bewegung	0	4Kl	2	0	0	1	0	3Kl
> Berührung	0	0	1	0	1	1	0	0
> Kälte	1	1	1	0	0	1	1	1
> Kaltwerden	1	1	1	0	0	1	1	1
> Wetter kalt	1	1	0	0	0	0	0	1
< Wärme	1	1	1	0	0	1	1	1
< Warmeinhüllen	1	1	0	0	0	2	2	2
< Wetter warm	1	1	0	0	0	0	0	1
> Heranziehen Gliedm.	1	1	1	0	0	3Kl	2	1
> Liegen schmerz. Seite	5Kl	2	2	0	0	0	0	2

(polare Symptome blau)

Aufgrund der Repertorisation und der Polaritätsdifferenzen kommen *Rhododendron chrysanthum, Agaricus muscarius* und *Belladonna* in absteigender Reihenfolge in Frage, da alle anderen Arzneimittel Kontraindikationen aufweisen oder, wie im Falle von Staphisagria, eine deutlich geringere Polaritätsdifferenz haben.

Doppelter Materia-medica-Vergleich

Materia-medica-Vergleich für Rhododendron chrysanthum (*Der Neue Clarke*, Band 8, S. 4761)

Obere Extremitäten: Ziehender Schmerz im rechten Arm, < in Ruhe, < bei rauer Witterung. Im rechten Arm bedeutendes Schwächegefühl, mit Prickeln in den Fingerspitzen. Die Bewegung hindernder Verrenkungsschmerz im rechten Handgelenk, < in der Ruhe und bei rauer Witterung.

Materia-medica-Vergleich für Agaricus muscarius (*Der Neue Clarke*, Band 1, S. 96)

Obere Extremitäten: Arme schwach und kraftlos. Erschöpfung, Schwäche und lähmungsartiges Gefühl im linken Arm. Reißen in beiden Händen; im linken Handgelenk.

Materia-medica-Vergleich für Belladonna (*Der Neue Clarke*, Band 2, S. 655)

Obere Extremitäten: Lähmig ziehendes Drücken und Reissen in den Armen. Lähmung und Schwere der Arme. Drückend reißender, schnell den Arm hinabfahrender Schmerz in der Schulter, besonders nachts, > durch äußeren Druck, erregt durch Bewegung.

Vergleich der charakteristischen Symptome von Rhododendron, Agaricus muscarius und Belladonna (→ Materia medica, Seiten 308, 175 und 200): Die Geniussymptome von *Rhododendron chrysanthum* entsprechen am ehesten der Symptomatik der Patientin.

Mittelgabe und Verlauf

Die Mittelwahl fällt aufgrund dieser Erwägungen auf *Rhododendron chrysanthum*. Die Patientin erhält eine Dosis in der Potenz *C 200*, und eine Handgelenksbandage zur Ruhigstellung des rechten Handgelenks nachts. Nach drei Wochen berichtet sie, es gehe besser mit der Ruhigstellung, aber sobald sie zu arbeiten beginne, sei alles wieder beim Alten.

Sie erhält daraufhin eine Dosis *Agaricus muscarius C 200* und innerhalb von 24 Stunden bessern sich die Handgelenksschmerzen um 80% und verschlimmern sich nicht wieder, obwohl die Patientin beginnt, voll zu arbeiten. Drei Wochen später übermittelt Frau S. eine Besserung von 100%, die 18 Monate anhält. Danach treten die Symptome nochmals in leichter Form auf, verschwinden aber nach einer Dosis *Agaricus muscarius M* sofort wieder und sind seither nicht mehr aufgetreten. Beobachtungszeit 2 Jahre.

Anmerkungen

- Dieses Fallbeispiel zeigt sehr schön, wie schwierig es für die Patienten sein kann, Empfindungen präzise zu lokalisieren und zu formulieren. Es ist ratsamer, auf Empfindungen nur dann zurückzugreifen, wenn keine oder zu wenig zuverlässige Symptome (Modalitäten/polare Symptome) vorhanden sind.
- Der Materia-medica-Vergleich ist in diesem Falle sehr enttäuschend, passen doch die in der *Enzyklopädie* beschriebenen lokalen Symptome von *Rhododendron* wesentlich besser zur Symptomatik der Patientin als die von Agaricus.

4.2.5 Gynäkologische Erkrankungen

Indikationen

- Dysmenorrhoe
- Zyklusanomalien
- Sterilität
- Geburtshilfe
- Wochenbett-Probleme
- Klimakterische Beschwerden
- Sexuelle Dysfunktion
- Weitere gynäkologisch-obstetrische Erkrankungen

Resultate der Evaluationsphase

Patient	Diagnose	Verordnung	Besserung
1.	Dysmenorrhoe	Sabina C 200	80%
2.	Klimakterische Beschwerden	Phosphor C 200	60%
3.	Dysmenorrhoe	Nux vomica C 200	100%
4.	Klimakterische Erschöpfung	Sepia C 200	55%
5.	Schmerzhafte Menarche	Hepar sulphuris C 200	85%
6.	Mastopathia cystica fibrosa	Baryta carb. C 200	90%
7.	Dysmenorrhoe	Cocculus ind. C 200	80%
8.	Dysmenorrhoe	Ammonium carb. C200	96%
Besserung 50% und mehr nach zwei Monaten (8/8)			100%
Durchschnittliche Besserung nach zwei Monaten (ohne Nichttreffer)			81%

Fragebogen für gynäkologische Erkrankungen

(Symptomenquelle: PB 2000)

Name, Vorname	**Datum**

Diagnose
(vom Arzt ausgefüllt)

Bitte unterstreichen Sie *nur* diejenigen *Veränderungen bei Krankheit*, die eindeutig sind (deutlich ausgeprägt oder öfters auftreten) und der *jetzigen Lebensphase* zugehören. Arbeiten Sie bitte sehr sorgfältig, denn davon hängt Ihre Genesung ab!

Die Formulierung „verschlimmert" kann auch die Ursache einer Krankheit beschreiben oder die Bedeutung von „schmerzhaft" haben. (Polare Symptome blau)

Ursache der Erkrankung

(freie Formulierung): ....

....

Grundmodalitäten

- Verlangen nach Bewegung/Abneigung gegen Bewegung
- Bewegung verschlimmert/bessert
- Anstrengung körp. verschlimmert/bessert
- Gehen verschlimmert/bessert
- Ruhe verschlimmert/bessert
- Schlafen verschlimmert vor/während/danach
- Schlafen bessert vorher/während/danach
- Liegen verschlimmert/bessert
- Sitzen verschlimmert/bessert
- Stehen verschlimmert/bessert
- Verlangen nach frischer Luft/Abneigung dagegen
- Im Freien verschlimmert/bessert
- Kälte verschlimmert/bessert
- Wärme verschlimmert/bessert
- Warmeinhüllen verschlimmert/bessert
- Entblößung verschlimmert/bessert
- Beim Einschlafen verschlimmert
- Beim Erwachen verschlimmert/besser
- Nach Aufstehen aus dem Bett verschlimmert/besser

Lokale Modalitäten, Empfindungen und Befunde

Allgemeines

- Auftreten hartes verschlimmert
- Niesen verschlimmert
- Berührung verschlimmert/bessert
- Reiben, massieren verschlimmert/bessert
- Druck verschlimmert/bessert
- Liegen auf Rücken verschlimmert/bessert
- Liegen auf Seite verschlimmert/bessert
- Liegen auf schmerzhafte/schmerzlose Seite verschlimmert/bessert
- Lagewechsel verschlimmert/bessert
- Schweiß mit Neigung zu entblößen/mit Abneigung zu entblößen

Sexualität

- Libido stark/schwach
- Sexualleben unterdrücktes verschlimmert/bessert
- Sexualleben exzessives verschlimmert
- Beischlaf verschlimmert während/danach

Menstruation

- Regelblutung zu früh/zu spät
- Regelblutung zu kurz/zu lang
- Regelblutung zu stark/zu schwach
- Menstruationsblut dunkel/hell
- Menstruationsblut scharf/übelriechend/ in Stücken abgehend (geronnen)
- Blutsturz (Gebärmutter)
- Regelblutung ausbleibend, unterdrückt
- Regelblutung verzögert (späte Menarche)
- Zwischenblutung
- Regelblutung verschlimmert vor/bei Eintritt/ während/danach
- Gebärmutterkrämpfe

Schwangerschaft, Geburt, Stillen

- Nüchtern verschlimmert/bessert
- Nach Frühstück verschlimmert/gebessert
- Nach Essen verschlimmert/gebessert
- Nach Trinken verschlimmert/gebessert
- Schwangerschaft verschlimmert
- Übelkeit allgemein/im Hals/im Magen/ im Unterleib
- Erbrechen allgemein/blutig/gallig/sauer/ schleimig/übelriechend/wässrig
- Blutung in der Schwangerschaft
- Abort
- Wehenartiger Schmerz
- Wehen aufhörend/krampfhaft/schmerzhaft/ schwach
- Nachwehen
- Bei Wöchnerinnen verschlimmert
- Stillen verschlimmert
- Milch vermehrt/vermindert

Ausfluss (Fluor)

- Fluor scharf/mild
- Fluor allgemein/blutig/brennend/dick/gelb/ juckend/milchfarbig/schleimig/übelriechend/ wässrig

Klimakterium

- Wechseljahre verschlimmern
- Blutwallung
- Trockenheit innerer Teile
- Gefühl wie Herausfallen innerer Teile
- Knochenauflockerung (Osteoporose)

Harnorgane

- Harnabgang gering/viel
- Harnabgang oft/selten
- Harnen verschlimmert vor/bei Eintritt/während/ danach
- Harndrang allgemein/vergeblich
- Harnabgang tropfenweise/unwillkürlich/ nachts/unterbrochen

Weitere, im Fragebogen nicht erwähnte Symptome
insbesondere natürliche Ursachen von *Verschlimmerungen und Besserungen* (freie Beschreibung):

Fallbeispiel

Daria M., 19-jährig

Diagnose: Dysmenorrhoe

Frau M., die eine Ausbildung zur medizinischen Praxisassistentin absolviert, leidet seit Beginn ihrer Menarche an einem auf drei Wochen verkürzten Zyklus, einer nur zwei Tage dauernden Blutung und starken Menstruationsschmerzen, die in den Rücken ausstrahlen und mit massiven Blähungen des Abdomens verbunden sind. Die Untersuchung bei der Gynäkologin ergab keine besonderen Befunde, und ihr Vorschlag, langfristig während der Regelblutung Schmerzmittel einzunehmen, befriedigte die Patientin nicht. Daher kommt sie in die homöopathische Sprechstunde.

Im **Fragebogen für gynäkologische Erkrankungen** unterstreicht Frau M. die folgenden Symptome:

- Regelblutung zu früh
- Regelblutung zu kurz
- < Bewegen
- < Laufen
- Abneigung gegen Bewegung
- > Liegen
- > Sitzen
- > Ruhe
- < Kälte
- > Wärme
- > Einhüllen
- < Entblößen
- > Berührung
- > Reiben, massieren
- > während Schlaf

Auf dem ergänzenden **allgemeinen Fragebogen** unterstreicht sie lediglich

- Traurigkeit
- < Denken an Leiden

Die Besprechung der Symptome und die ergänzende Befragung ergeben zusätzlich, dass sie ab und zu an Rückenschmerzen leidet, sowie an Blähungsschmerzen, die sich durch enge Kleider noch verstärken.

Dem Leser sei an dieser Stelle wiederum empfohlen, vor dem Weiterlesen eine Fallanalyse vorzunehmen und selbst zu einer Mittelwahl zu gelangen.

Fallanalyse

Diese Patientin neigt dazu, alle Symptome in mehrfachen Formulierungen wiederholt auszudrücken. Bei ihr geht es ebenfalls darum, ihre Symptome durch Präzisierungen optimal zusammenzufassen (weggelassene Symptome in Klammern).

Fallanalyse nach Boger

Causa	< während Regelblutung
Modalitäten	< Bewegen (Abneigung gegen Bewegung, < Laufen) > Ruhe (> Liegen, > Sitzen, > während Schlaf) < Kälte > Wärme (> Einhüllen, < Entblößen) > Berührung > Reiben, massieren < Kleiderdruck
Empfindungen und Befunde	Regelblutung zu kurz Regelblutung zu früh Blähungen (Rückenschmerzen)
Gemüt	Traurigkeit (< Denken an Beschwerden)

Repertorisation (PB 2000)

Arzneimittel	Sulph	Am-c	Phos	Calc	Bry	Caust	Hep	Chin
Anzahl der Treffer	12	12	11	11	11	11	11	11
Summe der Grade	29	26	33	29	27	27	26	24
Polaritätsdifferenzen	**3**	**11**	**11**	**8**	**8**	**3**	**10**	**6**
Patientensymptome								
< Regelblutung während	5	5	4	3	1	4	1	4
< Bewegung	2	2	3	2	4	3	3	3
> Ruhe	1	2	3	2	4	1	3	1
< Kälte	1	3	2	1	2	4	4	2
> Wärme	3	3	2	1	2	4	4	2
> Berührung	2	1	3	4	2	2	1	1
> Reiben, massieren	3	1	4	4	2	1	1	2
< Kleiderdruck	1	2	0	4	3	3	3	1
Regelblutung zu kurz	4	4	3	0	0	0	0	0
Regelblutung zu früh	2	1	4	4	2	1	2	2
Blähungen	3	1	4	2	3	3	3	4
Traurigkeit	2	1	1	2	2	1	1	2
Gegenpolsymptome								
> Bewegung	1	1	1	1	1	1	1	1
< Ruhe	1	1	1	1	1	1	1	1
> Kälte	2	0	1	1	1	1	1	1
< Wärme	2	0	1	1	1	1	1	1
< Berührung	4KI	1	1	1	3KI	1	4KI	1
< Reiben, massieren	1	0	1	2	0	3KI	0	0
Regellutung zu lang	2	2	3	3KI	3KI	2	0	3KI
Regelblutung zu spät	4KI	2	2	2	2	4KI	1	1
Fröhlichkeit	0	0	3KI	0	0	0	0	0

(polare Symptome blau)

Ammonium carbonicum, das alle Symptome abdeckt und keine Kontraindikationen hat, ist das einzige Arzneimittel, das aufgrund dieser Repertorisation in Frage kommt. Wenn das eher unspezifische Symptom *Traurigkeit* weggelassen wird, so kommt *Phosphorus* als zweite Wahl in Betracht.

Doppelter Materia-medica-Vergleich

Materia-medica-Vergleich für Ammonium carbonicum (*Der Neue Clarke*, Band 1, S. 207 f)

Weibliche Geschlechtsorgane: Menses zu früh und zu reichlich. Vor und während den Menses Bauch- und Kreuzschmerzen, Reißen in Rücken. Viele Beschwerden sind schlimmer während den Menses. Reißen im Rücken und in den Geburtsteilen, muss liegen. Heftige Bauchschmerzen, besonders bei zu frühem Auftreten.

Materia-medica-Vergleich für Phosphorus (*Der Neue Clarke*, Band 7, S. 4225 ff)

Weibliche Geschlechtsorgane: Regel zu früh und zu stark. Menses zu kurz. Bei Eintritt der Menses

Praxis

schneidende, kneifende Schmerzen im Rücken und Erbrechen.

Vergleich der charakteristischen Symptome von Ammonium carbonicum und Phosphorus (→ Materia medica, Seiten 179 und 296): Im Vergleich der Geniussymptome passt *Ammonium carbonicum* besser zur Symptomatik der Patientin als *Phosphorus*.

Mittelgabe und Verlauf

Frau M. erhielt aufgrund der Repertorisation und des Materia-medica-Vergleichs eine Dosis *Ammonium carbonicum C 200*. Zwei Monate später übermittelt sie eine Besserung von 96%. Der Zyklus habe sich auf 4 Wochen verlängert und die Blutung dauere jetzt vier Tage. Beide Menstruationen seien fast schmerzlos abgelaufen. Eine weitere Dosis *Ammonium carbonicum C 1000* beseitigt das Leiden vollständig und bleibend.

Anmerkungen

- Die Hauptschwierigkeit dieses Falles liegt darin, dass die Patientin, wie oben erwähnt, mehrere, im Prinzip gleiche Symptome in verschiedenen Schattierungen im Fragebogen unterstrich. In solchen Fällen muss die allgemeinste Formulierung gefunden werden, mit der mehrere Symptome zusammengefasst werden können, also z. B. > *Ruhe* für *Ruhe bessert, Liegen bessert, Sitzen bessert, nach dem Schlafen gebessert.* Dies ist besonders dann nötig, wenn viele, an sich spezifische Symptome unterstrichen wurden.
- Hat ein Patient zu wenig Symptome, müssen auch gleichgerichtete Formulierungen verwendet werden. Dabei sollte man sich aber bewusst sein, dass die Repertorisation damit weniger zuverlässig wird.

4.2.6 Herz-Kreislauf-Erkrankungen

Indikationen

- Hypertonie (Eine homöopathische Hypertoniebehandlung kann nur erfolgreich sein, wenn der Patient zusätzlich durch Stressabbau, angepasste Ernährung und genügend Bewegung seine Lebensweise verändert.)
- Hypotonie und orthostatische Beschwerden (ev. in Kombination mit einer Phytotherapie: *Quercus pedonculata D1* GM, 3x 30-50 Tropfen/Tag in Wasser für 3 Monate)
- Herzrhythmusstörungen, insbesondere Extrasystolen und paroxysmale Tachykardien
- Periphere Durchblutungsstörungen leichteren Grades, z.B. Raynaud-Syndrom, etc.
- Venöse Stauungsbeschwerden
- Weitere Herz-Kreislauf-Erkrankungen (wenn aufgrund des Schweregrades der Erkrankung eine konventionelle Behandlung nicht zwingend ist)

Resultate der Evaluationsphase

Patient	Diagnose	Verordnung	Besserung
1.	Status nach tiefer Venenthrombose	Lycopodium clavatum C 200	80%
2.	Paroxysmale Tachykardie	China officinalis C 200	90%
3.	Paroxysmale Tachykardie	Aconitum napellus C 200	100%
4.	Herzinsuffizienz bei Myokarditis	Aconitum napellus C 200	15%
5.	Hypertonie	Nux vomica C 200	75%
6.	Akrozyanose	Arsenicum album C 200	70%
7.	Extrasystolie	Laurocerasus C 200	< 50%
8.	Extrasystolie	Phosphorus C 200	65%
Besserung 50% und mehr nach wie Monaten (6/8)			75%
Durchschnittliche Besserung nach zwei Monaten (ohne Nichttreffer)			80%

Praxis

Fallbeispiel

Edith Z., 56-jährig

Palpitationen

Frau Z. kommt wegen intermittierend auftretender Palpitationen, die keiner klaren Ursache zugeordnet werden können, in unsere Praxis. Die Patientin hat Angst; sie schildert, das Herz schlage sehr stark und die ganze Brust tue ihr weh. Als Nebenbeschwerden besteht eine Neigung zu Kopf- und Bauchschmerzen, die jeweils mit Übelkeit und Blähungen verbunden sind. Sie raucht ca. 20. Zigaretten am Tag. Auf Befragung erzählt sie, dass ihr Ehemann wegen eines Burnout-Syndroms seit einem Jahr nicht mehr arbeiten könne, was ihr immer mehr zusetze und auch Angst mache.

Im *Status* finden sich keine besonderen Befunde.

Eine fachärztliche Abklärung ergibt ebenfalls keine kardiale Pathologie, und die relevanten Laborparameter, inkl. TSH fallen normal aus.

Auf dem **Herz/Kreislauf-Fragebogen** unterstreicht sie die folgenden Symptome:

- Herzklopfen
- Puls schnell
- < Anstrengung körperlich
- < Liegen auf linker Seite
- > nach Schlaf
- < Ärger
- < Angst/Furcht/Schreck
- < Ruhe

Auf dem **allgemeinen Fragebogen** (Kopf- und Bauchschmerzen) unterstreicht sie zusätzlich:

- < Druck äußerer
- > Liegen
- > Gesellschaft
- Schlafen zu lang

Die Besprechung der Symptome und die ergänzende Befragung ergeben keine zusätzlichen Gesichtspunkte.

Dem Leser sei an dieser Stelle wiederum empfohlen, vor dem Weiterlesen eine Fallanalyse vorzunehmen und selbst zu einer Mittelwahl zu gelangen.

Fallanalyse (relevante Symptome)

Causa	< Angst/Furcht/Schreck
Modalitäten	< Anstrengung körperlich < Liegen auf linker Seite > Schlaf bessert, danach < Ärger < Druck äußerer > Liegen
Empfindungen und Befunde	Herzklopfen Puls schnell Blähungen Schlafen zu lang
Gemüt	(> Gesellschaft)

Auf Befragung präzisiert die Patientin, dass die Symptome <*Ruhe* und > *Gesellschaft* die Bedeutung haben von *Ablenkung bessert*. Da dies mehr oder weniger normal ist, können sie weggelassen werden.

Repertorisation (PB 2000)

Arzneimittel	Phos	Bry	Iod	Bar-c.	Nat-m	Colch	Ip	Calc
Anzahl der Treffer	11	11	6	6	10	7	9	11
Summe der Grade	33	29	17	14	28	15	15	24
Polaritätsdifferenz	**14**	**11**	**11**	**10**	**10**	**9**	**9**	**7**
Patientensymptome								
< Angst/Furcht/Schreck	2	2	0	0	4	0	0	1
< Anstrengung	2	4	2	0	3	1	2	3
< Liegen auf linker Seite	4	3	0	5	3	3	3	1
> Schlaf, nach	4	1	0	0	0	3	2	1
< Ärger	3	3	0	0	2	0	1	1
< Druck äußerer	2	1	4	4	3	0	1	3
> Liegen	1	4	2	1	3	3	2	3
Herzklopfen	4	3	4	2	4	2	1	4
Puls schnell	4	4	4	1	1	2	2	1
Blähungen	4	3	1	1	3	1	1	2
Schlafen zu lang	3	1	0	0	2	0	0	4
Gegenpolsymptome								
> Anstrengung körperlich	0	0	0	0	1	0	0	0
>Liegen auf linker Seite	0	1	0	0	0	0	1	1
< Schlaf, nach	0	2	0	0	0	0	0	2
> Druck äußerer	1	2	0	0	1	0	1	1
< Liegen	1	1	1	1	1	1	1	1
Puls langsam	1	0	0	0	0	2	0	0

(polare Symptome blau)

Aufgrund dieser Repertorisation kommen *Phosphorus, Bryonia alba* und *Calcarea carbonica* für die Patientin in Frage.

Doppelter Materia-medica-Vergleich

Materia-medica-Vergleich für Phosphorus (*Der Neue Clarke*, Band 7, S. 4231)

Herz: Oft starkes Herzklopfen, morgens beim Erwachen im Bett und abends nach dem Niederlegen. Heftiges Herzklopfen, nachmittags, nach kleiner Gemütsbewegung, eine Stunde lang, sodass er nicht liegen bleiben konnte; beim Schlafengehen wieder ein kleiner Anfall. Herzklopfen mit Ängstlichkeit, abends und morgens beim Erwachen, im Bett. Druck; Schwere; Schmerzen im Herzen.

Materia-medica-Vergleich für Bryonia alba (*Der Neue Clarke*, Band 2, S. 785)

Herz: Herzklopfen, oft sehr stark, mit Brustbeklemmung. Häufige scharfe Schmerzen, Stechen in Herzgegend.

Materia-medica-Vergleich für Calcarea carbonica (*Der Neue Clarke*, Band 2, S. 864)

Herz: Herzklopfen, auch nachts, oder nach dem Essen. Ängstlicher, zitternder Herzschlag. Stechen, Drücken und Zusammenziehen in der Herzgegend.

Vergleich der charakteristischen Symptome von Phosphorus, Bryonia alba und Calcarea carbonica (→ Materia medica, Seiten 296, 206 und 209): Im Vergleich der Geniussymptome passt *Phosphorus* besser zur Symptomatik der Patientin als *Bryonia alba* oder *Calcarea carbonica*.

Mittelgabe und Verlauf

Die Patientin erhält eine Dosis *Phosphorus C 200* direkt anschließend an die große Fallaufnahme. Bei der Nachkontrolle fünf Wochen später berichtet sie, sie habe seltener Herzklopfen und auch weniger lang und weniger stark. Die Kopfschmerzen seien weggeblieben und seit zwei Wochen habe sie auch keine Bauchschmerzen mehr. Insgesamt beziffert sie die Besserung mit 60-70%.

Eine Dosis *Phoshorus M* steigert die Besserung innerhalb von 3 Monaten auf 90%. Sie habe jetzt nur noch Herzklopfen bei Anstrengung, die ursprünglichen Beschwerden seien vollständig verschwunden.

Anmerkungen

- Bei psychisch bedingten Leiden bessert Ablenkung meistens. Viele Patienten unterstreichen deshalb in den Fragebögen Symptome und Aktivitäten, die Ablenkung bedeuten, oder sie betonen – wie hier Frau Z. – das Gegenteil, d.h. das Fehlen von Ablenkung, mit dem Hinweis, Gesellschaft bessert und Ruhe verschlimmert. Dies entspricht jedoch nicht der korrekten Bedeutung des Symptoms, und darf daher für die Repertorisation nicht verwendet werden.

4.2.7 HNO und Atemwege

Indikationen

- Chronische Rhinitis
- Rezidivierende Sinusitis
- Rezidivierende Tonsillitis
- Tonsillenhyperplasie
- Parodontose
- Rezidivierende Otitis media und Otitis externa
- Chronische Tubenbelüftungsstörungen
- Rezidivierende Bronchitis/obstruktive Bronchitis
- Weitere chronische und rezidivierende Erkrankungen der Atemwege und im HNO-Bereich

Resultate der Evaluationsphase

Patient	Diagnose	Verordnung	Besserung
1.	Chronische Rhinitis	Conium maculatum C200	100%
2.	Rez. Infekte d. ober. Atemwege	Strontium met. C 200	80%
3.	Rez. Infekte d. ober. Atemwege	Asa foetida C 200	80%
4.	Rez. Tonsillitis	Silicea terra C 200	100%
5.	Chronische Pharyngitis	Nux vomica C 200	0%
6.	Rez. Tonsillitis	Hepar sulph. C 200	90%
7.	Parodontose	Arsenicum album C 200	90%
8.	Chronische Rhinitis	Lycopodium clav. C 200	100%
9.	Chron. Tubenbelüftungsstörung	Alumina C 200	90%
10.	Chronische Otitis externa	Carbo vegetabilis C 200	60%
11.	Rez. Infekte d. ober. Atemwege	Bryonia alba C 200	50%
12.	Rez. Infekte d. ober. Atemwege	Arsenicum album C 200	60%
13.	Rez. Infekte d. ober. Atemwege	Hepar sulph. C 200	100%
14.	Tonsillenhyperplasie	Hepar sulph. C 200	90%
15.	Apnoe-Anfälle	Silicea terra C 200	100%
16.	Sarkoidose	Hepar sulph. Q 3	< 50%
Besserung 50% und mehr nach zwei Monaten (14/16)			88%
Durchschnittliche Besserung nach zwei Monaten (ohne Nichttreffer)			85%

Praxis

Fragebogen HNO und Atemwege

(Symptomenquelle: PB 2000)

Name, Vorname	**Datum**

Diagnose
(vom Arzt ausgefüllt)

Bitte unterstreichen Sie *nur* diejenigen *Veränderungen bei Krankheit*, die eindeutig sind (deutlich ausgeprägt oder öfters auftreten) und der *jetzigen Lebensphase* zugehören. Arbeiten Sie bitte sehr sorgfältig, denn davon hängt Ihre Genesung ab!

Die Formulierung „verschlimmert" kann auch die Ursache einer Krankheit beschreiben oder die Bedeutung von „schmerzhaft" haben. (Polare Symptome blau)

Ursache der Erkrankung

(freie Formulierung): ....

....

Grundmodalitäten

- Kälte verschlimmert/bessert
- Kaltwerden verschlimmert/bessert
- Wetter kalt verschlimmert/bessert
- Wetter nass verschlimmert/bessert
- Wärme verschlimmert/bessert
- Wetter trocken verschlimmert/bessert
- Wetter warm verschlimmert/bessert
- Warmeinhüllen verschlimmert/bessert
- Entblössung verschlimmert/bessert
- Nach Schwitzen verschlimmert/gebessert
- Im Freien schlimmer/besser
- In Zimmer schlimmer/besser
- Bewegung verschlimmert/bessert
- Anstrengung körp. verschlimmert/bessert
- In der Ruhe schlimmer/besser
- Vor dem Schlaf schlimmer/besser
- Nach dem Schlaf schlimmer/besser
- Liegen verschlimmert/bessert
- Sitzen verschlimmert/bessert
- Stehen verschlimmert/bessert
- Wetter nass-kalt verschlimmert
- Nasswerden verschlimmert
- Wind/Zugluft verschlimmert
- Wetterwechsel verschlimmert
- Nach Baden verschlimmert
- Nach Impfung verschlimmert

Lokale Modalitäten, Empfindungen und Befunde

Allgemeines

- Aufrichten verschlimmert/bessert
- Nach Aufstehen aus dem Bett verschlimmert/gebessert
- Bücken verschlimmert/bessert
- Nach Hinlegen verschlimmert/gebessert
- Lagewechsel verschlimmert/bessert
- Liegen auf Rücken verschlimmert/bessert
- Liegen auf Seite verschlimmert/bessert
- Liegen auf schmerzhafte Seite verschlimmert/bessert

- Liegen auf schmerzlose Seite verschlimmert/bessert
- Feuchte Umschläge verschlimmern/bessern
- Berührung verschlimmert/bessert
- Druck äußerer verschlimmert/bessert
- Reiben, massieren verschlimmert/bessert

Mund/Hals

- Sprechen verschlimmert
- Speichelvermehrung/verminderung
- Zähne zusammenbeißen verschlimmert/bessert
- Beim Essen verschlimmert/gebessert
- Nach Essen verschlimmert/gebessert
- Trinken verschlimmert/bessert
- Trinken Kaltes verschlimmert/bessert
- Trinken Warmes verschlimmert/bessert
- Essen Kaltes verschlimmert/bessert
- Essen Warmes verschlimmert/bessert
- Kauen verschlimmert
- Schlucken verschlimmert/bessert
- Schlucken leer verschlimmert
- Schlucken Speisen verschlimmert
- Mund öffnen verschlimmert
- Zahnen der Kinder verschlimmert
- Stimme erhöht/hohl/klanglos/leise/mangelnd/rau/tief/unrein/zitternd
- Singen verschlimmert

Nase

- Nasenbluten hellrot/dunkel
- Geruchssinn empfindlich/schwach
- Schnäuzen verschlimmert
- Niesen verschlimmert
- Schnupfen verschlimmert
- Unterdrückter Schnupfen verschlimmert
- Fließschnupfen/Stockschnupfen
- Schnupfen blutig/brennend/dickflüssig/eitrig/gelb/grün/scharf/stinkend/wässrig/zäh
- Gestank aus Nase
- Polypen
- Niesen versagend
- Geruchstäuschungen allgemein
- Nasenbluten allgemein/geronnen

Ohren

- Gehör empfindlich/vermindert
- Verstopftheitsgefühl der Ohren
- Äusseres Ohr/inneres Ohr verändert oder schmerzend
- Absonderung aus Ohr allgemein/Blut/Eiter
- Geräusch/Lärm verschlimmert
- Ohrgeräusch allgemein/Brausen/Flattern/Klingen
- Schwindel (Drehen im Kopf)

Atemwege

- Atmen schnell/langsam
- Ausamten verschlimmert/bessert
- Einatmen verschlimmert/bessert
- Tiefatmen verschlimmert/bessert
- Husten trocken/mit Auswurf
- Husten morgens mit – abends ohne Auswurf
- Husten abends mit – morgens ohne Auswurf
- Husten tagsüber mit – nachts ohne Auswurf
- Husten nachts mit – tagsüber ohne Auswurf
- Einatmen kalte Luft verschlimmert
- Beim Husten verschlimmert
- Nach Husten verschlimmert
- Auswurf blutig/eitrig/gelb/grün/scharf/schleimig/wässrig/weißlich/zäh
- Auswurf Geschmack bitter/fade/
- faul/metallisch/salzig/sauer/
- süßlich/widrig/stinkend allgemein
- Zyanose (bläuliche Verfärbung der Haut)
- Atmen ängstlich/keuchend/tief/laut/rasselnd/seufzend/ungleich
- Atemnot
- Atmenversetzung (tief Durchatmen unmöglich)
- Erstickungsanfälle
- Atmen verschlimmert

Weitere, im Fragebogen nicht erwähnte Symptome
insbesondere natürliche Ursachen von *Verschlimmerungen und Besserungen* (freie Beschreibung):

Praxis

Fallbeispiel

Michael M., 4-jährig

Diagnose: Chronisch rezidivierende, juvenile, idiopathische Parotitis

Die Eltern Michaels konsultierten im April 2003 den ärztlichen Notfalldienst wegen einer febrilen Parotisschwellung rechts. Da Michael ein halbes Jahr zuvor im Rahmen einer kleinen Epidemie den „Mumps" komplikationslos durchgemacht hatte, erhielt er jetzt – in der Annahme, es handle sich um eine bakterielle Parotitis – ein Antibiotikum, worauf die Schwellung zurückging. Im Sommer darauf kam es zu einem Rezidiv, wiederum mit einer stark schmerzhaften Parotisschwellung rechts und Fieber. Die notfallmäßige Abklärung in der Berner Universitätskinderklinik ergab die Diagnose einer chronisch rezidivierenden, juvenilen, idiopathischen Parotitis mit der erneuten Empfehlung zur Antibiotikabehandlung. Die Eltern waren damit nicht einverstanden und kamen stattdessen in die homöopathische Sprechstunde.

Bei der *Untersuchung* zeigte sich ein Kind in reduziertem Allgemeinzustand, mit 39,2 °C Fieber und einer schmerzhaften, starken Schwellung der Parotis rechts. Selbst geringe Berührungen der Drüse wehrte es ab. Der übrige Status war unauffällig.

Im **Fragebogen HNO und Atemwege** und im **Allgemeinen Fragebogen** unterstrichen die Eltern fast die Hälfte aller Symptome. Nach einer ausführlichen Besprechung und Ergänzung der Anamnese blieb noch das Folgende als wirklich Beobachtetes übrig:

- > Ruhe
- > frische Luft
- > Wetter kalt
- > Wetter trocken
- < Wetter warm
- < Nasswerden
- < Nach Baden
- < Kaltes Baden
- < Feuchte Umschläge
- < Druck äußerer
- < Berührung
- < Gehen
- < Nach Aufstehen
- < nach Hinlegen
- < Liegen auf schmerzhafte Seite
- < Schlucken (allgemein und leer)
- < Kauen
- Speichel vermehrt
- Stockschnupfen
- Schnupfen blutig/eitrig/gelb
- Abneigung zu bewegen
- Durst

Dem Leser sei an dieser Stelle wiederum empfohlen, vor dem Weiterlesen eine Fallanalyse vorzunehmen und selbst zu einer Mittelwahl zu gelangen. In diesem Fall geht es insbesondere darum, die Symptomatik Michaels auf das Wesentliche zu reduzieren.

Fallanalyse nach Boger

Causa	(nicht bekannt)
Modalitäten	< Druck äußerer < Berührung < Liegen auf schmerzhafter Seite < Nasswerden (< Baden/kalt, feuchte Umschläge) < Bewegen (< Gehen, Aufstehen, Hinlegen) < Schlucken < Kauen < Wetter warm > Wetter kalt (> frische Luft) > Wetter trocken > Ruhe
Empfindungen und Befunde	Durst Drüsenschwellung schmerzhaft (Speichel vermehrt) (Stockschnupfen, Schnupfen blutig/eitrig/gelb)
Gemüt	(nichts bekannt)

Repertorisation (PB 2000)

Arzneimittel	Nit-ac	Calc	Nux v	Rhus	Bry	Sulph	Sep	Carb v
Anzahl der Treffer	13	13	13	13	12	12	12	12
Summe der Grade	30	30	30	30	32	29	28	25
Polaritätsdifferenz	**21**	**7**	**5**	**-3**	**8**	**13**	**3**	**10**
Patientensymptome								
< Druck äußerer	3	3	1	1	1	1	3	3
< Berührung	3	1	4	3	3	4	4	3
< Liegen schmerzh. Seite	3	2	3	2	1	1	2	2
< Nasswerden	2	5	2	4	3	2	4	2
< Bewegung	2	2	4	1	4	2	1	1
< Schlucken	3	2	3	3	4	4	3	1
< Kauen	2	2	1	4	3	1	3	2
< Wetter warm	2	1	1	1	2	3	2	2
> Wetter kalt	2	1	1	1	2	3	2	2
> Wetter trocken	2	4	1	4	1	3	1	2
> Ruhe	2	2	4	1	4	1	1	2
Durst	3	4	3	3	4	4	2	3
Drüsenschwellung schmerzhaft	1	1	2	2	0	0	0	0
Gegenpolsymptome								
> Druck äußerer	0	1	2	3Kl	2	2	1	0
> Berührung	0	4Kl	0	0	2	2	1	0
> Liegen schmerzh. Seite	0	3Kl	2	5Kl	4Kl	0	2	1
> Bewegen	1	1	0	4Kl	1	1	3Kl	1
> Schlucken	1	0	3	1	0	1	0	1
> Kauen	0	0	0	0	1	0	0	0
> Wetter warm	1	3Kl	4Kl	4Kl	3Kl	2	3Kl	3Kl
< Wetter kalt	1	3Kl	4Kl	4Kl	3Kl	2	3Kl	3Kl
< Wetter trocken	0	0	4Kl	0	3Kl	1	2	2
< Ruhe	1	1	0	4Kl	1	1	3Kl	1
Durstlosigkeit	1	1	2	2	1	2	3Kl	1

(polare Symptome blau)

Die Repertorisation ergibt *Nitri acidum* als bestes Mittel. *Sulphur lotum* ist das zweite Mittel, das ebenfalls alles abdeckt. Die höchste Polaritätsdifferenz hat zwar mit 27 Punkten *Iodum*, aber ihm fehlen die drei Symptome < *Nasswerden*, < *Kauen*, > *Wetter trocken*.

Doppelter Materia-medica-Vergleich

Materia-medica-Vergleich für Nitri acidum (*Der Neue Clarke*, Band 6, S. 3732 ff.)

Gesicht: Die geschwollenen Unterkieferdrüsen sind bei Bewegung und Berührung des Halses schmerzhaft.

Praxis

Äußerer Hals und Rücken: Schwellung der Hals- und Achseldrüsen.

Materia-medica-Vergleich für Iodum (*Der Neue Clarke*, Band 4, S. 2389 ff.)

Gesicht: Spannen am Hals. Schwellung der Unterkieferdrüsen.

Äußerer Hals und Rücken: Äusserliche Schwellung am Hals. Anschwellen der Hals-, Nacken- und Achseldrüsen.

Vergleich der charakteristischen Symptome von Nitri acidum und Iodum (→ Materia medica, Seiten 284 und 252): Im Vergleich der Geniussymptome passt *Iodum* mit seinen Modalitäten < *Wärme*, < *Bewegen*, > *Kälte*, > *Ruhe* etwas besser zur Symptomatik des Kindes als Nitri acidum, das in seinem Genius lediglich die Modalitäten < *Berührung und* < *Druck* abdeckt.

Mittelgabe und Verlauf

Beeindruckt durch die hohe Polaritätsdifferenz von *Iodum* und unter Missachtung der drei fehlenden Symptome erhielt Michael als erstes *Iodum C 200*, das die Parotisschmerzen leicht besserte, sonst aber nichts veränderte. Acht Tage später folgte *Nitri acidum C 200*. Diese Arznei führte zu einer schlagartigen Besserung aller Befunde und zu einem besseren Allgemeinzustand des Kindes. Seither hält sich die Parotis ruhig. Beobachtungszeit 3 Jahre.

Anmerkungen

- Bei den Fragebögen besteht eine gewisse Gefahr, dass die Eltern einfach alles, was ihnen möglich erscheint, unterstreichen, also sich zuwenig kritisch auf die sicheren Symptome stützen. Werden sehr viele Symptome unterstrichen, so müssen sie immer hinterfragt werden.
- In diesem Falle hat der Materia-medica-Vergleich auf eine falsche Fährte geführt. Wäre die Wahl des Arzneimittels nach den Kriterien der *Gewichtung der Resultate der Polaritätsanalyse* erfolgt (→ Kap. 2.2, Seite 20), hätte die erste Fehlverordnung vermieden werden können.

4.2.8 Erkrankungen des Magen-Darm-Trakts

Indikationen

- Chronische oder rezidivierende Bauchschmerzen
- Chronische Gastritis
- Colon irritabile
- Nabelkoliken
- Chronische Durchfälle
- Chronische Obstipation
- Colitis ulcerosa und Morbus Crohn
- Störungen der Leberfunktion (Hepatitis, Zirrhose, etc.)
- Nahrungsmittelunverträglichkeiten
- Weitere Erkrankungen des Magen-Darm-Trakts

Resultate der Evaluationsphase

Patient	Diagnose	Verordnung	Besserung
1.	Chronische Gastritis	Carbo vegetabilis C 200	80 %
2.	Colon iritabile	Hepar sulphuris C 200	25 %
3.	Divertikulitis	Aurum foliatum C 200	80 %
4.	Chronische Gastritis	Kreosotum C 200	0 %
5.	Colon irritabile	Rhus toxicodendron C 200	> 50 %
6.	Morbus Crohn	Silicea terra Q 3	70 %
7.	Dumping-Syndrom	Hepar sulphuris C 200	95 %
8.	Chronische Bauchschmerzen	Aurum foliatum C 200	80 %
9	Chronische Gastritis	Pulsatilla pratensis C 200	80 %
10.	Chronische Bauchschmerzen	Natrium muriaticum C 200	100 %
11.	Colitis ulcerosa	Carbo vegetabilis Q 3	< 50 %
Besserung 50 % und mehr nach zwei Monaten (8/11)			72 %
Durchschnittliche Besserung nach zwei Monaten (ohne Nichttreffer)			78 %

Praxis

Fragebogen für Erkrankungen des Magen-Darm-Trakts

(Symptomenquelle: PB 2000)

Name, Vorname	**Datum**

Diagnose
(vom Arzt ausgefüllt)

Bitte unterstreichen Sie *nur* diejenigen *Veränderungen bei Krankheit*, die eindeutig sind (deutlich ausgeprägt oder öfters auftreten) und der *jetzigen Lebensphase* zugehören. Arbeiten Sie bitte sehr sorgfältig, denn davon hängt Ihre Genesung ab!

Die Formulierung „verschlimmert" kann auch die Ursache einer Krankheit beschreiben oder die Bedeutung von „schmerzhaft" haben. (Polare Symptome blau)

Ursache der Erkrankung

(freie Formulierung): ....

....

Grundmodalitäten

- Bedürfnis zu Bewegen/Abneigung
- Bewegen verschlimmert/bessert
- Gehen verschlimmert/bessert
- Anstrengung körperlich verschlimmert/bessert
- Lagewechsel verschlimmert/bessert
- Ruhe verschlimmert/bessert
- Liegen verschlimmert/bessert
- Sitzen verschlimmert/bessert
- Stehen verschlimmert/bessert
- Kälte verschlimmert/bessert
- Wärme verschlimmert/bessert
- Entblößen verschlimmert/bessert
- Einhüllen verschlimmert/bessert
- Bedürfnis frische Luft/Abneigung
- Im Freien schlimmer/besser
- Im Zimmer verschlimmert/gebessert
- Beim Einschlafen verschlimmert/gebessert
- Nach Erwachen verschlimmert/gebessert
- Säfteverluste verschlimmern (Erbrechen/Durchfälle/Blut/Schweiß)
- Abmagerung/Übergewicht

Lokale Modalitäten, Empfindungen und Befunde

Allgemeines

- Muskeln straff/schlaff
- Berührung verschlimmert/bessert
- Druck äußerer verschlimmert/bessert
- Reiben, massieren verschlimmert/bessert
- Liegen auf Rücken verschlimmert/bessert
- Liegen auf Seite verschlimmert/bessert
- Sitzen krumm verschlimmert/bessert
- Aufrichten verschlimmert/bessert
- Bücken verschlimmert/bessert
- Tiefatmen verschlimmert/bessert
- Auftreten hartes verschlimmert
- Schmerz drückend von außen

- Schmerz drückend von innen
- Schmerz stechend von außen
- Schmerz stechend von innen
- Schmerz stechend hinauf/hinunter
- Kleiderdruck verschlimmert
- Beim Husten verschlimmert

Mund

- Schlucken verschlimmert/bessert
- Zähne zus.beissen verschlimmert/bessert
- Kauen verschlimmert/bessert
- Speichelvermehrung/-verminderung
- Geschmacksinn fein/vermindert
- Geschmack bitter/fade/faulig/fettig/metallisch/salzig/sauer/süßlich/widrig
- Wasserzusammenlaufen im Mund
- Zahnen verschlimmert
- Karies der Zähne

Magen

- Hunger/Appetitlosigkeit
- Durst/Durstlosigkeit
- Vor dem Essen schlimmer
- Beim Essen schlimmer/besser
- Nach Essen schlimmer/besser
- Nach Frühstück schlimmer/besser
- Nüchtern schlimmer/besser
- Hunger verschlimmert/bessert
- Nach Trinken schlimmer/besser
- Besserung durch warmes Essen, Trinken/kaltes Essen, Trinken
- Verschlimmerung durch warmes Essen, Trinken/kaltes Essen, Trinken
- Verschlimmerung durch Alkohol/Kaffee/Milch/Brot/Fleisch/Fettes
- Aufstoßen verschlimmert/bessert
- Schluckauf
- Brechwürgen
- Ekel
- Übelkeit allgemein/im Hals/im Magen/im Unterbauch
- Erbrechen allgemein/blutig/schwarz/gallig/sauer/wässrig
- Sodbrennen
- Völlegefühl innerer Teile
- Magenverderben verschlimmert

Darm

- Blähungsabgang verschlimmert/bessert
- Nach Stuhlgang schlimmer/besser
- Vor/bei Stuhlgang schlimmer
- Verschlimmerung durch blähende Speisen/Saures/Süßes
- Blähungen allgemein/faulriechend/geruchlos/sauerriechend
- Blähungsschmerz/-Versetzung
- Krämpfe in inneren Teilen
- Durchfall allgemein/schmerzhaft/schmerzlos
- Durchfall mit Erbrechen
- Stuhldrang allgemein/vergeblich
- Verstopfung allgemein/mit Untätigkeit des Darmes/mit Kotverhärtung
- Stuhl zu dick geformt/zu dünn
- Stuhl blutig/eitrig/grün/sauer/knotig/wundmachend/schleimig/schwarz/zäh/unverdaut/ungenügend/unwillkürlich
- Hämorrhoiden
- Gelbsucht

Gemütsveränderungen

- Ärger verschlimmert
- Zorn verschlimmert
- Schreck/Angst/Furcht verschlimmert
- Kummer verschlimmert
- Kränkung verschlimmert
- Menschenüberfüllte Räume verschlimmern

Weitere, im Fragebogen nicht erwähnte Symptome
insbesondere natürliche Ursachen von *Verschlimmerungen und Besserungen*
(freie Beschreibung):

Fallbeispiel

Marlies L., 69-jährig

Diagnose: Diverticulitis

Frau L. kommt seit einigen Jahren in die homöopathische Sprechstunde, nachdem *Rhus toxicodendron* sie von einer schweren Polymyalgia rheumatica befreit hat, die allen vorausgehenden schulmedizinischen Bemühungen getrotzt hatte. Im Anschluss an einen anstrengenden Sommer mit längeren Besuchen in ihrem stillen Landhaus, beginnt sie an Bauchschmerzen zu leiden, besonders im linken Unterbauch, mit Blähungen und dünnen Stühlen. Der konsultierte Gastroenterologe stellt die Diagnose einer Divertikulitis im Bereich des Colon descendens. Nach den Erfahrungen mit ihrer Polymyalgie kommt sie direkt in die homöopathische Praxis, ohne zuerst schulmedizinische Therapien zu versuchen.

Im Fragebogen für Erkrankungen des Magen-Darm-Trakts unterstreicht sie die folgenden Symptome:

- < Kälte
- > Wärme
- > Warmeinhüllen
- < Körperliche Anstrengung
- < Sitzen
- < Liegen
- > Bewegung
- < Berührung
- > Blähungsabgang
- Durchfall schmerzlos

Im **Allgemeinen Fragebogen** unterstreicht sie zusätzlich folgende Symptome

- Geruchssinn empfindlich
- < Lärm
- < Gemütsbewegung
- < Ärger

In der Besprechung der Symptome und der ergänzenden Befragung bekräftigt sie ihre Ruhebedürftigkeit und betont nochmals, dass Ärger ihre Beschwerden zum Teil auslöse und auf jeden Fall erheblich verstärke.

Dem Leser sei an dieser Stelle wiederum empfohlen, vor dem Weiterlesen eine Fallanalyse vorzunehmen und selbst zu einer Mittelwahl zu gelangen.

Fallanalyse nach Boger

Causa	< Gemütsbewegung
Modalitäten	< Kälte > Wärme > Warmeinhüllen < Körperl.Anstrengung < Sitzen < Liegen > Bewegung < Berührung > Blähungsabgang < Lärm
Empfindungen und Befunde	Durchfall schmerzlos Geruchsinn empfindlich
Gemüt	< Ärger

Repertorisation (PB 2000)

Arzneimittel	**Ars**	**Rhus**	**Rhod**	**Stront**	**Con**	**Aur**	**Sabad**	**Caps**
Anzahl der Treffer	12	12	10	9	13	14	10	10
Summe der Grade	35	37	28	24	33	35	25	25
Polaritätsdifferenz	**22**	**22**	**21**	**21**	**20**	**19**	**18**	**16**
Patientensymptome								
< Gemütsbewegung	2	2	0	1	1	3	0	1
< Kälte	4	4	3	4	3	3	4	3
> Wärme	4	4	3	4	3	3	4	3
> Warmeinhüllen	3	4	3	4	3	3	2	1
< Anstrengung körperlich	4	4	2	0	1	2	1	0
< Sitzen	2	4	3	2	4	2	3	4
< Liegen	4	4	3	3	4	4	3	4
> Bewegung	2	4	3	2	4	4	4	4
< Berührung	2	3	3	3	1	1	1	3
> Blähungsabgang	0	1	3	0	2	2	0	1
< Lärm	0	0	0	0	3	1	2	1
Durchfall schmerzlos	4	2	2	1	2	1	0	0
Geruchssinn empfindlich	1	0	0	0	2	4	1	0
< Ärger	3	1	0	0	0	2	0	0
Gegenpolsymptome								
> Kälte	0	1	0	0	0	1	1	0
< Wärme	0	1	0	0	0	1	1	0
< Warmeinhüllen	0	1	0	0	0	1	0	0
> Anstrengung körperlich	0	0	0	0	0	0	0	0
> Sitzen	1	1	0	0	1	1	1	1
> Liegen	1	1	0	0	1	0	1	1
< Bewegung	1	1	1	1	1	1	1	1
> Berührung	1	0	0	0	1	0	0	0
Geruchssinn schwach	0	3KI	1	0	1	2	0	3KI

(polare Symptome blau)

Die Repertorisation ergibt *Aurum foliatum* als einziges Arzneimittel, das alle Symptome abdeckt und keine Kontraindikationen aufweist. Bei *Conium maculatum* fehlt das Symptom < *Ärger*, das von der Patientin besonders hervorgehoben wurde.

Doppelter Materia-medica-Vergleich

Materia-medica-Vergleich für Aurum foliatum (*Der Neue Clarke*, Band 1, S. 554 ff.)

Abdomen: Bauchweh mit Unbehagen im Unterleib und Stuhldrang. Aufgetriebener Bauch. Nächtliche Blähungskolik mit Kneipen, Knurren und Kollern im Unterbauch.

Gemüt: Ärgerlich und auffahrend; der geringste Widerspruch kann ihn zu größtem Zorn reizen.

Materia-medica-Vergleich für Conium maculatum (*Der Neue Clarke*, Band 3, S. 1468 ff.)

Abdomen: Beklemmendes Zusammenziehen des Unterbauches. Kolikartige Unterleibskrämpfe. Schneidend stechende Bauchschmerzen. Blähungsversetzung. Abgang vieler Winde, auch stinkender oder kalter.

Gemüt: Verdrießlich und ärgerlich über Kleinigkeiten. Leicht erregter Ärger und Zorn.

Vergleich der charakteristischen Symptome von Aurum foliatum und Conium maculatum (→ Materia medica, Seiten 196 und 231): Der Vergleich der Geniussymptome beider Mittel lässt keine sicheren Rückschlüsse zu.

Mittelgabe und Verlauf

Aufgrund der Repertorisation erhält die Patientin eine Dosis *Aurum foliatum C 200*. Sechs Wochen später berichtet sie, sie habe weniger Blähungen, der Stuhlgang sei regelmäßiger und geformt, sie fühle sich aber immer noch schwach und schlotterig. Die gesamte Besserung beziffert sie trotzdem mit 80%. Weitere Dosen von *Aurum foliatum* in aufsteigender Potenz in Abständen von zwei Monaten bewirken ein langsames Verschwinden aller Beschwerden innerhalb der nächsten 6 Monate. Die Divertikulose hält sich seither völlig ruhig. Beobachtungszeit: 3 Jahre.

Anmerkungen

- Es ist interessant, dass *Rhus-toxicodendron*, das die Polymyalgie heilte, wieder unter den bestpassenden Arzneimitteln anzutreffen ist. Man darf sich aber nicht verleiten lassen, dieses hier wieder zu verabreichen. Da es eine Kontraindikation aufweist, könnte es die aktuellen Beschwerden der Patientin kaum heilen.
- Das Fallbeispiel illustriert eindrücklich, wie die *aktuellen* Symptome die Mittelwahl bestimmen. Die Einbeziehung von Elementen aus der früheren Krankengeschichte der Patientin hätte zu Unklarheiten in der Fallaufnahme geführt oder eine Mittelbestimmung sogar unmöglich gemacht.

4.2.9 Neurologische Erkrankungen

Indikationen

- Kopfschmerzen, Migräne
- Epilepsien
- Neuralgien und Neuritiden
- Phantomschmerzen
- Folgen von Schädel-Hirn-Traumen
- Zerebrale Bewegungsstörungen
- Psychomotorische Entwicklungsrückstände
- Degenerative Erkrankungen des ZNS (z. B. Multiple Sklerose, Louis-Bar-Syndrom, etc)
- Andere Erkrankungen des zentralen und peripheren Nervensystems

Resultate der Evaluationsphase

Patient	Diagnose	Verordnung	Besserung
1.	Postop. Ataxie bei Spinaltumor	Lycopodium clavat. C 200	0%
2.	Chronische Kopfschmerzen	Sulpur lotum C 200	80%
3.	Chronische Kopfschmerzen	Nux vomica C 200	90%
4.	Migräne	Causticum C 200	100%
5.	Prolactinom	Staphysagria	100%
6.	Migräne	Aurum foliatum C 200	> 50%
7.	Migräne	Colchicum autumn. C 200	95%
8.	Chronische Kopfschmerzen	Manganum aceticum C 200	30%
9.	Migräne	Natrium muriaticum C 200	80%
10.	Multiple Sklerose	Phosphorus C 200	10%
11.	Trigeminusneuralgie	Nux vomica C 200	80%
12	Chronische Kopfschmerzen	Natrium muriaticum C 200	0%
13.	Chronische Kopfschmerzen	Natrium muriaticum C 200	70%
14.	Chronische Kopfschmerzen	Arnica montana C 200	70%
15.	Chronische Kopfschmerzen	Lycopodium clavat. C 200	0%
16.	Migräne	Graphites naturalis C 200	50%
17.	Migräne	Sulphur lotum C 200	90%
18.	Chronische Kopfschmerzen	Sulphur lotum C 200	70%
19.	Chronische Kopfschmerzen	Rhus toxicodendron C 200	70%
20.	Migräne	Helleborus niger C 200	90%
Besserung 50% und mehr nach zwei Monaten (15/20)			75%
Durchschnittliche Besserung nach zwei Monaten (ohne Nichttreffer)			79%

Fragebogen für neurologische Erkrankungen

(Symptomenquelle: PB 2000)

Name, Vorname	**Datum**

Diagnose
(vom Arzt ausgefüllt)

Bitte unterstreichen Sie *nur* diejenigen *Veränderungen bei Krankheit*, die eindeutig sind (deutlich ausgeprägt oder öfters auftreten) und der *jetzigen Lebensphase* zugehören. Arbeiten Sie bitte sehr sorgfältig, denn davon hängt Ihre Genesung ab!

Die Formulierung „verschlimmert" kann auch die Ursache einer Krankheit beschreiben oder die Bedeutung von „schmerzhaft" haben. (Polare Symptome blau)

Ursache der Erkrankung

(freie Formulierung): ....

....

Grundmodalitäten

- Bedürfnis zu bewegen/Abneigung
- Bewegung verschlimmert/bessert
- Gehen verschlimmert/bessert
- Anstrengung körperlich verschlimmert/bessert
- Ruhe verschlimmert/bessert
- Liegen verschlimmert/bessert
- Sitzen verschlimmert/bessert
- Stehen verschlimmert/bessert
- Wärme verschlimmert/bessert
- Warmeinhüllen verschlimmert/bessert
- Kälte verschlimmert/bessert
- Entblößung verschlimmert/bessert
- Verlangen frische Luft/Abneigung
- Im Freien verschlimmert/bessert
- Im Zimmer verschlimmert/bessert
- Wetter warm verschlimmert/bessert
- Wetter kalt verschlimmert/bessert
- Wetter feucht verschlimmert/bessert
- Wetter trocken verschlimmert/bessert
- Vor/während/nach dem Schlafen verschlimmert/gebessert
- Wind verschlimmert
- Wind trocken, kalt verschlimmert
- Wind warm verschlimmert

Lokale Modalitäten, Empfindungen und Befunde

Allgemeines

- Muskelschlaffheit/Muskelstraffheit
- Lagewechsel verschlimmert/bessert
- Nach Aufstehen aus Bett verschlimmert/gebessert
- Fahren im Wagen verschlimmert/bessert
- Kaltwerden verschlimmert/bessert
- Erkältung/Fieber verschlimmert

Kopfschmerzen/Migräne

- Anstrengung geistig verschlimmert/bessert
- Lesen verschlimmert/bessert

- Sehen angestrengt verschlimmert/bessert
- Licht (helles) verschlimmert/bessert
- Dunkelheit verschlimmert/bessert
- Augen schließen verschlimmert/bessert
- Kopfschütteln verschlimmert/bessert
- Entblößen Kopf verschlimmert/bessert
- Einhüllen Kopf verschlimmert/bessert
- Feuchte Umschläge verschlimmern/bessern
- Berührung verschlimmert/bessert
- Druck äußerer verschlimmert/bessert
- Reiben/Massieren verschlimmert/bessert
- Schmerz stechend hinein/hinaus/hinunter/hinauf
- Trinken Alkohol verschlimmert/bessert
- Nichtstun, Müßigsein verschlimmert
- Bewegen des Kopfes verschlimmert
- Bewegen der Augen verschlimmert
- Sonnenlicht verschlimmert
- Geruch starker verschlimmert
- Lärm/Geräusch verschlimmert
- Erschütterung verschlimmert
- Husten verschlimmert
- Regelblutung verschlimmert vor/bei Eintritt/während/danach
- Blutfülle (z. B. Kopf hochrot)
- Nasenbluten bessert nachher
- Schmerz betäubend/dumpf/hämmernd/klopfend/pulsierend/zersprengend/dröhnend

Sehstörungen und Wahrnehmung

- Pupillen erweitert, verengt
- Sehen dunkel (Schwarzwerden vor Augen)
- Sehen zu entfernt/zu groß/starrer Blick/undeutlich/Doppelbilder/Schielen
- Sehen halb allgemein/horizontal/vertikal
- Blindheit allgemein/periodisch
- Geruchssinn schwach/empfindlich
- Geschmacksinn schwach/empfindlich
- Kribbeln innere Teile/äußere Teile
- Gefühllosigkeit der Haut

Krämpfe, Epilepsie

- Epilepsie allgemein/mit Bewusstsein/mit Bewusstseinsverlust
- Epilepsie mit generalisierten Zuckungen
- Epilepsie mit Starrheit (tonisch)
- Krämpfe zuckend/klonisch
- Krämpfe mit Rückwärtsbiegung (Opisthotonus)
- Zuckungen allgemein/in Muskeln

Bewegung

- Lähmung schmerzlos/halbseitig
- Fallen leicht, oft
- Schwerfällig, ungeschickt, unbeholfen
- Taumeln/Schwanken (Ataxie)
- Schwindel
- Bewegungen unwillkürlich/erschwert/konvulsivisch

Schlaf und Bewusstsein

- Schlaf betäubt/wie bewusstlos
- Schläfrigkeit
- Benebelung
- Betäubung
- Ohmacht

Verletzungen/Schlaganfall

- Verletzungen allgemein
- Quetschung
- Schlaganfall (Apoplexie)

Gemüt

- Ärger/Kummer/Kränkung/Schreck/Tadel/Widerspruch/Zorn verschlimmert

Weitere, im Fragebogen nicht erwähnte Symptome
insbesondere natürliche Ursachen von *Verschlimmerungen und Besserungen* (freie Beschreibung):

Praxis

Fallbeispiel

Johanna R., 8 Monate

Diagnose: BNS-Epilepsie bei Trisomie 21

Bei Johanna, die an einer Trisomie 21 leidet, traten zwei Monate vor der homöopathischen Erstkonsultation erstmals Krampfanfälle auf. Die Eltern kommen nach der medizinischen Abklärung mit der Diagnose einer BNS-Epilepsie in die kinderhomöopathische Sprechstunde, weil sie sich mit dem Vorschlag einer konventionellen antiepileptischen Behandlung nicht anfreunden können. Im *Status* findet sich neben den Symptomen der Trisomie 21 nichts Auffälliges. Das Kind ist eher blass, etwas pastös, und hat einen tiefen Muskeltonus. Das EEG zeigte den Befund einer Hypsarrhythmie, der für die BNS-Epilepsie charakteristisch ist.

Bei der *großen Fallaufnahme* beschreiben die Eltern Johannas Anfälle wie folgt: Unmittelbar *vor* den Anfällen hat das Kind jeweils eine *Jactatio capitis*. Plötzlich macht sie dann ein schnarchendes Geräusch mit der Nase. Danach zieht sie die Arme an den Körper heran; es folgen rhythmische Greifbewegungen der Hände. Die Extremitäten sind kühl und mit kaltem Schweiß bedeckt. Anschließend erfolgt das Kopfnicken: Die Pupillen werden dabei weit, die Augen beginnen zu tränen, und der Bulbus wandert nach oben. Dann schreit das Kind auf oder beginnt zu weinen. Der Anfall endet nach etwa fünf Minuten mit einem Wutausbruch. Postictal gähnt das Kind, beginnt aufzustoßen und verfällt wieder in seine Jactatio. Dabei ist es noch schlaffer als sonst und macht eigentümliche Lippenbewegungen. Die Anfälle erfolgen häufig nachts mit Erwachen aus dem Schlaf oder beim Erwachen morgens.

Im **Fragebogen für neurologische Erkrankungen** unterstreichen die Eltern die folgenden Symptome:

- Epilepsie mit Bewusstsein
- Krämpfe zuckend, klonisch
- Pupillen erweitert
- Muskeln schlaff
- < während dem Schlafen
- < nach dem Schlafen

Zusatzbemerkungen: Kalter Schweiß im und nach dem Krampfanfall. Mehrmals pro Tag streckt sich das Kind in auffallender Weise aus (und zwar nicht wie im Krampfanfall, sondern dies ist eher wie ein bewusstes Strecken). Seit Beginn der Anfallstätigkeit habe Johanna ihr Lachen verloren, ebenso das schon vorhandene Greifen nach Gegenständen. Häufig auftretendes Zittern.

Im **Allgemeinen Fragebogen** unterstreichen die Eltern die Nebensymptome:

- Verstopfung
- Stühle wundmachend
- Starkes Schwitzen, besonders an Kopf und Rücken

Die *Besprechung und ergänzende Befragung* ergeben keine zusätzlichen Gesichtspunkte.

Dem Leser sei an dieser Stelle wiederum empfohlen, vor dem Weiterlesen eine Fallanalyse vorzunehmen und selbst zu einer Mittelwahl zu gelangen.

Fallanalyse nach Boger

Causa	(nicht bekannt)
Modalitäten	< während Schlaf < nach dem Schlafen
Empfindungen und Befunde	Epilepsie mit Bewusstsein Krämpfe zuckend/klonisch Pupillen erweitert Muskeln schlaff Schwitzen kalt Ausstrecken der Glieder Verstopfung Stuhl scharf/wundmachend (Schwitzen leichtes) (Zittern)
Gemüt	(nichts bekannt)

Repertorisation (PB 2000)

Arzneimittel	**Lyc**	**Con**	**Op**	**Hep**	**Calc**	**Hyos**	**Stram**	**M-amb**
Anzahl der Treffer	8	6	7	6	10	8	8	9
Summe der Grade	24	18	22	18	25	20	25	16
Polaritätsdifferenz	**13**	**12**	**12**	**11**	**10**	**10**	**10**	**9**
Patientensymptome								
Epilepsie mit Bewusstsein	1	0	0	0	1	1	4	1
Krämpfe zuckend/klonisch	3	3	4	1	3	4	4	1
Pupillen erweitert	3	3	4	4	4	4	4	2
Muskeln schlaff	3	3	1	0	4	3	0	0
< während dem Schlafen	4	3	4	4	2	3	4	4
< nach dem Schlafen	3	3	4	3	2	1	4	3
Schwitzen kalt	3	0	1	4	1	2	1	1
Ausstrecken der Glieder	0	0	0	0	3	0	2	1
Verstopfung	4	3	4	2	4	2	2	1
Stuhl scharf	0	0	0	0	1	0	0	2
Gegenpolsymptome								
Pupillen verengt	0	0	1	0	1	1	2	0
Muskeln straff	0	0	0	0	0	0	0	0
> während dem Schlafen	0	0	0	0	0	0	0	0
> nach dem Schlafen	0	0	0	0	1	0	0	0

(polare Symptome blau)

Die Repertorisation ergibt *Calcarea carbonica* als einziges Arzneimittel, das alle Symptome abdeckt und auch eine ansprechende Polartitätsdifferenz aufweist, obschon nur vier polare Symptome vorliegen. Differenzialdiagnostisch kommt allenfalls noch *Magnetis poli ambo* in Frage. Hier fehlt lediglich die Muskelhypotonie, die als unterliegendes Konstitutionsmerkmal vorhanden ist und sich durch die Anfälle lediglich verstärkt.

Doppelter Materia medica-Vergleich

Materia-medica-Vergleich für Calcarea carbonica (*Der Neue Clarke*, Band 2, S. 866f.)

Allgemeines: Epileptische Krämpfe, auch nachts, mit Schreien und Jauchzen. Zittern am ganzen Körper.

Materia-medica-Vergleich für Magnetis poli ambo (*Der Neue Clarke*, Band 6, S. 3206f.)

Allgemeines: Erschütterungen durch den ganzen Körper, wie Schreck oder Stöße, durch die dieser gewaltsam auf und niedergebogen wird, zuweilen mit Verlust des Bewusstseins.

Vergleich der charakteristischen Symptome von Calcarea carbonica und Magnetis poli ambo (→ Materia medica, Seiten 209 und 268): Der Vergleich der Geniussymptome beider Mittel spricht eher für *Calcarea carbonica* als für *Magnetis poli ambo*.

Mittelgabe und Verlauf

Johanna erhält nun im Anschluss an die Fallaufnahme eine Dosis *Calcarea carbonica C 200*.

Etwa zwei Wochen lang treten die Anfälle häufiger und stärker auf, danach erfolgt eine kontinuierliche Reduktion der Krampftätigkeit. Nach vier Wochen ist das Kind anfallsfrei, und ist es seither geblieben. Außerdem beginnt das Mädchen wieder zu lachen und holt in seiner psychomotorischen Entwicklung auf. Es kann jetzt alleine sitzen, dreht sich vom Bauch auf den Rücken, und ist nach den Worten der Eltern „ein anderes Kind".

Nach ca. drei Monaten erhält es die nächsthöhere Dosis *Calcarea carbonica*, weil sie wieder unruhiger schläft als zuvor. Auch diese Störung verschwindet wieder. Das erste Kontroll-EEG erfolgt vier Monate nach Beginn der Behandlung. Der Neurologe schreibt in seinem Bericht:

„Recht gut ausgebildetes Einschlaf- und Schlaf-EEG (Stadien B1-D) eines zwölf Monate alten Kindes. Besonders im Schlafstadium C findet man noch bilaterale Episoden mit hypersynchronen Elementen; im übrigen ist die vorgängig festgestellte Pathologie fast völlig verschwunden. Keine Seitenunterschiede.

Ich habe das erste EEG vom [...] nochmals selbst durchgesehen und würde den damaligen Befund als Hypsarrhythmie beurteilen. Umso erstaunlicher ist die spontane klinische und elektroencephalographische Besserung."

Johanna ist seither anfallsfrei.

Anmerkungen

- In diesem Falle konnte von dem günstigen Umstand profitiert werden, dass die Patientin noch nicht mit Antiepileptika anbehandelt war und damit eine gänzlich unverfälschte Symptomatik zeigte, die zudem von den Eltern sehr gut beobachtet worden war.
- Die Symptomatik vor und nach dem Anfall sowie die Intervallsymptome sind für die Mittelbestimmung oft hilfreicher als die Anfallssymptomatik selbst, mit der in der Regel nur der Anfall, aber nicht das Anfallsleiden behandelt werden kann.
- Der letzte Satz des Neurologen in der Beurteilung des Kontroll-EEG's ist die schulmedizinisch übliche Interpretation einer erfolgreichen homöopathischen Behandlung.

4.2.10 Psychosomatische Erkrankungen

Indikationen

- Psychosoziale Probleme in Familie und Schule, sofern kein ADS/ADHS vorliegt
- Angstzustände
- Prüfungsängste
- Depressionen
- Verhaltensstörungen
- Pubertätskrisen
- Psychogene Schmerzzustände (z.B. Kopfschmerzen, „Nabelkoliken")
- Andere psychosomatische Leiden

Resultate der Evaluationsphase

Patient	Diagnose	Verordnung	Besserung
1.	Angstzustände	Lycopodium clavatum C 200	95%
2.	Pubertätskrise	Lycopodium clavatum C 200	75%
3.	Angstzustände	Silicea terra C 200	70%
4.	Trennungsängste	Calcarea caronica C 200	0%
5.	Prüfungsangst	Ignatia amara C 200	90%
6.	Psychosoziale Schulprobleme	Natrium muriaticum C 200	90%
7.	Angstzustände	Silicea terra C 200	90%
8.	Reaktive Depression	Ignatia amara C 200	95%
9.	Angstzustände	Hepar sulphuris C 200	0%
10.	Prüfungsangst	Chamomilla C 200	50%
11.	Verhaltensstörung	Sepia succus C 200	80%
12.	Reaktive Depression	Nux vomica C 200	60%
13.	Psychosoziale Schulprobleme	Opium C 200	100%
14.	Rez. Hyperventilationstetanie	Arsenicum album C 200	100%
15.	Angstzustände	Aconitum napellus C 200	90%
Besserung 50% und mehr nach zwei Monaten (13/15)			87%
Durchschittliche Besserung nach zwei Monaten (ohne Nichttreffer)			83%

Fragebogen für psychosomatische Erkrankungen

(Symptomenquelle: PB 2000)

Name, Vorname	**Datum**

Diagnose
(vom Arzt ausgefüllt)

Bitte unterstreichen Sie *nur* diejenigen *Veränderungen bei Krankheit*, die eindeutig sind (deutlich ausgeprägt oder öfters auftreten) und der *jetzigen Lebensphase* zugehören. Arbeiten Sie bitte sehr sorgfältig, denn davon hängt Ihre Genesung ab!

Die Formulierung „verschlimmert“ kann auch die Ursache einer Krankheit beschreiben oder die Bedeutung von „schmerzhaft“ haben. (Polare Symptome blau)

Ursache der Erkrankung

(freie Formulierung): ....

....

Grundmodalitäten

- Verlangen nach Bewegung/Abneigung
- Bewegen verschlimmert/bessert
- Anstrengung körperlich verschlimmert/bessert
- Ruhe verschlimmert/bessert
- Liegen verschlimmert/bessert
- Vor dem Schlaf schlimmer/besser
- Nach dem Schlaf schlimmer/besser
- Kälte verschlimmert/bessert
- Wärme verschlimmert/bessert
- Warmeinhüllen verschlimmert/bessert
- Entblößen verschlimmert/bessert
- Verlangen nach frischer Luft/Abneigung
- Im Freien schlimmer/besser
- Im Zimmer verschlimmert/bessert
- Wetter kalt verschlimmert/bessert
- Wetter warm verschlimmert/bessert
- Licht verschlimmert/bessert
- Dunkelheit verschlimmert/bessert

Lokale Modalitäten, Empfindungen und Befunde

Allgemeines

- Berührung verschlimmert/bessert
- Sprechen verschlimmert
- Weinen verschlimmert
- Essen verschlimmert danach/bessert
- Trinken warmes verschlimmert/bessert
- Trinken kaltes verschlimmert/bessert
- Verlangen nach Wein
- Alkohol verschlimmert
- Libido erhöht/vermindert
- Musik verschlimmert
- Regelblutung verschlimmert vorher/bei Eintritt/während/nachher
- Schwindel
- Trunkenheitsgefühl

Gemütssymptome

- Traurigkeit/Fröhlichkeit ungewöhnlich
- Gereiztheit/Sanftheit ungewöhnlich
- Alleinsein verschlimmert/bessert
- Gesellschaft verschlimmert/bessert
- Denken an Beschwerden verschlimmert
- Gemütsbewegung verschlimmert
- Ärger verschlimmert
- Ärger mit Angst verschlimmert
- Ärger mit Heftigkeit verschlimmert
- Ärger mit Schreck verschlimmert
- Ärger mit stillem Verdruss verschlimmert
- Kummer verschlimmert
- Kränkung verschlimmert
- unglückliche Liebe verschlimmert
- Menschenüberfüllte Räume verschlimmern
- Angst/Schreck/Furcht verschlimmert
- Trost verschlimmert
- Zorn verschlimmert
- Angegriffenheit des Gemüts
- Angst, Furcht, Schreckhaftigkeit
- Benebelung
- Betäubung
- Delirien
- Stimmungsschwankungen
- Stolz, Hochmut
- Verdriesslichkeit
- Einbildungen, Halluzinationen, Zwangsvorstellungen
- Wahnvorstellungen
- Eingenommenheit
- Aufregung nervöse
- Boshaftigkeit
- Dreistigkeit
- Ernsthaftigkeit
- Gleichgültigkeit, Apathie, Desinteresse
- Hoffnungslosigkeit
- Hypochondrie
- Melancholie
- Misstrauen, Argwohn
- Nervenschwäche
- Selbstmordgedanken

Verstand und Gedächtnis

- Begreifen leichtes/schweres
- Anstrengung geistig verschlimmert/bessert
- Geistige Behinderung (Imbezilität)
- Zerstreutheit
- Gedächtnis lebhaft
- Gedächtnis schwach
- Gedächtnis verloren

Weitere, im Fragebogen nicht erwähnte Symptome
insbesondere natürliche Ursachen von *Verschlimmerungen und Besserungen* (freie Beschreibung):

Praxis

Fallbeispiel

Nina Z, 14-jährig

Diagnose: Rezidivierende Hyperventilationstetanien

Einige Monate vor Beginn der homöopathischen Behandlung begannen bei Nina, die mitten in der Pubertät steckte, Attacken von Atemnot mit Tachypnoe, Engegefühl und Schwindel, die sowohl in Ruhe als auch bei körperlicher Anstrengung auftraten. Die Anfälle dauerten jeweils 5 bis 10 Minuten und traten ohne klare Auslöser und auch ohne begleitende Dys- oder Parästhesien auf. Auffallend war eine saisonale Häufung im April/Mai, ohne dass andere Beschwerden, die auf eine Allergie hingewiesen hätten, beobachtet werden konnten. Da Allergien in der Familie gehäuft vorkommen, lag der Verdacht nahe, dass es sich um Asthma handeln könnte. Ein Therapieversuch mit einem Beta-2-Stimulator, der in einer anderen Praxis vorgenommen wurde, besserte die Symptomatik jedoch kaum.

Die Untersuchungsbefunde waren völlig unauffällig. Eine Allergieabklärung und eine Lungenfunktionsprüfung fielen normal aus, sodass vom untersuchenden Universitätskrankenhaus der Verdacht auf rezidivierende Hyperventilationstetanien geäußert wurde. Damit war auch die Indikation für eine homöopathische Behandlung klar.

Im **Fragebogen für psychosomatische Erkrankungen** unterstrich die Patientin lediglich die folgenden Symptome:

- Gereiztheit
- Anstrengung körperlich verschlimmert
- Kälte verschlimmert
- Ärger verschlimmert
- Denken an Beschwerden verschlimmert
- Als *Zusatzbemerkungen* fügte sie bei:
- Atmung seufzend
- Anfälle sind mit Angst verbunden
- Gefühl von Kälte
- Finger knacken
- Beine zittern
- verstärkte Müdigkeit
- Kontakt mit Pferden bessert

Im **Allgemeinen Fragebogen** wurden die überlappenden Symptome nochmals unterstrichen und die Anmerkung gemacht: Neigung zu Verrenkungen.

Die *zusätzliche Befragung* ergab des Weiteren die Symptome

- > Wärme
- > Warmeinhüllen

Dem Leser sei an dieser Stelle wiederum empfohlen, vor dem Weiterlesen eine Fallanalyse vorzunehmen und selbst zu einer Mittelwahl zu gelangen.

Fallanalyse nach Boger

Causa	< Ärger < Kälte < Anstrengung körperlich
Modalitäten	> Wärme > Warmeinhüllen (< Denken an Beschwerden)
Empfindungen und Befunde	Atem schnell Atem ängstlich Atem seufzend Zittern Kältegefühl äußerer Teile (Engegefühl) (Müdigkeit) (Schwindel)
Gemüt	< Gereiztheit

Die Symptome Knacken der Finger und Neigung zu Verrenkungen sind Folge einer konstitutionellen Muskelhypotonie und haben nichts mit der aktuellen Symptomatik zu tun.

Repertorisation (PB 2000)

Arzneimittel	Acon	Ars	Ign	Bry	Puls	Lach	Nux-v	Bell
Anzahl der Treffer	1	11	11	11	11	11	10	10
Summe der Grade	32	29	29	28	25	17	30	29
Polaritätsdifferenz	**12**	**20**	**2**	**9**	**-5**	**5**	**16**	**9**
Patientensymptome								
< Ärger	4	3	5	3	3	2	4	5
< Kälte	3	4	3	2	1	2	4	3
< Anstrengung körperlich	3	4	1	4	1	1	3	0
> Wärme	3	4	3	2	1	2	4	3
> Warmeinhüllen	1	3	1	1	1	2	3	2
Atem schnell	4	3	3	3	3	1	3	4
Atem ängstlich	4	2	3	3	4	2	2	3
Atem seufzend	3	1	2	2	1	1	1	1
Zittern	2	2	2	3	4	1	2	3
Kältegefühl äuss. Teile	1	1	2	2	3	1	0	2
Gereiztheit	4	2	4	3	3	2	4	3
Gegenpolsymptome								
> Kälte	1	0	1	1	4KI	1	1	1
> Anstrengung körperlich	0	0	3KI	0	0	0	0	0
< Wärme	1	0	1	1	4KI	1	1	1
< Warmeinhüllen	3KI	0	2	1	2	1	1	0
Atem langsam	1	0	3	3	1	2	2	4
Sanftheit	0	0	3	0	4KI	0	0	0

(polare Symptome blau)

Aufgrund dieser Repertorisation kommt in erster Linie *Arsenicum album*, als zweites Mittel eventuell auch *Nux vomica* in Frage. *Lachesis* mit seiner geringen Polaritätsdifferenz ist unwahrscheinlich. Die Nachfrage, ob die Patientin bei diesen Anfällen lieber alleine sei, oder ob sie gerne jemanden bei sich haben möchte, bejaht sie mit den Worten, dass Gesellschaft und Zuspruch ihr dann gut täten. (Sie hatte das auch schon verschlüsselt geäußert mit der Anmerkung „Kontakt zu Pferden bessert".)

Doppelter Materia-medica-Vergleich

Materia-medica-Vergleich für Arsenicum album (*Der Neue Clarke*, Band 1, S. 453)

Brust: Kurzatmigkeit, erschwerte Atmung, Würgegefühl, quälende Angst, Körper kalt. Brustbeklemmung, schweres Atmen beim Steigen, besonders der Treppe. Zusammenschnüren der Brust, auch mit Angst.

Materia-medica-Vergleich für Nux vomica (*Der Neue Clarke*, Band 7, S. 3827)

Brust: Schwierige Atmung, kurzer Atem, asthmatische Zusammenschnürung und Beklemmung der Brust, < nachts und morgens, oder abends im Bett, sowohl im Liegen, als auch beim Steigen oder Gehen nach dem Mittagessen, oft mit Würgen, Angst, Druck im Epigastrium.

Zusammenschnüren der Brust, besonders der unteren Teile, vorzüglich beim Bewegen, Gehen und Aufwärtssteigen.

Vergleich der charakteristischen Symptome von Arsenicum album und Nux vomica (→ Materia medica, Seiten 191 und 288): Der Vergleich der Geniussymptome beider Mittel spricht deutlich eher für *Arsenicum album* als für *Nux vomica*.

Mittelgabe und Verlauf

Nina erhielt eine Dosis *Arsenicum album C 200*. Innerhalb der nächsten zwei Wochen wurden die Anfälle immer seltener, danach traten keine Hyperventilationstetanien mehr auf. Gleichzeitig wurde das Mädchen viel zugänglicher und machte einen Reifungsschub durch, der alle überraschte.

Beobachtungszeit: 2 Jahre.

Anmerkungen

- Die Hauptschwierigkeit dieses Falles liegt in der äußerst knappen Berichterstattung durch die Patientin, eine Berichterstattung, zu der auch deren Mutter kaum etwas beiträgt. Die Patientin hat spontan lediglich drei polare Symptome übermittelt, fünf wären ein Minimum für eine aussagekräftige Polaritätsanalyse. Durch ein zusätzliches Ergänzen der Grundmodalitäten bei der Besprechung der Symptome und ein Einfühlen in die Problematik der Patientin kann dieser Mangel an Symptomen nicht selten entschärft werden.

4.2.11 Schlafstörungen

Indikationen

- Medizinisch bedingte Ein- und Durchschlafstörungen
- Angststräume
- Pavor nocturnus

Gewohnheitsmäßige Schlafstörungen ohne medizinische Ursache sind in der Regel ein pädagogisches Problem, das erzieherisch angegangen werden muss. Entsprechende Anleitungen finden Eltern z.B. in dem Buch *Jedes Kind kann schlafen lernen* (Kast und Morgenroth, 1995).

Resultate der Evaluationsphase

Patient	Diagnose	Verordnung	Besserung
1.	Durchschlafstörung	Pulsatilla pratensis C 200	0%
2.	Pavor nocturnus	Phosphorus C 200	0%
3.	Pavor nocturnus	Calcarea carbonica C 200	50%
4.	Angstträume	Calcarea carbonica C 200	100%
5.	Ein- und Durchschlafstörung	Pulsatilla pratensis C 200	100%
6.	Einschlafstörung	Calcarea carbonica C 200	60%
7.	Ein- und Durchschlafstörung	Arsenicum album C 200	85%
8.	Durchschlafstörung	Cyclamen europeum C 200	80%
9.	Durchschlafstörung	Asarum europeum C 200	100%
10	Pavor nocturnus	Alumina C 200	70%
11.	Pavor nocturnus	Calcarea carbonica C 200	100%
Besserung 50% und mehr nach zwei Monaten (9/11)			81%
Durchschnittliche Besserung nach zwei Monaten (ohne Nichttreffer)			84%

Praxis

Fragebogen für Schlafstörungen

(Symptomenquelle: PB 2000)

Name, Vorname	**Datum**

Diagnose
(vom Arzt ausgefüllt)

Bitte unterstreichen Sie *nur* diejenigen *Veränderungen bei Krankheit*, die eindeutig sind (deutlich ausgeprägt oder öfters auftreten) und der *jetzigen Lebensphase* zugehören. Arbeiten Sie bitte sehr sorgfältig, denn davon hängt Ihre Genesung ab!

Die Formulierung „verschlimmert" kann auch die Ursache einer Krankheit beschreiben oder die Bedeutung von „schmerzhaft" haben. (Polare Symptome blau)

Ursache der Erkrankung

(freie Formulierung): ....

....

Grundmodalitäten

- Anstrengung geistig verschlimmert/bessert
- Anstrengung körperlich verschlimmert/bessert
- Kälte verschlimmert/bessert
- Wärme verschlimmert/bessert
- Wetter kalt verschlimmert/bessert
- Wetter warm verschlimmert/bessert
- Einhüllen verschlimmert/bessert
- Entblößen verschlimmert/bessert
- Frische Luft verschlimmert/bessert
- Licht verschlimmert/bessert
- Dunkelheit verschlimmert/bessert

Lokale Modalitäten, Empfindungen und Befunde

Allgemeines

- Berührung verschlimmert/bessert
- Reiben, massieren verschlimmert/bessert
- Nach Trinken verschlimmert/gebessert
- Trinken kaltes Wasser verschlimmert/bessert
- Nüchternheit verschlimmert/bessert
- Essen verschlimmert/bessert
- Essen satt (viel) verschlimmert/bessert
- Essen Kaltes verschlimmert/bessert
- Trinken Alkohol verschlimmert
- Essen Warmes verschlimmert/bessert
- Essen Fettes verschlimmert
- Essen Fleisch verschlimmert
- Hunger verschlimmert
- Zahnen verschlimmert
- Schnupfen verschlimmert
- Schlafmangel verschlimmert
- Schwangerschaft verschlimmert
- Regelblutung verschlimmert vorher/bei Eintritt/während/danach
- Bei alten Menschen verschlimmert
- Vollmond verschlimmert
- Neumond verschlimmert

Schlaf

- Vor dem Schlafen verschlimmert
- Zu Beginn des Schlafes verschlimmert
- Während des Schlafes verschlimmert
- Beim Erwachen verschlimmert/gebessert
- Spätes Einschlafen
- Einschlafen verhindert durch Beschwerden
- Einschlafen unmöglich nach Erwachen
- Erwachen zu früh
- Erwachen häufig nachts
- Schlaf ängstlich/tief/komatös/zu lang/unerquicklich/unruhig
- Schlaflosigkeit allgemein/vor Mitternacht/nach Mitternacht
- Schlaflosigkeit mit Schläfrigkeit
- Schlaflosigkeit veranlassende Beschwerden
- Schläfrigkeit tagsüber/morgens/vormittags/nachmittags/abends
- Schläfrigkeit veranlassende Beschwerden
- Schlafsucht
- Schlaftrunkenheit
- Gähnen
- Gähnen krampfhaft
- Gähnen ohne Schläfrigkeit
- Herzklopfen
- Herzklopfen mit Angst
- Atmen ängstlich

Träume (nur Träume, die sich wiederholen, sind relevant)

- Träume ängstlich
- Träume ängstlich von Dieben/Fallen/Feuer/Krankheiten/Streit/Tieren/Toten/Unglücksfällen/Verlegenheit/Wasser
- Träume ärgerlich
- Träume angenehm
- Träume lustig/verliebt/schwärmerisch
- Träume anhaltend
- Träume fortdauernd nach Erwachen
- Träume geistesanstrengend/verworren
- Wachträume

Schlaflage

- Liegen auf Rücken verschlimmert/bessert
- Liegen auf Seite verschlimmert/bessert
- Beine angezogen
- Kopf rückwärts gebeugt
- Rückenlage
- Seitenlage
- Sitzend

Gemüt

- Gemütsbewegung/Aufregung verschlimmert
- Ärger verschlimmert
- Kummer verschlimmert
- Beleidigung/Kränkung verschlimmert
- Zorn verschlimmert
- Angst/Furcht/Schreck verschlimmert

Weitere, im Fragebogen nicht erwähnte Symptome
insbesondere natürliche Ursachen von *Verschlimmerungen und Besserungen* (freie Beschreibung):

Praxis

Fallbeispiel

Silvia J., 9-jährig

Diagnose: Chronische Einschlafstörung mit Ängsten

Silvia leidet seit dem 5. Lebensjahr an einer schweren Einschlafstörung, verursacht durch die fixe, angstvolle Vorstellung, es befänden sich Schlangen unter ihrem Bett. Besonders nach Tagen, an denen nicht alles rund lief, oder nach aufregenden Fernsehfilmen kann sie vor Mitternacht nicht einschlafen. Sie beansprucht dann intensiv ihre Eltern, was diese wiederum an die Grenzen ihrer Kräfte bringt. Wegen des daraus resultierenden Schlafmangels ist sie auch tagsüber schläfrig und ihre Schulleistungen leiden darunter. Als Nebenbeschwerde hat sie immer wieder Kopfschmerzen, die regelmäßig nach dem Turnen auftreten, wenn sie viel rennen musste.

Der *Status* des Kindes ist unauffällig.

Im **Fragebogen für Schlafstörungen** unterstreichen die Eltern folgende Symptome:

- Einschlafen spät
- Schlaflosigkeit vor Mitternacht
- Träume ängstlich
- < Dunkelheit
- < Alleinsein
- < Lärm
- < Wärme
- > Frische Luft
- < Liegen auf Rücken
- > Liegen auf Seite
- > Reiben/Massieren
- > Essen nachher
- Schläfrigkeit tagsüber

Anmerkung: Lesen von gruseligen Geschichten, Filme und unharmonischer Tagesablauf verschlimmern.

Im **Allgemeinen Fragebogen** unterstreichen die Eltern folgende Symptome:

- Hautausschlag trocken (Sonnenallergie)
- < Sonneneinstrahlung

Anmerkung: Ursache der Kopfschmerzen: Laufen (Turnen in der Halle, Herumrennen)

Die *zusätzliche Befragung* ergibt, dass Bewegungsmangel das Schlafproblem verschlimmere, ebenso ein zu warmes Zimmer. Silvia sei auch allgemein ein sehr sanftes Kind.

Dem Leser sei an dieser Stelle wiederum empfohlen, vor dem Weiterlesen eine Fallanalyse vorzunehmen und selbst zu einer Mittelwahl zu gelangen.

Fallanalyse nach Boger

Causa	< Gemütsbewegung
Modalitäten	< Zimmer warm > frische Luft < Liegen auf dem Rücken > Liegen auf der Seite > Reiben, Massieren > Essen danach < Laufen (< Dunkelheit) (< Allein) (< Lärm)
Empfindungen und Befunde	Einschlafen spät Schlaflosigkeit vor Mitternacht Träume ängstlich Schläfrigkeit tagsüber (Hautausschlag, < durch Sonnenlicht)
Gemüt	(Sanftheit)

Zur Erklärung der Symptomenauswahl für die Repertorisation sei auf die Anmerkungen verwiesen.

Repertorisation (PB 2000)

Arzneimittel	Iod	Alum	Cupr	Phos	Laur	Croc	Sabin	Arn
Anzahl der Treffer	7	12	6	12	10	6	8	12
Summe der Grade	20	23	15	40	21	16	15	24
Polaritätsdifferenz	**14**	**11**	**10**	**10**	**9**	**8**	**8**	**6**
Patientensymptome								
< Gemütsbewegung	0	1	2	3	1	1	0	1
< Zimmer warm	4	3	0	2	1	4	4	1
> Frische Luft	2	4	0	3	4	4	4	2
< Liegen auf dem Rücken	3	1	3	4	0	0	0	1
> Liegen auf der Seite	2	1	2	3	0	0	0	2
> Reiben, massieren	0	3	0	4	2	0	1	3
> Essen danach	5	1	3	3	3	0	0	1
< Laufen	2	1	3	2	1	1	2	3
Einschlafen spät	0	2	0	4	2	0	1	2
Schlaflosigkeit v. Mittern.	0	2	0	4	2	0	1	2
Träume ängstlich	2	2	0	4	2	2	1	4
Schläfrigkeit tagsüber	0	2	2	4	3	4	1	2
Gegenpolsymptome								
> Zimmer warm	0	0	0	0	0	0	0	0
< Frische Luft	1	1	0	1	1	0	1	1
> Liegen auf dem Rücken	0	0	0	1	0	0	0	2
< Liegen auf der Seite	0	0	0	4(KI)*	0		0	1
< Reiben, massieren	0	0	1	1	0	0	0	1
< Essen danach	3	2	0	4(KI)*	1	1	2	2
> Laufen	0	0	0	0	0	0	0	0

(polare Symptome blau)

Elf Arzneimittel decken alle Symptome ab, aber nur vier weisen keine oder nur *relative Kontraindikationen* (KI)* (siehe Anmerkungen) auf: *Alumina, Phosphorus, Arnica montana* und *Natrium carbonicum.*

Doppelter Materia-medica-Vergleich

Materia-medica-Vergleich für Alumina
(*Der Neue Clarke*, Band 1, S. 169f.)

Schlaf: Einschlafen lange verhindert wegen häufiger Phantasiebilder, abends bis Mitternacht. Unruhe in den Gliedern oder Schwere in den Armen. Viele Träume in der Nacht, besonders ängstliche, mit Todesfurcht nach dem Erwachen [...]. Tiefer fester Schlaf, besonders gegen Morgen, schwieriges Munterwerden am Morgen mit Mattigkeit, Müdigkeit und Gähnen.

Materia-medica-Vergleich für Phosphorus
(*Der Neue Clarke*, Band 7, S. 4240f.)

Schlaf: Spätes Einschlafen abends, und nächtliche Schlaflosigkeit oder öfters Erwachen, mit schwierigem Wiedereinschlafen, wegen Unruhe, Angst, Hitze [...]. Er liegt abends sehr lange im Bett, ehe er einschläft. Er kann vor Mitternacht nicht einschlafen, es treibt ihn aus dem Bett, und erst wenn er sich dann wieder legt, schläft er ein. Ängstlicher Traum, von beißenden Tieren, sie schrie auf und erwachte sehr geängstigt. Große Schläfrigkeit am Tage, wie Schlafsucht.

Vergleich der charakteristischen Symptome von Alumina und Phosphorus (→ Materia medica, Seiten 177 und 296): Der Vergleich der Geniussymptome beider Mittel lässt keine sicheren Schlüsse für das eine oder andere zu.

Mittelgabe und Verlauf

Silvia erhielt wegen der relativen Kontraindikationen bei *Phosphorus* und aufgrund des Materia-medica-Vergleichs zum Hauptsymptom Einschlafstörung eine Dosis *Alumina C 200*. Zwei Monate später berichten Mutter und Kind, die Ängste seien verschwunden, sie habe aber immer noch etwas Mühe einzuschlafen. Insgesamt sei aber eine deutliche Besserung eingetreten, die sie mit 70% beziffern. Es folgt eine Dosis *Alumina C 1000*.

Daraufhin kommt es zu einer weiteren Besserung, die vorsichtig auf 80% geschätzt wird, und Silvia kann jetzt auch gut einschlafen. Eine nochmalige Gabe von *Alumina*, jetzt in der Potenz *XM*, bringt die langjährige Problematik vollends zum Verschwinden. Beobachtungszeit: 2 Jahre.

Anmerkungen

- Die Verschlimmerungen durch Dunkelheit, Alleinsein und Lärm werden aus der Repertorisation weggelassen, weil sie bei Schlafstörungen von Kindern eine Selbstverständlichkeit sind. Da die Sonnenallergie ein Nebensymptom auf der Körperoberfläche ist (also ein „oberflächliches" Symptom) und < *durch Sonnenlicht* die Mittelwahl unzulässig stark eingrenzen würde, werden diese Symptome ebenfalls weggelassen. Die Sanftheit Silvias ist ein Wesenzug und kein Symptom und darf daher nicht in die Repertorisation einfließen.
- *Eine relative Kontraindikation* (KI) liegt dann vor, wenn sowohl das Patientensymptom wie auch das Gegenpolsymptom im Geniusbereich liegen, das Patientensymptom drei- oder vierwertig ist, das Gegenpolsymptom aber noch einen Punkt höher bewertet wird, also vier- oder fünfwertig ist. In diesem Falle dürfen Arzneimittel mit einer (relativen) Kontraindikation, wie hier Phosphorus, nicht einfach aus der Differenzialdiagnose ausgeschlossen werden. Der Materia-medica-Vergleich entscheidet über die Mittelwahl (→ Kapitel 1). Aufgrund der höheren Polaritätsdifferenzen sind also insbesondere *Alumina* und *Phosphorus* in Betracht zu ziehen.

4.2.12 Urologische Erkrankungen

Indikationen

- Rezidivierende Harnwegsinfekte
- Infektprophylaxe bei vesico-urethralem Reflux
- Reizblase
- Enuresis nocturna und diurna
- Andere urologische Erkrankungen

Resultate der Evaluationsphase

Patient	Diagnose	Verordnung	Besserung
1.	Reizblase	Lycopodium clavatum C 200	100 %
2.	Enuresis nocturna	Lycopodium clavatum C 200	0 %
3.	Enuresis nocturna	Hepar sulphuris C 200	75 %
4.	Enuresis nocturna	Mercurius solubilis C 200	0 %
5.	Enuresis nocturna	Sulphur lotum C 200	100 %
6.	Enuresis nocturna	Veratrum album C 200	0 %
7.	Reizblase	Helleborus niger C 200	0 %
8.	Reizblase, Enuresis nocturna	Capsicum annuum C 200	100 %
9.	Zystitiden bei vesico-urethralem Reflux	Thuja occidentalis C 200	80 %
10.	Reizblase	Arnica montana C 200	80 %
11.	Reizblase	Scilla maritima C 200	100 %
12.	Pollakisurie	Iodum C 200	95 %
Besserung 50 % und mehr nach zwei Monaten (8/12)			67 %
Durchschnittliche Besserung nach zwei Monaten (ohne Nichttreffer)			91 %

Fragebogen für urologische Erkrankungen

(Symptomenquelle: PB 2000)

Name, Vorname	**Datum**

Diagnose
(vom Arzt ausgefüllt)

Bitte unterstreichen Sie *nur* diejenigen *Veränderungen bei Krankheit*, die eindeutig sind (deutlich ausgeprägt oder öfters auftreten) und der *jetzigen Lebensphase* zugehören. Arbeiten Sie bitte sehr sorgfältig, denn davon hängt Ihre Genesung ab!

Die Formulierung „verschlimmert“ kann auch die Ursache einer Krankheit beschreiben oder die Bedeutung von „schmerzhaft“ haben. (Polare Symptome blau)

Ursache der Erkrankung

(freie Formulierung): ....

....

Grundmodalitäten

- Bewegung verschlimmert/bessert
- Gehen verschlimmert/bessert
- Laufen verschlimmert/bessert
- Anstrengung körperlich verschlimmert/bessert
- In der Ruhe verschlimmert/gebessert
- Liegen verschlimmert/bessert
- Sitzen verschlimmert/bessert
- Stehen verschlimmert/bessert
- Wärme verschlimmert/bessert
- Einhüllen verschlimmert/bessert
- Entblößung verschlimmert/bessert
- Kälte verschlimmert/bessert

Lokale Modalitäten, Empfindungen und Befunde

Allgemeines

- Kaltwerden verschlimmert/bessert
- Feuchtes Wetter verschlimmert/bessert
- Kaltes Wetter verschlimmert/bessert
- Feucht-kaltes Wetter verschlimmert
- Trocken-kaltes Wetter verschlimmert
- Winter verschlimmert
- Temperaturwechsel verschlimmert
- Erkältung verschlimmert
- Liegen auf Rücken verschlimmert/bessert
- Liegen auf Seite verschlimmert/bessert
- Sitzen krumm verschlimmert/bessert
- Sitzen aufrecht verschlimmert/bessert
- Lagewechsel verschlimmert/bessert
- Berührung verschlimmert/bessert
- Druck äußerer verschlimmert/bessert
- Reiben massieren verschlimmert/bessert
- Essen Kaltes verschlimmert/bessert
- Essen Warmes verschlimmert/bessert
- Trinken Kaltes verschlimmert/bessert
- Trinken Alkohol verschlimmert

Urologie

- Harnabgang gering/viel
- Harnabgang oft/selten
- Harnabgang tropfenweise/unterbrochen/verhalten
- Harnabgang unwillkürlich tags/nachts
- Harndrang
- Harndrang vergeblich
- Harnbeschaffenheit blass/blutig/dunkel/eitrig/eiweißhaltig/flockig/grünlich/heiß/milchfarbig/scharf/schleimig/trüb/trüb werdend/zuckerhaltig
- Bodensatz allgemein/blutig/eitrig/faserig/gelb/lehmartig/mehlartig/rötlich/sandig/schleimig/weißlich/wolkig
- Harnen verschlimmert vorher/während/nachher
- Kalte Füße verschlimmern
- Husten verschlimmert
- Kleiderdruck verschlimmert
- Kleiderlösen bessert
- Schlaf fester, tiefer

Andrologie

- Geschlechtstrieb stark/schwach
- Sexualleben exzessives/Masturbation verschlimmert
- Unterdrücktes Sexualleben verschlimmert
- Erektion zu oft (Priapismus)
- Beischlaf verschlimmert während/nachher
- Prostatasekretion
- Samenerguss unfreiwillig (Pollutionen)
- Geschlechtsvermögen schwach
- Impotenz

Gemüt

- Gemütsbewegung verschlimmert
- Kummer/Ärger/Zorn/Kränkung verschlimmert
- Schreck, Angst, Furcht verschlimmert
- unglückliche Liebe verschlimmert

Weitere, im Fragebogen nicht erwähnte Symptome
insbesondere natürliche Ursachen von *Verschlimmerungen und Besserungen* (freie Beschreibung):

Praxis

Fallbeispiel

Jana B., 10-jährig

Diagnose: Chronische Reizblase

Jana ist ein sehr sensibles Kind, das auf jede Aufregung mit einer Pollakisurie reagiert. In der Schule rennt sie in jeder Pause zur Toilette, und wenn sie von zu Hause weggeht oder wieder nach Hause kommt, passiert dasselbe. Nach dem Wasserlösen hat sie das Gefühl, die Blase sei nicht leer, und geht deswegen gleich wieder. Dies führt zu einer lokalen Reizung mit Vulvitis, unter der sie zusätzlich leidet. Häufig bestehe auch ein vergeblicher Harn- und Stuhldrang, wobei sie bis zu einer Stunde auf der Toilette sitzen kann. Bei starken Aufregungen kommt es zudem nicht selten zu Kopfschmerzen, Schwindel und Erbrechen. Steht hingegen keine Toilette zur Verfügung, so kann sie ohne weiteres spielen, als ob nichts wäre.

Der *Status* und die Urinkontrollen in der Praxis des Hausarztes sind mehrmals unauffällig ausgefallen.

Im **Fragebogen für urologische Erkrankungen** unterstreichen die Eltern die folgenden Symptome:

- Harnabgang gering
- Harnabgang oft
- Harndrang allgemein
- Harndrang vergeblich
- Stuhldrang vergeblich
- < Kummer
- <Ärger

Und im **Allgemeinen Fragebogen** werden zu den Kopfschmerzen folgende Angaben gemacht

- < Wärme
- < Einhüllen
- < Bewegung
- > Im Freien
- > Ruhe
- > Liegen

Die *ergänzende Befragung* ergibt, dass alles bessert, was von Aufregungen ablenkt. Jana sei sehr heißblütig veranlagt und wolle sich immer entblößen. Sie esse auch viel und bleibe dabei völlig schlank.

Dem Leser sei an dieser Stelle wiederum empfohlen, vor dem Weiterlesen eine Fallanalyse vorzunehmen und selbst zu einer Mittelwahl zu gelangen.

Fallanalyse nach Boger

Causa	Aufregung nervös (< Kummer, < Ärger)
Modalitäten	< Wärme < Einhüllen < Bewegung > im Freien > Ruhe > Liegen
Empfindungen und Befunde	Harnabgang gering Harnabgang oft Harndrang allgemein Harndrang vergeblich Stuhldrang vergeblich
Gemüt	(siehe Causa)

Repertorisation (PB 2000)

Arzneimittel	Phos	Sulph	Acon	Iod	Calc	Verat	Rhus	Lach
Anzahl der Treffer	12	12	12	12	12	12	12	12
Summe der Grade	28	28	26	6	23	22	21	18
Polaritätsdifferenz	**9**	**4**	**2**	**16**	**7**	**1**	**-15**	**-4**
Patientensymptome								
Aufregung nervös	2	2	3	3	2	2	2	1
< Wärme	1	2	1	4	1	1	1	1
< Einhüllen	2	2	3	3	3	3	1	1
< Bewegung	3	2	1	3	2	1	1	1
> im Freien	3	2	3	2	1	2	1	3
> Ruhe	3	1	1	3	2	1	1	1
> Liegen	1	1	1	2	3	1	1	1
Harnabgang gering	3	3	3	2	1	3	1	1
Harnabgang häufig	2	2	1	1	2	1	4	3
Harndrang allgemein	3	4	3	1	2	2	3	2
Harndrang vergeblich	3	3	3	1	1	2	1	1
Stuhldrang vergeblich	2	4	3	1	3	3	4	2
Gegenpolsymptome								
> Wärme	2	3KI	3KI	0	1	1	4KI	2
> Einhüllen	1	0	1	0	0	0	4KI	2
> Bewegung	1	1	1	0	1	2	4KI	2
< im Freien	1	1	0	1	2	1	2	4(KI)
< Ruhe	1	1	1	0	1	2	4KI	2
< Liegen	1	2	1	1	1	2	4KI	2
Harnabgang viel	1	2	2	1	1	2	4KI	1
Harnabgang selten	1	1	3KI	1	1	2	0	1

(polare Symptome blau)

Neun Arzneimittel decken alle Symptome ab, davon vier ohne Kontraindikationen (*Iodum, Phosphorus, Calcarea carbonica, Veratrum album*, mit jeweils absteigender Polaritätsdifferenz).

Doppelter Materia-medica-Vergleich

Materia-medica-Vergleich für Iodum (*Der Neue Clarke*, Band 4, S. 2386ff.)

Gemüt: Unruhe, die den Körper in beständiger Tätigkeit hält. Angegriffenheit des Gemütes und des Nervensystems. Ungemeine Aufregung des Nervensystems.

Harnorgane: häufiges Harnen, Absonderung von Harn hartnäckig unterdrückt. Unwillkürlicher Harnabgang.

Materia-medica-Vergleich für Phosphorus (*Der Neue Clarke*, Band 7, S. 4201 f.)

Gemüt: Angst und innere Unruhe, ohne erdenklichen Grund.

Harnorgane: Brennen in der Harnröhre mit Harndrang, abends. Steter Harndrang, doch gehen nur einige Tropfen ab, im Stehen, im Sitzen vergehend. Schneller, kaum aufzuhaltender Harndrang, früh. Öfters urinieren, aber wenig

Praxis

auf einmal. Schwieriger Abgang des Harns, als wäre ein Widerstand da. Alle Augenblicke stockt der Harn und will nicht fort; dabei Aufblähung.

Vergleich der charakteristischen Symptome von Iodum und Phosphorus (→ Materia medica, Seiten 252 und 296): Der Vergleich der Geniussymptome beider Mittel lässt keine sicheren Schlüsse für das eine oder andere zu.

Mittelgabe und Verlauf

Jana erhält aufgrund der höheren Polaritätsdifferenz eine Dosis *Iodum C 200*. Die Pollakisurie verschwindet damit sehr schnell, die Kopfschmerzen werden deutlich besser und sie wird ruhiger. Nach zwei Monaten beziffert die Mutter die Besserung mit 90%. Nach einer Dosis *Iodum C 500* verschwinden sämtliche Harnbeschwerden völlig, die Kopfschmerzen hingegen noch nicht. Es folgen weitere Dosen von *Iodum* in zweimonatigen Abständen in den Potenzen *M, XM und LM*, die Schließlich auch das Kopfweh zum Verschwinden bringen.

Anmerkungen

- Die Arzneimittelbestimmung erfolgte in diesem Falle besonders aufgrund der Modalitäten des Nebensymptoms Kopfschmerzen sowie des Eindrucks einer *allgemeinen nervösen Aufgeregtheit*, mit der die Symptome < *Kummer und* < *Ärger* zusammengefasst werden können. Die Harnwegssymptome sind, wie so oft, unergiebig. Der Materia-medica-Vergleich führt in diesem Fall nicht zu mehr Klarheit.
- Bei psychosomatischen Erkrankungen kann es, wie in diesem Fall, wichtig sein, die übermittelten Gemütssymptome möglichst unter einem Begriff zu subsumieren (zusammenzufassen) und erst dann in die Repertorisation einfließen zu lassen. Andernfalls besteht die Gefahr, das korrekte Arzneimittel aufgrund der unzuverlässigen subjektiven Symptome nicht zu treffen.

Materia medica

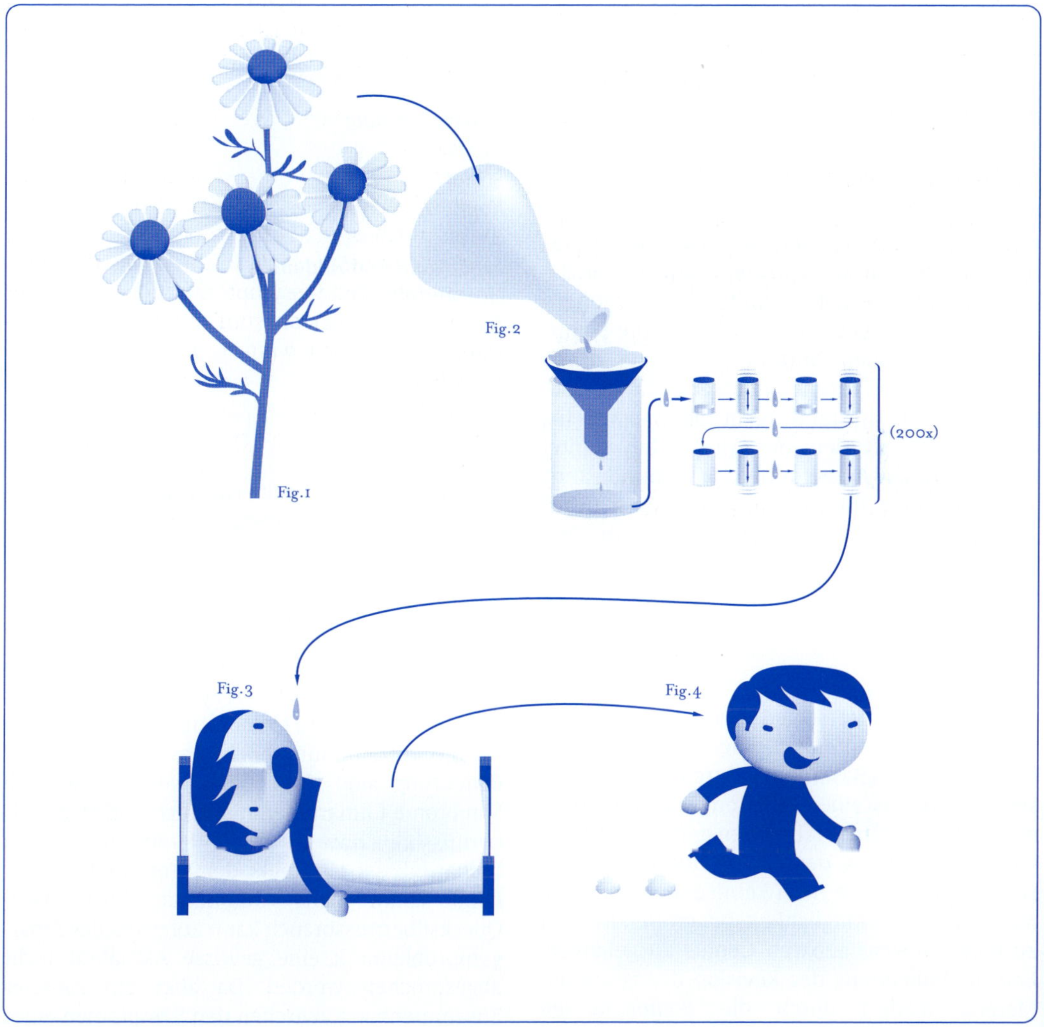

Vorgehen

In diesem Teil des Buches wird der Genius der 133 Arzneimittel des Bönninghausen Taschenbuchs 2000 erarbeitet. Geniussymptome sind, wie erwähnt, Symptome, die von verschiedenen Prüfern mehrfach beobachtet wurden, in verschiedenen Körperbereichen auftreten und sich deutlich kundtun. Die vorliegende Bearbeitung basiert auf Symptomen, die mittels klinischer Verifikation in die Symptomgrade drei bis fünf gesetzt wurden.

Nun besteht die Schwierigkeit, dass die Symptome von großen Arzneimitteln (also Mittel, die z.B. tausend oder mehr Symptome umfassen) in der Regel höher bewertet werden als die Symptome von kleinen Mitteln, weil jene durch umfangreichere Prüfungen besser bekannt sind. Damit dieser Umstand nicht allzu stark ins Gewicht fällt, wurden im vorliegenden Kapitel bei den großen Arzneimitteln (mit mindestens 75 Symptomen im vierten und fünften Grad) nur die vier- und fünfwertigen Symptome, bei den kleineren aber die drei-, vier- und fünfwertigen Symptome bearbeitet. So gelang es, auch den Genius großer Arzneimittel herauszukristallisieren.

Man kann gegen ein solches Vorgehen einwenden, dass der Unterschied zwischen drei- und vierwertigen Symptomen lediglich in der häufigeren klinischen Bestätigung durch Bönninghausen besteht. In einer anderen Praxis würden womöglich andere Erfahrungen gemacht, was zu einer Verfälschung des Genius führen könnte. Leider gibt es heute noch keine andere, *objektiv nachvollziehbare* Möglichkeit, bei großen Mitteln zu einem überschaubaren Genius zu gelangen. Erst die Vollendung der Revision der gesamten Materia medica durch die *Bönninghausen Arbeitsgemeinschaft* wird hier Abhilfe schaffen. Joseph C. Guernsey hat sich in seiner auf Bönninghausen basierenden Materia-medica-Bearbeitung von 1887 ebenfalls auf die vier- und fünfwertigen Symptome gestützt. Das gewählte Vorgehen kann deshalb zumindest medizinhistorisch gerechtfertigt werden (Guernsey, 1887).

Die Geniusbearbeitung gliedert sich in die folgenden Abschnitte:

In der *Einleitung* werden zu jedem Arzneimittel die wichtigsten Prüfer, die erste Veröffentlichung, die Anzahl der Symptome in *Bönninghausens Therapeutischem Taschenbuch 2000* und die zur Charakterisierung verwendeten Symptomgrade aufgeführt.

Danach erfolgt eine nach dem *Kopf-zu-Fuß-Schema* geordnete Auflistung der hochwertigen und besonderen Symptome:

Äußere Befunde
Gemüt
Schlaf
Kopf
Brust
Ernährung und Abdomen
Urogenitaltrakt
Bewegungsapparat
Haut
Modalitäten
Empfindungen
Besonderes

Weggelassen wurden die Lokalisationen und Seitenbeziehungen (weil diese in der Regel von geringer Bedeutung sind), konstitutionelle Merkmale wie die Haarfarbe, sowie die relativ unspezifischen Zeitmodalitäten < *morgens/vormittags/mittags/nachmittags/abends/nachts*. Ebenfalls weggelassen wurden die im heutigen Sprachgebrauch kaum mehr verständlichen Symptome Vollsaftigkeit, Leichdorne und Unterkötigkeitsschmerz, die für die Mittelfindung höchstens von marginaler Bedeutung sind. Schließlich werden auch die Symptome Chinarindenmissbauch und Quecksilbermissbrauch weggelassen. Der Missbrauch von Chinarinde ist ein Relikt der alten Medizin, das heute kaum mehr vorkommen dürfte. Dem Quecksilbermissbrauch kann aufgrund der Amalgamproblematik eine gewisse Aktualität nicht abgesprochen werden. Da aber ein kausaler Zusammenhang zwischen den Symptomen eines Patienten und einer Quecksilberbelastung durch Amalgam nur in den seltensten Fällen als gesichert gelten kann, ist die Verwendung dieses Symptoms in der Regel spekulativ.

Im letzten Abschnitt wird der *Genius des Arzneimittels* zusammengefasst, zunächst die typischen Krankheitssymptome, danach die wichtigsten Modalitäten. Damit kann nach den Hauptsymptomen eine zusätzliche Abstimmung des bestpassenden Arzneimittels vorgenommen werden (**Doppelter Materia-medica-Vergleich**).

Im Umgang mit der Materia medica ist es nach Auffassung des Autors von besonderer Bedeutung, sich von den herkömmlichen Arzneimittelbildern völlig zu lösen. Um einem Arzneimittel wirklich gerecht zu werden, sollte man es nicht auf bildhafte Aspekte reduzieren, denn dabei besteht die große Gefahr, dass Verordnungen nur aufgrund falscher Vorstellungen gemacht werden.

> Die Repertorisation der Modalitäten und polaren Symptome mit Bönninghausens Therapeutischem Taschenbuch (und seiner Software) können unter Einbeziehung der Polaritätsanalyse wie ein Navigationssystem, im besten Falle sogar wie die Blindfluginstrumente eines Piloten verwendet werden. Wenn die ausgewählten Symptome stimmen, führen sie mit großer Wahrscheinlichkeit zum richtigen Arzneimittel

Hahnemann sprach nicht umsonst an mehreren Stellen in seinen Schriften von einer mathematischen Sicherheit der Arzneimittelbestimmung. Sie kann aber nur dann erreicht werden, wenn man sich auch an das Leitwort des *Organon* hält: *Macht's nach, aber macht's genau nach.*

Die 133 Arzneimittel in Bönninghausens Therapeutischem Taschenbuch 2000

Bei 125 Arzneimitteln konnte aufgrund der im PB 2000 aufgeführten Symptome eine Geniusbestimmung vorgenommen werden. Acht Arzneimittel wiesen eine zu geringe Anzahl an Symptomen auf; deshalb musste bei *Apis mellifica, Bismuthum oxydatum, Bromium, Millefolium, Psorinum, Symphytum officinale, Tabacum* und *Viola odorata* auf die Geniusbestimmung verzichtet werden, bzw. sie war nur fragmentarisch möglich.

Da die Materica medica von Bönninghausen zum Teil in Begriffen verfasst wurde, die heute nicht mehr gebräuchlich sind, wurden die ursprünglichen Bezeichnungen innerhalb der Rubriken in die heute geläufige Form gebracht.

Hierzu eine kurze Liste der abgeänderten Bezeichnungen:

Brecherlichkeit	Brechreiz
Wabbelichkeit	Ohnmachtsartige Übelkeit
Weichlichkeitsgefühl	Ohnmachtsartige Schwäche
Fippern	Zittern
Adernklopfen	Pulsieren in den Adern
Mutterkrämpfe	Krämpfe des Uterus
Klamm	Krämpfe, krampfartige Schmerzen
Eingenommenheit	Benommenheit
Schwarze Schweißlöcher	Mitesser
Gliedschwamm	Gelenkschwellung ohne Rötung

Aconitum napellus

Aconitum napellus wurde von Hahnemann geprüft und in der *Reinen Arzneimittellehre* (Band 1, 1811) erstmals veröffentlicht. In *Bönninghausens Therapeutischem Taschenbuch 2000* ist das Arzneimittel mit 965 Symptomen aufgeführt, davon sind 105 Symptome im vierten und fünften Grad. Auf diesen basiert die vorliegende Charakterisierung.

Charakteristische Symptome

(polare Symptome blau)

Äußere Befunde: Gesichtsfarbe erysipelartig, rot, Blutandrang zu einzelnen Teilen

Gemüt: Gereiztheit, Traurigkeit, Ekstasen

Schlaf: Schlaf-wachender Zustand

Kopf: Lichtscheu

Brust: Atem schnell/ängstlich, Atemnot, Husten trocken, Herzklopfen/mit Angst, Puls hart/klein/schnell/unfühlbar/verändert/groß

Ernährung und Abdomen: Durst, Verlangen nach Bier

Urogenitaltrakt: Harn dunkel

Bewegungsapparat: Gelenke kraftlos, Muskeln straff

Haut: *Allgemein:* Erysipel, Masern, Röteln, Scharlach, Brennen, trockene Hitze mit Brennen in der Haut, *Hautausschlag* Friesel, *Hautgeschwüre* entzündet, Schweiß mit Neigung zu Entblößung

Modalitäten:

Verschlimmerungen: Hitze, Erhitzung, Erkältung, Liegen auf der Seite, beim Aufrichten, Schwindel, Ärger, Ärger mit Angst, Ärger mit Heftigkeit, Ärger mit Schreck, Schreck/Angst/Furcht, Lärm, Musik, beim Einatmen, beim Tiefatmen, Eintritt der Regelblutung, Schwangerschaft, Kindbettfieber (Endometritis), Masern, Röteln, Scharlach, rheumatische Fieber, Zahnen, Zahnungsfieber.

Besserung:

Empfindungen: Krankheitsgefühl, Verlangen zu Liegen, Abneigung gegen Bewegung, Ziehen in *äußeren Teilen*, Klopfen/Schweregefühl/Völlegefühl *innerer Teile*, Drücken wie von einer Last, Gefühl von Knistern, Kribbeln, Brennen/wehenartiger Schmerz, Frost mit Durst, Hitze äußerlich und innerlich, Hitze mit Angst, Hitze mit Durst, Hitze mit Neigung zu Entblößung, Fieber Frost mit Hitze/Frost dann Hitze

Besonderes: Erkältungsneigung, Blutwallung, Blutandrang zu einzelnen Teilen, Entzündungen der Schleimhäute/innerer Teile, Schwellung entzündliche, Ohnmacht, Schlaganfall

Genius

Verlangen zu Liegen/Abneigung gegen Bewegung, Gesicht rot, Fieber, äußerliche und innerliche Hitze/mit Angst, Hitze/Schweiß mit Neigung zu Entblößen, Atem schnell/ängstlich/Atemnot, Puls schnell/hart/groß aber auch klein/unfühlbar, Herzklopfen mit Angst, Klopfen/Pulsieren innerer Teile, Durst, Blutwallung/Blutandrang zu einzelnen Teilen, Entzündungen, Erysipel, Masern, Röteln, Scharlach.

< Hitze, < Ärger, < Angst/Furcht/Schreck, < Lärm/Musik, < Einatmen/Tiefatmen, < Schwangerschaft/Kindbettfieber, < Kinderkrankheiten, < Zahnen.

Agaricus muscarius

Agaricus muscarius wurde von Hahnemann geprüft und in den *Chronischen Krankheiten* (Band 2, 1828) erstmals veröffentlicht. In *Bönninghausens Therapeutischem Taschenbuch 2000* ist das Arzneimittel mit 623 Symptomen aufgeführt, davon sind 97 im dritten bis fünften Grad. Auf diesen basiert die vorliegende Charakterisierung.

Charakteristische Symptome

(polare Symptome blau)

Äußere Befunde:

Gemüt, Verstand: Aufgeregtheit, Ekstasen. *Sensorium:* Benebelung

Schlaf: Schläfrigkeit nachmittags, schlafwachender Zustand

Kopf: Trunkenheit, Sehschwäche, Mouches volantes, Schwarzwerden vor Augen

Brust: Puls aussetzend/ungleich

Ernährung und Abdomen: Hunger ohne Appetit, Schluckauf, Blähungen, Blähungsgetöse

Urogenitaltrakt: Harnbeschaffenheit blass

Bewegungsapparat: Ziehen in Knochen, Schlaffheit der Muskeln

Haut; Allgemein: Ablösungsgefühl der Haut, Hautfarbe rot, Empfindlichkeit der Haut, Frostbeulen. *Hautausschlag* gruppiert/hirsekornartig/Knoten/juckend

Modalitäten:

Verschlimmerung: Kälte, Wetter kalt, Erfrierung, im Freien, in der Sonne, Sonnenbrand, Gewitter, beim Liegen auf schmerzhafte Seite, Sitzen, nach Bewegung, Einatmen, Nahrungsmittel Alkohol, Alkoholiker, Aufstoßen, Sexualleben exzessives, nach Beischlaf, Druck äußerer.

Besserung: Wärme, Wetter warm, im Zimmer, nach Aufstehen vom Sitzen

Empfindungen: Verlangen zu Sitzen, Überempfindlichkeit gegen Schmerz, Pochen/Zerschlagenheitsschmerz *äußerer Teile*, dumpfer Schmerz, Ziehen nach unten

Besonderes: Taumeln, Fallsucht mit Konvulsionen, Krämpfe klonisch, Zittern äußerer Teile, Schwäche, Erfrierungen, Verengungen nach Entzündungen

Genius

Aufgeregtheit/Ekstasen, Benebelung/Trunkenheit/Taumeln, Epilepsie/klonische Krämpfe/Zittern äußerer Teile, Sehstörungen, Puls aussetzend/ungleich, Blähungen, Erfrierungen.

< Kälte, > Wärme, < Wetter kalt, > Wetter warm, < im Freien, > im Zimmer, < in der Sonne/Sonnenbrand, < Sitzen, > nach Aufstehen vom Sitzen, < Alkohol/Alkoholiker, < exzessives Sexualleben/nach Beischlaf.

Agnus castus

Agnus castus wurde von Hahnemann geprüft und in Stapfs *Archiv der homöopathischen Heilkunst* (Band 10, 1841) erstmals veröffentlicht. In *Bönninghausens Therapeutischem Taschenbuch 2000* ist das Arzneimittel mit 417 Symptomen aufgeführt, davon sind 67 im dritten bis fünften Grad. Darauf basiert die vorliegende Charakterisierung.

Charakteristische Symptome

(polare Symptome blau)

Äußere Befunde:

Gemüt:

Schlaf:

Kopf: Geruchstäuschung wohlriechend, Geschmacksveränderungen metallisch

Brust: Auswurf klebriges Blut, Auswurf Geschmack metallisch, Muttermilch vermindert

Ernährung und Abdomen: Durstlosigkeit, Übelkeit im Magen

Urogenitaltrakt: Harnabgang viel, Geschlechtstrieb schwacher/Schwäche des Geschlechtsvermögens/Impotenz, Regelblutung spät

Bewegungsapparat: Drücken/gichtartige Schmerzen/Stechen/leichtes Verrenken der Gelenke

Haut; Allgemeines: Nagen der Haut. *Hautgeschwüre* nagend. *Hautjucken* allgemein/beißend/nagend

Modalitäten:

Verschlimmerung: Zimmerwärme, im Zimmer, Einschlafen, Hinsetzen, Sitzen krumm, während Bewegung, beim Gehen, Lesen, Tiefatmen, Berührung, Verrenkungen.

Besserung: Im Freien, Sitzen aufrecht, in der Ruhe, Druck äußerer

Empfindungen: Verlangen nach freier Luft, Nagen in *äußeren Teilen*, Ziehen nach unten, Frost innerlich, Frost ohne Durst, Frostigkeit, Kälte einzelner Teile, Hitze ohne Durst

Besonderes: Verhärtungen nach Entzündungen

Genius

Geruchs- und Geschmacksveränderungen, Auswurf blutig/Geschmack metallisch, Durstlosigkeit, Geschlechtstrieb und -vermögen schwach, Gelenkschmerzen, nagende Schmerzen in Haut und äußeren Teilen, Hitze/Frost ohne Durst, Frostigkeit.

< Zimmer, > im Freien, < Sitzen krumm, > Sitzen aufrecht, < Bewegung/Gehen, > Ruhe.

Alumina

Alumina wurde von Hahnemann geprüft und in den *Chronischen Krankheiten* (Band 2, 1835) erstmals veröffentlicht. In *Bönninghausens Therapeutischem Taschenbuch 2000* ist das Arzneimittel mit 890 Symptomen aufgeführt, davon sind 145 im dritten bis fünften Grad. Auf diesen basiert die vorliegende Charakterisierung.

Charakteristische Symptome

(polare Symptome blau)

Äußere Befunde: Gesichtsfarbe wechselnd, Hautausschlag an der Nase

Gemüt: Verdrießlichkeit, wechselnde Stimmung. *Verstand:* Gedächtnis schwach

Schlaf: Gähnen mit Dehnen und Recken, Schlaf unruhig, *Träume* allgemein/ärgerlich

Kopf: Bewegungen des Kopfes, Schnupfen scharf, Geruchssinn vermindert, Speichelvermehrung, Geschmacksveränderung fettig/süßlich

Brust: Auswurf scharf, Auswurf Geschmack fettig/metallisch/ranzig/wie unreifes Obst, Puls unverändert

Ernährung und Abdomen: Aufstoßen, Verstopfung/mit Untätigkeit des Darmes, Stuhl ungenügend, Leistenbruch/eingeklemmter

Urogenitaltrakt: Harnbeschaffenheit blass, Regelblutung schwach, Ausfluss allgemein/juckend/scharf

Bewegungsapparat: Ausstrecken der Glieder, Dehnen der Glieder, Stechen allgemein/brennend in Muskeln

Haut: Allgemeines: Vitiligo, Rhagaden, Wundheitsgefühl, *Hautausschlag* Knoten/Krusten/wundschmerzend

Modalitäten:

Verschlimmerung: Zimmerwärme, Zimmer, beim Erwachen, beim Bücken, Ausstrecken der Gliedmaßen, Hängenlassen der Gliedmaßen, Sprechen, beim Kauen, Schlucken Speisen, Nahrungsmittel Kaltes Wasser/Kartoffeln, bei Ausfluss, nach Pollutionen, periodisch.

Besserung: Im Freien, Gehen im Freien, Heben leidender Gliedmaßen, Heranziehen leidender Gliedmaßen, Reiben, beim Essen, Schlucken, Schlucken Getränke/Getränke warm

Empfindungen: Krankheitsgefühl, Müdigkeit, Verlangen zu Liegen, Verlangen nach frischer Luft, Nagen/Kribbeln/Schneiden/Schweregefühl/Stechen/Wundheitsschmerz/Zerschlagenheitsschmerz/Ziehen/zuckender Schmerz in *äußeren Teilen*, Drücken/Pochen/Rauhigkeitsgefühl/Stechen/Wundheitsschmerz/Zusamenschnüren in *inneren Teilen*, Drücken zusammen, Gefühlstäuschungen, Gefühl wie ein durchgestoßenes heißes Eisen, Kriechen, Stechen von innen heraus, Schlagschmerz, Wärmegefühl, Frost allgemein, Frostigkeit

Besonderes: Fallsucht mit Konvulsionen, Zuckungen, Lähmungen halbseitig, Schleimabsonderung vermehrt, Drüsen schmerzhaft

Genius

Träume, scharfe Absonderungen (Schnupfen, Auswurf, Ausfluss), Geschmacksveränderung fettig (Mund/Auswurf), Verstopfung mit Untätigkeit des Darmes, Leistenbruch, Ausfluss, Epilepsie mit Konvulsionen/Zuckungen, Ausstrecken/Dehnen der Glieder, Stechen in Muskeln, inneren und äußeren Teilen, Wundheitsgefühl in Haut/inneren und äußeren Teile, Frostigkeit.

< im Zimmer, > im Freien, < Ausstrecken/Hängenlassen der Glieder, > Heranziehen/Heben der Gliedmaßen, < Sprechen/Kauen, < Nahrungsmittel kaltes Wasser, > warme Getränke, < Schlucken Speisen, > Schlucken Getränke, < Ausfluss/Pollutionen

Ambra grisea

Ambra grisea wurde von Hahnemann geprüft und in der *Reinen Arzneimittellehre* (Band 6, 1821), erstmals veröffentlicht. In *Bönninghausens Therapeutischem Taschenbuch 2000* ist das Arzneimittel mit 681 Symptomen aufgeführt, davon sind 102 im dritten bis fünften Grad. Darauf basiert die vorliegende Charakterisierung.

Charakteristische Symptome

(polare Symptome blau)

Äußere Befunde: Abmagerung, Gesichtsfarbe gelb, Kropf

Gemüt: Aufregung nervös, Einbildungen. *Verstand:* Begreifen schwer

Schlaf: Erwachen nachts häufig, Schlaf unerquicklich

Kopf: Schwerhörigkeit, Schnupfen grau, Speichelvermehrung, Zahnschmerzen, Stimme heiser

Brust: Auswurf grau / schleimig / wie vermengt mit Staub/Geschmack ranzig

Ernährung und Abdomen: Aufstoßen, Gluckern

Urogenitaltrakt: Harn Bodensatz allgemein/rötlich/trüb, Menstruation früh

Bewegungsapparat: Verrenkungsschmerz/Ziehen in Gelenken, Ziehen in Muskeln

Haut; Allgemeines: Hautfarbe gelb, Gefühllosigkeit der Haut, Ulcus varicosum, Haarausfall am Kopf. *Hautausschlag* brennend / schmerzlos. *Hautjucken* kitzelnd. *Schweiß* halbseitig

Modalitäten:

Verschlimmerung: Im Frühjahr, nach dem Hinlegen, beim Liegen, Liegen im Bett, Liegen auf schmerzlose Seite, Druck auf schmerzlose Seite, nach Schlaf, Sitzen, Sprechen, vor Essen, nach Schlucken von Speisen, Nahrungsmittel: Milch/Warmes, Kinderbeschwerden.

Besserung: Fortgesetzte Bewegung, nach Aufstehen aus dem Bett, nach Aufstehen vom Sitzen, beim Essen, beim Schlucken, durch kalte Nahrungsmittel

Empfindungen: Anfälle von Unwohlsein, Verrenkungsschmerz/Ziehen *äußerer Teile*, Drücken/Jucken/krampfartiger Schmerz/Ziehen in *inneren Teilen*, Eingeschlafenheit einiger Teile, beißender Schmerz, Frost allgemein, fliegende Hitze, Kälte und Kältegefühl einzelner Teile

Besonderes: Blutwallung, Gelbsucht, Zuckungen, Krampfadern, Drüsengeschwüre

Genius

Erwachen nachts, graue Absonderungen (Schnupfen, Auswurf), Gelbsucht, Harn mit Bodensatz, Ziehen in Gelenken/Muskeln/äußeren und inneren Teilen, Krampfadern/Ulcus varicosum, Frost allgemein.

< Liegen, < Liegen/Druck auf schmerzlose Seite.
> nach Aufstehen aus dem Bett/vom Sitzen,
< vor Essen, > beim Essen, < warme Nahrungsmittel, > kalte Nahrungsmittel

Ammonium carbonicum

Ammonium carbonicum wurde von Hahnemann geprüft und in den *Chronischen Krankheiten* (Band 2, 1828) erstmals veröffentlicht. In *Bönninghausens Therapeutischem Taschenbuch 2000* ist das Arzneimittel mit 811 Symptomen aufgeführt, davon sind 140 im dritten bis fünften Grad. Auf diesen basiert die vorliegende Charakterisierung.

Charakteristische Symptome

(polare Symptome blau)

Äußere Befunde:

Gemüt, Verstand: Zerstreutheit

Schlaf: Gähnen allgemein/mit Dehnen und Recken

Kopf: Kurzsichtigkeit, Flimmern vor den Augen, Farbensehen streifig, eitrige Absonderung der Ohren, Stockschnupfen, Wasserzusammenlaufen im Mund

Brust: Husten morgens mit – abends ohne Auswurf; Auswurf dunkles Blut/helles Blut/nicht geronnenes Blut/scharfes Blut, Auswurf Geschmack nach dem zuvor Genossenen, wie Kreide/metallisch, Lungenödem

Ernährung und Abdomen: Verlangen nach Süßem/nach Zucker. Sodbrennen, Erbrechen von Speisen, Verstopfung mit Verhärtung des Kots, Stuhl schafskotartig, Hämorrhoiden

Urogenitaltrakt: Regelblutung kurz/schwach/ unterdrückt, Menstruationsblut dunkel, Ausfluss allgemein/milchartig

Bewegungsapparat: Recken und Dehnen der Glieder

Haut; Allgemeines: Abschuppung, Trockenheit, Erysipel, Hautflecke rot, Ganglion, Hühneraugen, Scharlach allgemein/glatter, Sommersprossen. *Hautausschlag* allgemein/sich abschälend/ flach/brennend/juckend, *Hautjucken:* Kratzen → Ausschlag/Blasen/Brennen/Erysipel/Flecken

Modalitäten:

Verschlimmerung: Kälte, Wetter feucht/feuchtkalt/kalt, feuchte Umschläge, Wasser und Waschen, nach Hinlegen, Liegen im Bett, Liegen auf linke Seite, Liegen auf schmerzhafte Seite, beim Erwachen, Bücken, Hängenlassen der Gliedmaßen, Steigen hinauf, Zugreifen, beim Essen, Kauen, Zähne zusammenbeißen, durch Alkoholika, Singen, vor/während Regelblutung, unterdrückte Regelblutung, bei/nach Scharlach, Verletzungen, Verrenkungen, nach unterdrückten Hautausschlägen.

Besserung: Wärme, Wetter trocken/warm, beim Aufrichten, nach Aufstehen aus dem Bett, Heben leidender Gliedmaßen, beim Aufstützen der Gliedmaßen, Steigen hinunter, Liegen auf rechter Seite, äußerer Druck

Empfindungen: Kneifen/Geschwürschmerz/ Gefühl wie Staub/Schweregefühl in *inneren Teilen*, Dröhnen, würgender Schmerz, Erschütterungsschmerz, Unerträglichkeit der Kleidung, Abneigung gegen Waschen, Frost allgemein

Besonderes: Empfindlichkeit innerer Teile, Blutwallung, Adernanschwellung, Starrkrampf, Greifen, Scharlach, ödematöse Schwellung innerer Teile, Drüsen schmerzhaft

Genius

Sehstörungen, blutiger Auswurf von üblem Geschmack, Verlangen nach Süßem, Verstopfung mit Kotverhärtung, Regelblutung kurz/ schwach, Ausfluss, Hautjucken → Kratzen führt zu Ausschlag.

< durch Kälte, > Wärme, < Wetter kalt, > Wetter warm, < Wetter feucht > Wetter trocken, < durch Wasser und Waschen/feuchte Umschläge, < nach Hinlegen/Liegen, < Liegen auf linker Seite, > Liegen auf rechter Seite,

> beim Aufrichten/nach Aufstehen aus dem Bett, < Hängenlassen der Gliedmaßen, > Heben der Gliedmaßen, < Steigen hinauf, > Steigen hinunter, < beim Essen/Kauen/Zähne zusammenbeißen, < vor/während Regelblutung, < bei/nach Scharlach, < Verletzungen/Verrenkungen.

Ammonium muriaticum

Ammonium muriaticum wurde von Hahnemann geprüft und in den *Chronischen Krankheiten* (Band 2, 1828) erstmals veröffentlicht. In *Bönninghausens Therapeutischem Taschenbuch 2000* ist das Arzneimittel mit 687 Symptomen aufgeführt, davon sind 114 im dritten bis fünften Grad. Auf diesen basiert die vorliegende Charakterisierung.

Charakteristische Symptome

(polare Symptome blau)

Äußere Befunde: Aufgedunsenheit

Gemüt:

Schlaf: Ängstliche *Träume*/mit Verlegenheit, Träume von Fallen/Schießen/Tieren/Wasser/Unglücksfällen

Kopf: Sehen fleckig, Fließschnupfen, Schnupfen dick/scharf/schleimig, Geschmack verloren, Wasserzusammenlaufen im Mund

Brust: Auswurf gelb

Ernährung und Abdomen: Durst, Schluckauf, Blähungen, Durchfall, Leistenbruch

Urogenitaltrakt: Menstruation früh

Bewegungsapparat: Ziehen/Stechen/Verkürzung in Muskeln, Ziehen in Knochen

Haut, Allgemeines: Abschuppung, Beißen, Geschwürschmerz, Schwellungsgefühl, Nägel mit Geschwürschmerz, *Hautausschlag* abschälend/blasenartig/schuppig/beißend/mit Geschwürschmerz. *Hautjucken*, Kratzen → Beißen/Blasen/Geschwürschmerz

Modalitäten:

Verschlimmerung: Liegen/auf Rücken/auf rechte Seite, beim Erwachen, beim Aufrichten, nach Aufstehen aus dem Bett, Stehen, Sitzen krumm, in Ruhe, durch Drehen, Biegen, Drehen leidender Teile, Handarbeit, in der Dämmerung, Dunkelheit, Schnupfen allgemein/unterdrückter, durch Niesen, beim Atmen, beim Kauen, nach dem Frühstück, nach dem Essen, Schlucken Speisen, < durch Schluckauf, nach einem Rausch, während Regelblutung.

Besserung: Liegen/im Bett/auf linker Seite, Sitzen aufrecht, während Bewegung/leidender Teile, beim Gehen, im Hellen, nach Stuhlgang, durch äußeren Druck, feuchte Umschläge, durch Wasser und Waschen

Empfindungen: Verlangen zu Sitzen, Stechen/Klopfen/Geschwürschmerz *äußerer Teile*, Schweregefühl *innere Teile*, Drücken wie von einer Last, Wühlen, Zwicken

Besonderes: Geschwürschmerz/Klopfen/Stechen in Drüsen.

Genius

Ängstliche Träume, Schnupfen, Schluckauf/Blähungen, Ziehen in Muskeln und Knochen, schuppende Hautausschläge, Geschwürschmerz (Haut/Drüsen/äußeren Teile), Stechen (Drüsen/äußere Teile).

< Liegen auf rechte Seite, > Liegen auf linke Seite, < Sitzen krumm, > Sitzen aufrecht, < in Ruhe, > Bewegung/Gehen, < Dämmerung/Dunkelheit, > im Hellen, < nach Essen/Frühstück.

Anacardium orientale

Anacardium orientale wurde von Hahnemann geprüft und in den *Chronischen Krankheiten* (Band 2, 1828) erstmals veröffentlicht. In *Bönninghausens Therapeutischem Taschenbuch 2000* ist das Arzneimittel mit 719 Symptomen aufgeführt, davon sind 133 im dritten bis fünften Grad. Auf diesen basiert die vorliegende Charakterisierung.

Charakteristische Symptome

(polare Symptome blau)

Äußere Befunde: Augen eingefallen, Gesichtsfarbe blass

Gemüt: Angegriffenheit, Angst/Furcht/Schreckhaftigkeit, Boshaftigkeit, Hypochondrie, Misstrauen, Verdrießlichkeit. *Verstand:* Angegriffenheit, Imbezilität, Gedächtnis schwach/verloren, Einbildungen, Wahnsinn. *Sensorium:* Benommenheit

Schlaf: Schläfrigkeit tagsüber/nachmittags, schlaf-wachender Zustand, ängstliche/lebhafte *Träume*, Träume von Feuer/Toten

Kopf: Pupillen verengt, Farbsehen dunkel, Sehschwäche, Sehen zu weit entfernt, Schwerhörigkeit, Geruchstäuschungen allgemein/wie Verbranntes, Geruchssinn schwach, Geschmack verloren

Brust: Atemversetzung, Auswurf grau, Puls unverändert

Ernährung und Abdomen: Blähungsschmerz, Stuhldrang, Verstopfung mit Untätigkeit des Darmes, Spulwürmer

Urogenitaltrakt: Prostatasekretion

Bewegungsapparat: Krampfartige Schmerzen/Zusammenschüren in Gelenken, Drücken/Krämpfe/Rucke/Stechen ziehend/Ziehen in Muskeln

Haut; Allgemeines: Untätigkeit/Taubheit der Haut. *Hautausschlag* schmerzlos. *Hautjucken* Kratzen → verschlimmert/→ Taubheitsgefühl

Modalitäten:

Verschlimmerung: Zimmerwärme, Zimmer, im Freien, Liegen Seite, nach Schlaf/am Nachmittag, Gehen im Freien, Auftreten hartes, nach Bewegung, Bewegung der Arme, Drehen rückwärts, Anstrengung des Geistes, Sprechen, beim Atmen, beim Einatmen, nach Essen, Nahrungsmittel Warmes, Spulwürmer, nach Harnen, Kratzen, Reiben, periodisch

Besserung: Im Freien, Liegen Rücken, beim Essen, Nahrungsmittel kaltes

Empfindungen: Drücken/krampfartiger Schmerz/Zusammenschnüren/Ziehen/Zittern *äußerer Teile*, Drücken/Gefühl wie ein Nagel in *inneren Teilen*, Ziehen nach oben, Drücken von außen hinein/zusammen, Gefühl wie ein Band darum, Stöße, Gefühllosigkeit leidender Teile, Frost innerlich, Fieber mit Frost und Hitze/innerer Frost mit äußere Hitze

Besonderes: Schwäche, Unruhe körperlich, Reizlosigkeit körperlich, Lähmungen halbseitig/der Organe/schmerzlose

Genius

Angst, Misstrauen/Verdrießlichkeit/Boshaftigkeit, Verstand angegriffen/Gedächtnisschwäche, Einbildungen/Wahnsinn, Schläfrigkeit tagsüber, ängstliche Träume, Sehstörungen, Geruchstäuschungen, Geruch- und Geschmackssinn vermindert, krampfartige Schmerzen in Muskeln und Gelenken, Taubheitsgefühl der Haut, Lähmungen.

< Zimmer/Zimmerwärme, < Liegen auf Seite, > Liegen auf Rücken, < nach Bewegung, < nach dem Schlafen, < beim Atmen/Einatmen, > beim Essen, < nach dem Essen, < warme Nahrungsmittel, > kalte Nahrungsmittel.

Angustura vera

Angustura vera wurde von Hahnemann geprüft und in der *Reinen Arzneimittellehre* (Band 6, 1821) erstmals veröffentlicht. In *Bönninghausens Therapeutischem Taschenbuch 2000* ist das Arzneimittel mit 574 Symptomen aufgeführt, davon sind 76 im dritten bis fünften Grad. Auf diesen basiert die vorliegende Charakterisierung.

Charakteristische Symptome

(polare Symptome blau)

Äußere Befunde: Gesichtsfarbe bläulich/rotbläulich, Verzogenheit des Gesichts, Mund offenstehend

Gemüt: Nervöse Aufregung

Schlaf:

Kopf: Starrsehen, Stimme leise

Brust: Atem ungleich, Husten morgens mit-abends ohne Auswurf, Puls unverändert/unregelmässig

Ernährung und Abdomen: Hunger, Abneigung gegen fette Speisen, Verlangen nach Kaffee

Urogenitaltrakt: Harnbeschaffenheit blass

Bewegungsapparat: Bewegung erschwert, Ausstrecken der Glieder, Krampfartige Schmerzen in Gelenken, ziehendes Drücken/krampfartige Schmerzen in Muskeln

Haut; Allgemeines: Spannen der Haut. *Hautjucken* Kratzen ändert nicht

Modalitäten:

Verschlimmerung: Sitzen, Gehen schnell, Laufen, Gehen am Wasser, Steigen hinauf, Auftreten hartes, Bewegen der Arme, Lärm, Mundöffnen, Nahrungsmittel Milch, Berührung, Druck äußerer.

Besserung: Nach Aufstehen vom Sitzen, Steigen hinunter

Empfindungen: Krampfartiger Schmerz / Zerschlagenheitsschmerz *äußerer Teile*, Krämpfe/krampfartiger Schmerz/Schneiden in *inneren Teilen*, Schauder, Stöße, Zerbrochenheitsschmerz

Besonderes: Schwäche, Fallsucht (Epilepsie) mit Starrheit, Starrkrampf allgemein/mit Opisthotonus, Krämpfe tonisch, Zittern äußerer Teile, Zittern/Klemmen in Drüsen, Zurückziehen weicher Teile

Genius

Gesichtsfarbe bläulich, Epilepsie mit Starrheit, Starrkrampf, tonische Krämpfe, krampfartige Schmerzen in inneren und äußeren Teilen, krampfartige Schmerzen in Muskeln, Gelenken und inneren Teilen, Zittern (äußere Teile/Drüsen).

< Sitzen, > nach Aufstehen vom Sitzen, < Gehen schnell/Laufen, < Steigen hinauf, > Steigen hinunter, < Berührung/äußerer Druck.

Antimonium crudum

Antimonium crudum wurde von Hahnemann geprüft und in den *Chronischen Krankheiten* (Band 2, 1828) erstmals veröffentlicht. In *Bönninghausens Therapeutischem Taschenbuch 2000* ist das Arzneimittel mit 837 Symptomen aufgeführt, davon sind 176 im dritten bis fünften Grad. Auf diesen basiert die vorliegende Charakterisierung.

Charakteristische Symptome

(polare Symptome blau)

Äußere Befunde: Aufgedunsenheit, Fettsucht, Hautausschläge im Gesicht

Gemüt: Möchte nicht angesehen werden, Selbstmordneigung, Verliebtheit, Ekstasen

Schlaf: Schläfrigkeit tagsüber/vormittagsüber, Schlummersucht, *Träume* angenehm/verliebt

Kopf: Nasenbluten/Blutschnauben, Zähne kariös, Stimme leise/mangelnd, Speichelvermehrung

Brust: Tiefatmigkeit, Husten morgens mit-abends ohne Auswurf, Auswurf dunkles Blut, Auswurf Geschmack nach dem zuvor Genossenen, Puls unverändert

Ernährung und Abdomen: Appetitlosigkeit, Durst, Verlangen nach Saurem, Geschmack schwach, Geschmacksveränderung fade, Aufstoßen, Ekel, Übelkeit, Erbrechen allgemein/Speisen, Gluckern, Blähungsversetzung, Durchfall allgemein/mit Erbrechen, Stuhl scharf, Hämorrhoiden

Urogenitaltrakt: Harn Bodensatz allgemein/rötlich/sandig/dunkel/schleimig, Geschlechtstrieb stark, Schwäche des Geschlechtsvermögens/Impotenz, Menstruationsblut dunkel

Bewegungsapparat: Knacken in Gelenken, Gichtknoten

Haut; Allgemeines: Härte allgemein/mit schwielenartiger Verdickung, Krätze, Pocken/Windpocken, Hautfalten, Hautschrunden nach Waschen, Leberflecke, Sommersprossen.

Hautausschlag allgemein/blasenartig/Friesel/Furunkel/Knötchen/Knoten/Krusten/Milchschorf/nesselartig/Pusteln/juckend/mit weißen Spitzen. *Hautauswüchse* hornartig, Hühneraugen drückend/stechend/hornartig/wundschmerzend. *Hautjucken* allgemein/Kratzen → Knötchen. *Hautschwellung* allgemein/ödematös/schwammig/weiß

Modalitäten:

Verschlimmerung: Erhitzung/am Feuer, Zimmerwärme, Zimmer, in der Sonne, Sonnenbrand, Erkältung, Baden, Wasser und Waschen, feuchte Umschläge, beim Erwachen, Gehen im Freien, Gehen auf Steinpflaster, Auftreten hartes, Ausstrecken der Gliedmaßen, Drehen leidender Teile, Licht, Sonnenlicht, Tageslicht, Sehen Feuerschein, Luft einziehen, Magenverderben, Alkoholiker, Weinrausch, nach einem Rausch, Nahrungsmittel: Alkohol/Wein/saurer Wein/Essig/Saures/Tabak, bei Stuhlgang, während Fieber, Windpocken, Pocken, Impfungen, Mond (Mondlicht), periodisch/zur selben Stunde.

Besserung: Im Freien, Dunkelheit, Heranziehen der Gliedmaßen

Empfindungen: Abspannung körperlich, Verlangen nach frischer Luft, Abneigung gegen Waschen, Wundheitsschmerz *äußerer Teile*, Gefühl wie ein Nagel in *inneren Teilen*, dumpfer Schmerz, Frost mit Durst

Besonderes: Schlaganfall, Blutungen aus inneren Teilen, Schwarzwerden äußerer Teile, ödematöse Schwellung äußerer Teile, Pocken, Windpocken

Genius

Aufgedunsenheit/Fettsucht, Schläfrigkeit, Träume angenehm, Nasenbluten, Stimme leise, Husten mit Auswurf, Durst, Geschmacksverminderung, Erbrechen, Durchfall, Harn mit Bodensatz, Schwäche des Geschlechtsvermögens, Haut hart/verdickt/hornartige Auswüchse, Windpocken/Pocken.

< Erhitzung, < im Zimmer, > im Freien,< in der Sonne/Sonnenlicht/Sonnenbrand, < Licht/Tageslicht, > Dunkelheit, < Baden/Wasser/Waschen/ feuchte Umschläge, < durch Alkohol, < saure Nahrungsmittel (trotz Verlangen danach), < Gehen auf Steinpflaster/hartes Auftreten, < Ausstrecken der Gliedmaßen, > Heranziehen der Gliedmaßen, < Windpocken/Pocken, < periodisch.

Antimonium tartaricum

Antimonium tartaricum wurde von Hahnemann geprüft und im *Archiv für die homöopathische Heilkunst* (Band 3, 1824) erstmals veröffentlicht. In *Bönninghausens Therapeutischem Taschenbuch 2000* ist das Arzneimittel mit 663 Symptomen aufgeführt, davon sind 111 im dritten bis fünften Grad. Auf diesen basiert die vorliegende Charakterisierung.

Charakteristische Symptome

(polare Symptome blau)

Äußere Befunde: Gesichtsfarbe blass

Gemüt, Sensorium: Betäubung, Eingenommenheit

Schlaf: Gähnen, Schläfrigkeit tagsüber/abends/veranlassende Beschwerden. Schlaf tief/komatös, Schlafsucht, Schlaftrunkenheit

Kopf: Farbensehen hell, Flimmern vor Augen, Kurzsichtigkeit, Blindheit periodisch, Geschmacksveränderung salzig, Wasserzusammenlaufen im Mund

Brust: Atem rasselnd, Erstickungsanfälle, Auswurf Blut hell/nicht gerinnbar, Auswurf Geschmack nach dem zuvor Genossenen, Herzklopfen, Puls verändert

Ernährung und Abdomen: Aufstoßen, Ekel, Übelkeit allgemein/im Magen, Erbrechen von Getränken, Blähungen, Blähungsgetöse, Blähungsschmerz, Blähungsversetzung, Durchfall mit Erbrechen

Urogenitaltrakt: Harndrang, Harnabgang gering, Harn dunkel

Bewegungsapparat:

Haut; Allgemeines: Kälte der Haut, Windpocken, Pocken. *Hautausschlag* Knötchen/Pusteln/Friesel/zusammenfließend/juckend, Schweiß ohne Durst, leichtes Schwitzen, kalter Schweiß

Modalitäten:

Verschlimmerung: Wärme, beim Schwitzen, Liegen im Bett, Liegen Kopf tief, Schläfrigkeit, Sitzen krumm, Aufstehen vom Sitzen, Heranziehen der Gliedmaßen, Bauch einziehen, nach Trinken, vor Stuhlgang, vor Harnen, Berührung, Kinderbeschwerden, Windpocken, Impfungen, alte Menschen, vor Mitternacht.

Besserung: Kälte, Liegen Kopf hoch, beim Aufrichten, Sitzen aufrecht, nach Aufstehen aus dem Bett, beim Bücken, Ausstrecken der Gliedmaßen, Aufstoßen

Empfindungen: Krankheitsgefühl, Müdigkeit, Klopfen/Spannen *innerer Teile*, Krämpfe allgemein, wandernde Schmerzen, Kälte einzelner Teile, Frost allgemein/ohne Durst

Besonderes: Schlaganfall, Ohnmacht, Krampfadern, Adernentzündungen, Pulsieren in den Adern, Schwellung leidender Teile

Genius

Eingenommenheit/Betäubung, Schläfrigkeit, Sehstörungen, blutiger Auswurf, Übelkeit, Erbrechen, schmerzhafte Blähungen, Harndrang mit geringem Harnabgang, Krampfadern/Adernentzündungen/Pulsieren in den Adern, Windpocken/Pocken, Frost/Schweiß ohne Durst.

< Wärme, > Kälte, < Liegen Kopf tief, > Liegen kopf hoch, < Sitzen krumm, > Sitzen aufrecht, > Aufrichten, < Heranziehen der Gliedmaßen, > Ausstrecken der Gliedmaßen.

Apis mellifica

Apis mellifica wurde von der Central New York State Homeopathic Society geprüft und von Hering in den *Amerikanischen Arzneiprüfungen* (1. Teil, 1857) veröffentlicht. In *Bönninghausens Therapeutischem Taschenbuch 2000* ist das Arzneimittel mit 80 Symptomen aufgeführt, davon sind 40 im dritten bis fünften Grad. Auf diesen basiert die vorliegende Charakterisierung. Eine vollständige Geniusbestimmung ist aufgrund der spärlichen Symptomatik nicht möglich.

Charakteristische Symptome

(polare Symptome blau)

Äußere Befunde:

Gemüt:

Schlaf:

Kopf:

Brust: Brustkrebs, Szirrhus, Auswurf mit Geschmack von unreifem Obst

Ernährung und Abdomen: Durchfall mit Erbrechen

Urogenitaltrakt: Abortus

Bewegungsapparat:

Haut, Allgemeines: Hautfleck rot-blass, Hautschwellung blass/ödematös, Hautausschlag Furunkel

Modalitäten:

Verschlimmerung: beim Aufstehen aus dem Bett, beim Aufstehen vom Sitzen, beim Schlucken von Speisen.

Besserung: Liegen horizontal

Empfindungen: Gefühl wie wenn das Fleisch von den Knochen losgeschlagen wäre

Besonderes: Einziehen weicher Teile, Ödeme innerer Teile/Lungenödem

Genius

Brustkrebs, Ödeme (Haut/innere Teile/Lungenödem), blasse Hautschwellung.

< beim Aufstehen aus dem Bett/vom Sitzen,
> Liegen horizontal.

Argentum metallicum

Argentum metallicum wurde von Hahnemann geprüft und in der *Reinen Arzneimittellehre* (Band 4, 1818), erstmals veröffentlicht. In *Bönninghausens Therapeutischem Taschenbuch 2000* ist das Arzneimittel mit 494 Symptomen aufgeführt, davon sind 79 im dritten bis fünften Grad. Auf diesen basiert die vorliegende Charakterisierung.

Charakteristische Symptome

(polare Symptome blau)

Äußere Befunde:

Gemüt, Sensorium: Benebelung

Schlaf:

Kopf: Schnupfen schleimig, Speichelvermehrung

Brust: Husten mit Auswurf, Auswurf gallertartig/schleimig/stärkeartig/wässrig/weißlich

Ernährung und Abdomen: Hunger, Übelkeit, Durchfall mit Erbrechen

Urogenitaltrakt: Harnabgang oft/viel

Bewegungsapparat: Drücken/Schmerzhaftigkeit/Ziehen/drückendes Ziehen in Knochen, gichtartige Schmerzen/Spannen/Zerschlagenheitsschmerz/Ziehen in Gelenken, brennendes Stechen/Ziehen in Muskeln

Haut: Hautausschlag wundschmerzend, Hautjucken allgemein / kitzelnd / wundschmerzend / Kratzen ändert nicht. Schweiß Vorderseite/Oberkörper

Modalitäten:

Verschlimmerung: Winter, im Zimmer, nach dem Hinlegen, Liegen, Liegen im Bett, Liegen Kopf tief, Sitzen, Steigen hinunter, beim Bücken, Schwindel, beim Einatmen, durch Masturbation.

Besserung: Im Freien, nach Aufstehen aus dem Bett, nach Aufstehen vom Sitzen

Empfindungen: Drücken/Pochen/Pulsieren/Zerschlagenheitsschmerz *äußerer Teile*, Wundheitsschmerz/Ziehen *innerer Teile*, Bohren, Erstarrungsgefühl, Eingeschlafenheit einzelner Teile, Quetschungsschmerz, Stechen von innen heraus

Besonderes: Quetschungen, Zuckungen in Muskeln

Genius

Husten mit Auswurf, Übelkeit/Erbrechen, Harnabgang oft/viel, ziehende Schmerzen in Knochen, Gelenken, Muskeln und inneren Teilen, Hautausschlag/Hautjucken wundschmerzend, Quetschungen.

< im Zimmer, > im Freien, < durch Liegen/Sitzen, > nach Aufstehen aus dem Bett/vom Sitzen.

Arnica montana

Arnica montana wurde von Hahnemann geprüft und in der *Reinen Arzneimittellehre* (Band 1, 1811) erstmals veröffentlicht. In *Bönninghausens Therapeutischem Taschenbuch 2000* ist das Arzneimittel mit 1017 Symptomen aufgeführt, davon sind 330 im dritten bis fünften Grad. Auf diesen basiert die vorliegende Charakterisierung.

Charakteristische Symptome

(polare Symptome blau)

Äußere Befunde: Gesichtsfarbe rot, Gesichtsschwellung allgemein/Lippen/Wangen

Gemüt: Angst/Furcht/Schreckhaftigkeit, *Verstand:* Bewusstlosigkeit, Zerstreutheit

Schlaf: Schläfrigkeit abends, *Träume* allgemein/ängstlich/von Gewitter/Streit/Tieren/Toten/Unglücksfällen/lebhafte/wachende

Kopf: Schwindel, Pupillen verengt, Tränen, Lichtscheu, Gehör empfindlich, Nasenbluten allgemein/hellrotes Blut, Mundgeruch, Zunge belegt, Geschmacksveränderung bitter/faul

Brust: Atem ängstlich/laut, Atemnot, Atemversetzung, Husten mit Auswurf, Husten abends mit – morgens ohne Auswurf, Auswurf blutig/blutig gestreift/stärkeartig/Geschmack wie faule Eier/faul/wie Juchtenleder, Auswurf dickes/dunkles/helles/klumpiges/schaumiges Blut, Herzklopfen, Puls verändert/groß/hart

Ernährung und Abdomen: Durst, Appetitlosigkeit, Verlangen nach Saurem, Abneigung gegen Fleischbrühe, Aufstoßen, Aufstoßen, Brechwürgen, Erbrechen blutig/wässrig, Blähungen allgemein/stinkend/faul riechend/wie faule Eier, Blähungsgetöse, Blähungsschmerz, Blähungsversetzung, Stuhldrang vergeblich, Verstopfung mit Untätigkeit des Darmes, Stuhl blutig/eitrig/schleimig/übelriechend/ungenügend

Urogenitaltrakt: Harndrang allgemein/vergeblich, Harnabgang gering/selten/tropfenweise/verhalten, Harn blass/dunkel, Harn Bodensatz rötlich, wehenartiger Schmerz, Nachwehen, Menstruationsblut hell

Bewegungsapparat: Verlangen nach Bewegung, gichtartige Schmerzen/Kraftlosigkeit/Stechen/Verrenkungsschmerz in Gelenken, Krampfartige Schmerzen/Stechen in Muskeln

Haut: Allgemeines: Hautfarbe rot, Hautflecke blau/gelb/grünlich/rot, Blutunterlaufung, Erysipel, Festsitzen der Haut, Frostbeulen, Rhagaden, Quetschungsschmerz, Spannen, Stechen, Dekubitus, Hühneraugen empfindlich, Kältegefühl, Trockenheit. *Hautausschlag* schmerzhaft/spannend/Furunkel/kleine Furunkel. *Hautjucken* kribbelnd/stechend/Kratzen bessert. *Hautgeschwüre* schmerzhaft/kribbelnd/mit Stößen darin/wie zerschlagen. *Hautschwellung* allgemein/blass/blauschwarz/brennend/glänzend/hart/kribbelnd. *Schweiß* rot färbend

Modalitäten:

Verschlimmerung: Kaltwerden, Liegen auf schmerzlose Seite, beim Erwachen, Anstrengung geistig/körperlich, Bewegung, beim Gehen, schnell Gehen, Laufen, Steigen hinauf, Auftreten hartes, Erschütterung, Bewegen leidender Teile, Heben, Heben leidender Gliedmaßen, Aufstützen der Gliedmaßen, Bücken, Aufrichten, Lärm, nach Trinken, Einatmen, Tiefatmen, Husten, vor Harnen, Verletzungen/stark blutend/Quetschungen/Schnittverletzungen/Weichteilverletzungen/Drüsenverletzungen/Knochenverletzungen/Verrenkungen, Berührung, Wöchnerinnen, Wundfieber, periodisch.

Besserung: Warmwerden, Liegen, Ruhe, Hängenlassen der Gliedmaßen

Empfindungen: Verlangen nach Bewegung, Verlangen nach frischer Luft, Brennen/Empfindlichkeit/Kribbeln/Spannen/Stechen/Ziehen/Zittern/zuckender Schmerz *äußerer Teile*, Brennen/Drücken/Kribbeln/Schneiden/Stechen/Zusammenschnüren *innerer Teile*, Verrenkungsschmerz, Wundheitsschmerz, Zerschlagenheitsschmerz, Stöße, Quetschungsschmerz, Schlagschmerz, Erschütterungen, Blutunterlaufungsgefühl, Gefühl wie von harter Lage/wie ein Nagel in inneren Teilen, Stechen von außen hinein, Stechen kribbelnd, Drücken zusammen, Völlegefühl, Wühlen, Zwängen, wandernde Schmerzen, Müdigkeit, Frost allgemein/mit Durst, Kälte und Kältegefühl einzelner/äußerer Teile, Hitze allgemein/äußerlich/innerlich/einzelner Teile/äußerer Teile/innerer Teile/mit Angst/trockene/fliegende Hitze, Fieber mit äußerem Frost und innerer Hitze

Besonderes: Blutwallung, Blutandrang zu einzelnen Teilen, Blutungen aus inneren Teilen, Wunden allgemein/stark blutend, Ohnmacht, Schlaganfall, Schnittwunden, Quetschungen, Wunden mit Drüsen- oder Knochenverletzung, Quetschungsschmerz/Schmerzhaftigkeit/Kribbeln/Ziehen/entzündliche Schwellung/schmerzhafte Schwellung in Drüsen, Schwellung allgemein, Schwarzwerden äußerer Teile, Krampfadern/entzündete, Adernauftreibung, Verhärtungen nach Entzündungen, Zusammenzucken

Genius

Gesichtsschwellung, Angst, Angstträume, Sinne empfindlich auf Licht/Lärm/Berührung, Nasenbluten, Geschmacksveränderung, Atemnot, Husten mit blutigem/stinkendem Auswurf, Puls groß/hart, Durst, Aufstoßen, Erbrechen, schmerzhafte Blähungen, Verstopfung mit Untätigkeit des Darmes, Harndrang, Harnabgang gering/selten, Gelenk- und Muskelschmerzen, Hämatome der Haut (blau/grünlich/gelb), Furunkel, Adernauftreibung/Krampfadern/entzündete, Wunden aller Art, Verrenkungsschmerz/Wundheitsschmerz/Zerschlagenheitsschmerz / Quetschungsschmerz/Schlagschmerz, Ohnmacht, Schlaganfall, Blutungen aus inneren Teilen, Frost, Hitze.

< Kaltwerden, > Warmwerden, < Anstrengung geistig und körperlich, < Bewegung/Gehen/Laufen/Steigen hinauf, > Ruhe und Liegen, < Erschütterung/hartes Auftreten, < Heben/Aufstützen leidender Gliedmaßen, > Hängenlassen der Gliedmaßen, < Einatmen/Tiefatmen, < durch Verletzungen jeder Art.

Arsenicum album

Arsenicum album wurde von Hahnemann geprüft und erstmals in der *Reinen Arzneimittellehre* (Band 2, 1816) veröffentlicht. In *Bönninhausens Therapeutischem Taschenbuch 2000* ist das Arzneimittel mit 1304 Symptomen aufgeführt, davon sind 206 im vierten und fünften Grad. Auf diesen basiert die vorliegende Charakterisierung.

Charakteristische Symptome

(polare Symptome blau)

Äußere Befunde: Abmagerung, Gesicht blass/bläulich um die Augen/aufgedunsen, Blutmangel, Hautausschlag Oberlippe/um den Mund

Gemüt: Angst/Furcht/Schreckhaftigkeit, Ängstlichkeitsgefühl im Körper

Schlaf: Gähnen mit Dehnen und Recken, Einschlafen spätes/verhindert durch Beschwerden, Schläfrigkeit abends, Schlaf ängstlich/unruhig/verhindert durch Beschwerden, Schlaflos allgemein/nach Mitternacht, *Träume* ängstlich/von Toten/mit Verlegenheit

Kopf: Lichtscheu, Fließschnupfen, Schnupfen scharf/schleimig, Wasserzusammenlaufen im Mund

Brust: Atemnot, Husten allgemein/tagsüber mit – nachts ohne Auswurf, Auswurf schleimig/Geschmack salzig, Puls verändert

Ernährung und Abdomen: Durst, Verlangen nach Branntwein, Geschmacksveränderung salzig, Ohnmachtsartige Übelkeit, Erbrechen allgemein/gallig/schwarz/Getränke/Speisen, Blähungen stinkend/faul riechend, Durchfall schmerzlos, Stuhl scharf/übelriechend

Urogenitaltrakt: Harn heiß

Bewegungsapparat: Knochennekrose

Haut: Allgemeines: Vitiligo, heiße/kalte Gangrän, Erysipel gangränös, Petechien, Hämangiom, Brennen, Hitze und trockenes Brennen der Haut, Brandwunden, Härte der Haut. *Hautausschlag* allgemein/blasenartig/eitrig/fressend/Friesel/Karbunkel/schwärzlich/weißlich/brennend. *Hautflechten* allgemein/brennend/Pityriasis. *Hautgeschwüre* allgemein/eiternd/blutend/krebsartig/brennend/stechend/blutend an den Rändern/mit blutigem/jauchigem/scharfem/stinkendem Eiter/entzündet/harte Ränder/harte hohe Ränder/krebsartig/reizlos/Röte in der Umgebung/varikös/schwammig/schwammige Ränder/schwarz werdend/schwarz werdender Boden/wie verbrannt/mit Wildfleisch/brennend/brennend an den Rändern/schmerzhaft/stechend/stechend an den Rändern. *Hautschwellung* allgemein/blauschwarz/brennend-heiß/ödematös/schwammig.

Modalitäten:

Verschlimmerung: Kälte, Kaltwerden, Wetter kalt, Frost, Hitze, Temperaturwechsel, nach Ausziehen, nach Hinlegen, Liegen allgemein/Kopf tief/schmerzhafte Seite, beim Einschlafen, Schlaf zu Beginn/während, beim Erwachen, Anstrengung körperlich, Gehen schnell, Laufen, Steigen hinauf, nach Bewegung, Fahren im Wagen, Ärger mit Angst, in Gewölben, Schnupfen, nach Essen, nach Trinken, durch Nahrungsmittel Alkoholika/Kaltes/Obst, beim Erbrechen, bei Stuhlgang, beim Schwitzen, nach unterdrückten Hautausschlägen, vor/während/nach Fieber, Verbrennungen, periodisch, nach Mitternacht.

Besserung: Wärme, Wetter warm, Zimmerwärme, Warmwerden/im Bett, Liegen Kopf hoch, beim Aufrichten, Steigen hinunter, warme Nahrungsmittel

Empfindungen: Abneigung gegen Bewegung, Verlangen zu Liegen, Entzündungen *äußerer Teile*, Drücken *innerer Teile*, Ohnmachtsartige Übelkeit, Frost allgemein/ohne Durst, Hitze äußerlich/innerlich/einzelner Teile/mit Angst, Fieber Frost mit Hitze/Hitze mit Schauder wechselnd

Besonderes: Schwäche, Schwellungen allgemein/ödematös innere/äußere Teile, Fallsucht (Epilepsie), Drüsengeschwüre/krebsartig, Eyrsipel gangränös, Brandwunden, Entzündungen der Schleimhäute, Krampfadern entzündet

Genius

Blässe, Angst, Schwäche/Abneigung gegen Bewegung/Verlangen zu Liegen, Einschlafstörung, ängstliche Träume, Schlaflosigkeit nach Mitternacht, Fließschnupfen, Husten mit Auswurf, Erbrechen, Blähungen, Gangrän, Hautgeschwüre, Drüsengeschwüre, ödematöse Schwellungen, Hitze und Brennen der Haut, Verbrennungen.

< Kälte, > Wärme, < Kaltwerden, > Warmwerden, < Wetter kalt, > Wetter warm, < Liegen Kopf tief, > Liegen Kopf hoch, < vor/während/nach Schlaf, < Anstrengung körperlich (Gehen schnell/Laufen/Steigen hinauf), < nach Essen/Trinken, < kalte Nahrungsmittel, > warme Nahrungsmittel, < vor/während/nach Fieber, < nach Mitternacht.

Asa foetida

Asa foetida wurde von Franz geprüft und im *Archiv für die homöopathische Heilkunst* (Band 1, 1822) erstmals veröffentlicht. In *Bönninghausens Therapeutischem Taschenbuch 2000* ist das Arzneimittel mit 614 Symptomen aufgeführt, davon sind 182 im dritten bis fünften Grad. Auf diesen basiert die vorliegende Charakterisierung.

Charakteristische Symptome

(polare Symptome blau)

Äußere Befunde: Aufgedunsenheit, Hautfarbe bläulich

Gemüt: Hypochondrie

Schlaf: Schläfrigkeit tagsüberüber, Schlaf unruhig, Schlaflos nach Mitternacht

Kopf: Ohren Absonderung/Eiter, Geschmacksveränderung allgemein/fettig

Brust: Auswurf kalt/scharf/Geschmack fettig/ranzig/wie Zwiebeln, Puls unverändert

Ernährung und Abdomen: Durstlosigkeit, Glucksen, Aufsteigen, Völlegefühl, Blähungen allgemein/stinkende, Blähungsschmerz, Durchfall, Stuhl übelriechend

Urogenitaltrakt: Harngeruch ammoniakalisch

Bewegungsapparat: Knochen Auflockerung/Brennen/Eiterung/Entzündung/Geschwulst/Pochen/Rachitis/Schmerzhaftigkeit/zuckender Schmerz, Knochenhaut Eiterung/Entzündung/Geschwulst/Schaben auf der/Schmerzhaftigkeit, gichtartige Schmerzen/Stechen in Gelenken, Stechen/brennendes/drückendes/Ziehen/Zuckungen in Muskeln

Haut: Allgemeines: Haut Entzündung/Entzündlichkeit, Festsitzen der Haut an Knochengeschwüren, kalte Gangrän der Haut, Stechen allgemein/brennend. *Hautausschlag* Eiterbeulen/flach/schmerzhaft. *Hautgeschwüre* allgemein/blutend/eiternd/Eiter blutig/dünn/grünlich/jauchig/stinkend/viel/wässrig/flach/hart/harte Ränder/harte Umgebung/Röte der Umgebung/schwarz werdend/brennend in Umgebung/pochend/schmerzhaft/spannend/stechend/wühlend/zuckend. Hautjucken Kratzen bessert/Kratzen → Geschwüre

Modalitäten:

Verschlimmerung: Im Zimmer, Liegen, nach dem Hinlegen, Sitzen, Übereinanderlegen der Glieder, Sehen angestrengt, Lesen, Schreiben, Nahrungsmittel Fett, Alkoholiker.

Besserung: Im Freien, nach Aufstehen vom Sitzen, Berührung, Kratzen, Reiben, Wischen mit der Hand

Empfindungen: Verlangen nach frischer Luft, Brennen/Klopfen/Pulsieren/Zittern/Spannen/Stechen/Ziehen/zuckender Schmerz *äußerer Teile*, Drücken/Gefühl wie ein Nagel/Klopfen/Pulsieren/Krämpfe/Spannen/Stechen/Trocken heitsgefühl/Völlegefühl in *inneren Teilen*, Aufsteigungsgefühl, Erstarrungsgefühl, Drängen, hysterische Krämpfe, wehenartiger Schmerz, Gefühlstäuschungen, Gefühllosigkeit leidender Teile, Drücken/Stechen von innen heraus, spannendes Stechen, Stechen in Drüsen, Wühlen, Hitze ohne Durst

Besonderes: Fallsucht mit Starrheit, Schwerfälligkeit des Körpers, Fisteln, Zittern äußerer Teile

Genius

Hypochondrie, Schlaflosigkeit nach Mitternacht, Absonderung des Gehörganges, Geschmacksveränderungen (fettig/ranzig), Auswurf (Geschmack fettig/ranzig), Durstlosigkeit, Blähungen, stinkende Absonderungen (Blähungen, Stuhl, Urin), Entzündungen von Knochen und

Knochenhaut, Stechende Gelenk- und Muskelschmerzen, Hautgeschwüre, Eiterbeulen, Drücken/Stechen von innen heraus.

< im Zimmer, > im Freien, < nach dem Hinlegen/im Liegen, < Sitzen, > nach Aufstehen vom Sitzen, < angestrengtes Sehen/Lesen/Schreiben, > Berührung/Reiben/Kratzen/Wischen mit der Hand.

Asarum europaeum

Asarum europaeum wurde von Hahnemann geprüft und in der *Reinen Arzneimittellehre* (Band 3, 1817) erstmals veröffentlicht. In *Bönninghausens Therapeutischem Taschenbuch 2000* ist das Arzneimittel mit 536 Symptomen aufgeführt, davon sind 90 im dritten bis fünften Grad. Auf diesen basiert die vorliegende Charakterisierung.

Charakteristische Symptome

(polare Symptome blau)

Äußere Befunde:

Gemüt: Gereiztheit, Nervenschwäche

Schlaf: Träume ärgerlich/mit Beschämung

Kopf: Empfindlichkeit des Gehörs, Nasenbluten mit dunklem Blut

Brust: Auswurf heiß/dickes Blut/dunkles Blut

Ernährung und Abdomen: Brechwürgen, Übelkeit, Völlegefühl, Blähungsversetzung, Durchfall mit Erbrechen, Stuhl blutig/schleimig/zäh/Madenwürmer, Leistenbruch

Urogenitaltrakt: Menstruationsblut dunkel, Regelblutung früh

Bewegungsapparat: Lähmiger Schmerz/ziehendes Stechen in Gelenken, Drücken im Muskeln

Haut: Schweiß Oberkörper, Schweißgeruch sauer

Modalitäten:

Verschlimmerung: Wetter kalt-trocken, Wetter trocken, Wetter warm, Nordwind, Ostwind, im Zimmer, Zimmerwärme, Warmeinhüllen, während Bewegung, beim Gehen, Gehen im Wind, Auftreten hartes, nach langem Bücken, beim Einatmen, Völlegefühl, Brechwürgen, beim Erbrechen, Baucheinziehen, Madenwürmer.

Besserung: Wetter feucht, Wetter kalt, im Freien, Liegen, Stehen, Gehen im Freien, in Ruhe, Nahrungsmittel Essig/kaltes Wasser, Waschen des Gesichts, Wasser und Waschen, feuchte Umschläge

Empfindungen: Verlangen nach frischer Luft, Empfindlichkeit gegen Schmerz, Verrenkungsschmerz/Zerschlagenheitsschmerz/Zusammenschnüren äußerer Teile, Schwellungsgefühl/Trockenheitsgefühl/Völlegefühl/Zusammenschnüren innerer Teile, Gefühl wie ein Band darum, Drücken zusammen, Zersprengungsschmerz, Wärmegefühl, Frostigkeit

Besonderes: Schwäche, Taumeln, Haltlosigkeit des Körpers, Reizbarkeit körperlich

Genius

Gereiztheit/Nervenschwäche, ärgerliche Träume, Schwäche/Taumeln/Haltlosigkeit des Körpers, Blutungen mit dunklem Blut (Nase/Auswurf/Menstruation), Übelkeit/Brechwürgen/Erbrechen, Gelenkschmerzen, Zusammenschnüren äußerer und innerer Teile.

< Wetter trocken/warm, > Wetter feucht/kalt, < Nord-/Ostwind, < im Zimmer, > im Freien, < Bewegung, > Ruhe/Liegen/Stehen, < Brechwürgen/Erbrechen, > Wasser und Waschen/feuchte Umschläge.

Aurum foliatum

Aurum foliatum wurde von Hahnemann geprüft und in der *Reinen Arzneimittellehre* (Band 4, 1818) erstmals veröffentlicht. In *Bönninghausens Therapeutischem Taschenbuch 2000* ist das Arzneimittel mit 774 Symptomen aufgeführt, davon sind 183 im dritten bis fünften Grad. Auf diesen basiert die vorliegende Charakterisierung.

Charakteristische Symptome

(polare Symptome blau)

Äußere Befunde: Gesichtsfarbe bläulich, Schwellung von Nase und Wangen, Hautausschlag an Wange

Gemüt: Angegriffenheit, Angst/Furcht/Schreckhaftigkeit, Fröhlichkeit, Gereiztheit, Hoffnungslosigkeit, Hypochondrie, Melancholie, Verdrießlichkeit, wechselnde Stimmung, Selbstmordneigung, Delirien, Wahnsinn. Verstand: Angegriffenheit. Gedächtnis: Lebhaft

Schlaf: Schlaf unruhig, Schlaflos nach Mitternacht, Erwachen zu früh, Einschlafen unmöglich nach Erwachen, *Träume* ängstlich/angenehm

Kopf: Farbensehen hell/Sehen wie Feuer/fleckig/Halbsehen horizontal, Sehnervenlähmung, Schwarzwerden vor Augen, Blindheit, eitrige Absonderung der Ohren, Gehör empfindlich/fein, Schwerhörigkeit, Ohrgeräusche allgemein/Brausen. Nasenbluten, Gestank aus Nase, Geruchssinn empfindlich/fein, Geruchstäuschung allgemein/faul, Mundgeruch

Brust: Atemnot, Tiefatmigkeit, Auswurf milchartig/scharf/Geschmack wie faules Fleisch/wie fauler Käse, Herzklopfen allgemein/mit Angst

Ernährung und Abdomen: Hunger, Verlangen nach Kaffee/Milch, Blähungen allgemein/stinkend, Blähungsschmerz, Verstopfung mit Kotverhärtung, Stuhl übelriechend, Leistenbruch allgemein/eingeklemmt

Urogenitaltrakt: Harnabgang selten, Harn milchfarbig, Pollutionen

Bewegungsapparat: Geschwulst der Knochenhaut, Ziehen und Schmerzhaftigkeit der Knochen, lähmiger Schmerz/Zerschlagenheitsschmerz/Ziehen/Zusammenschnüren der Gelenke, Ziehen in Muskeln

Haut, Allgemeines: Hautfarbe bläulich/gelb, Abschuppung, Gichtknoten, Rhagaden, pendelnde Fibrome, Nägel blauwerdend. *Hautausschlag* schuppig/wundschmerzend

Modalitäten:

Verschlimmerung: Kälte, Winter, Wetter kalt, Kaltwerden, Entblößung allgemein/des Kopfes, Liegen, Liegen im Bett, nach dem Hinlegen, Ruhe, Stehen, Gemütsbewegung allgemein/unglückliche Liebe/Zorn, Sehen angestrengt, starke Gerüche, Schnäuzen, kalte Luft einziehen, alte Menschen.

Besserung: Wärme, Wetter warm, Warmwerden, Warmeinhüllen/des Kopfes, beim/nach Aufstehen aus dem Bett, Aufstehen vom Sitzen, während Bewegung, beim Gehen/im Freien, Bewegen leidender Teile, Aufstoßen, Druck äußerer

Empfindungen: Verlangen nach frischer Luft, Überempfindlichkeit gegen Schmerz, Empfindlichkeit/Zerschlagenheitsschmerz/zuckender Schmerz *äußerer Teile*, Drücken/Spannen/Ziehen *innerer Teile*, Bohren, Gefühl wie ein Band darum, lähmiger Schmerz, Hitze/Schweiß mit Abneigung gegen Entblößung, Kälte und Kältegefühl einzelner Teile

Besonderes: Blutwallung, Blutfülle, Blutandrang zu einzelnen Teilen, Schlaganfall, Blutschlaganfall, Gelbsucht, Reizbarkeit körperlich, Empfindlichkeit/Schmerzhaftigkeit der Drüsen

Genius

Hautfarbe bläulich, Hoffnungslosigkeit/Hypochondrie/Melancholie/Delirien, Schlaflos nach Mitternacht, Sehstörungen, Ohrgeräusche, Geruchssinn empfindlich, Gestank (Nase, Mundgeruch, Stuhl), Atemnot, Auswurf von üblem Geschmack, Herzklopfen/mit Angst, Blähungen, Leistenbruch, Gelenkschmerzen, Hitze/Schweiß mit Abneigung gegen Entblößung, Blutwallung/Blutfülle/Blutandrang zu einzelnen Teilen, Schlaganfall.

< Kälte, > Wärme, <Wetter kalt, > Wetter warm, < Kaltwerden, > Warmwerden, < Entblößung allgemein/des Kopfes, > Einhüllen allgemein/des Kopfes, < Liegen, > beim/nach Aufstehen, < Ruhe, > während Bewegung, < Gemütsbewegung/Zorn/unglückliche Liebe.

Baryta carbonica

Baryta carbonica wurde von Hahnemann geprüft und in den *Chronischen Krankheiten* (Band 2, 1828) erstmals veröffentlicht. In *Bönninghausens Therapeutischem Taschenbuch 2000* ist das Arzneimittel mit 863 Symptomen aufgeführt, davon sind 168 im dritten bis fünften Grad. Auf diesen basiert die vorliegende Charakterisierung.

Charakteristische Symptome

(polare Symptome blau)

Äußere Befunde: Abmagerung, Hautausschlag Oberlippe

Gemüt: Angst/Furcht/Schreckhaftigkeit, Gereiztheit, Misstrauen, Nervenschwäche

Verstand: Zerstreutheit, Bewusstlosigkeit

Schlaf: Schlaf unruhig, Schlaflage Seitenlage

Kopf: Pupillen unbeweglich, Sehen fleckig, Trübsichtigkeit, Ohrgeräusche, Zähne kariös, Speichelvermehrung, Speichelverminderung, Wasserzusammenlaufen im Mund

Brust: Auswurf stärkeartig

Ernährung und Abdomen: Appetitlosigkeit, Hunger ohne Appetit, Aufstoßen, Stuhldrang

Urogenitaltrakt: Harndrang, Harnen oft/viel, Geschlechtstrieb schwach, Schwäche des Geschlechtsvermögens, Menstruation lang andauernd/unterdrückt

Bewegungsapparat: Ziehen in Knochen, gichtartige Schmerzen/Stechen in Gelenken, Muskeln verkürzt

Haut; Allgemeines: Ablösungsgefühl, Ameisenlaufen, Entzündlichkeit, Nagen, Spannen, Stechen, Haarausfall, Atherome, Warzen. *Hautausschlag* allgemein/um sich fressend/Krusten/trocken/nicht heilend/stechend. *Hautflechten* trocken. *Hautgeschwüre* spannend. Hautjucken, Schweiß einzelner Teile/halbseitig/stinkend

Modalitäten:

Verschlimmerung: Kälte, Wetter kalt, Erkältung der Füße, Nasswerden des Kopfes, Liegen auf Seite/linke/schmerzhafte, während Schlaf, Sitzen, beim Aufstehen vom Sitzen, Steigen hinauf, Drehen rückwärts, Heben leidender Gliedmaßen, Heben des Armes, Bücken, Gehen über einen schmalen Steg, Denken an Beschwerden, in Gesellschaft, Licht, Kunstlicht, Nüchtern vor dem Frühstück, beim Essen, Schlucken, Leerschlucken, Schlucken Speisen, Nahrungsmittel Warmes, vor Stuhlgang, vor Regelblutung, unterdrückte Regelblutung, Druck äußerer, alte Menschen.

Besserung: Wärme, Wetter warm, Liegen auf rechte Seite, Liegen auf schmerzlose Seite, beim Hinsetzen, nach Aufstehen vom Sitzen, Steigen hinunter, Hängenlassen der Gliedmaßen, Alleinsein, Dunkelheit, nach Frühstück, Nahrungsmittel kaltes, Aufstoßen.

Empfindungen: Verlangen nach frischer Luft, Abneigung gegen Bewegung, Verlangen zu Liegen, Empfindlichkeit gegen Schmerz, Empfindlichkeit/Nagen/Spannen *äußerer Teile*, Schweregefühl *innerer Teile*, Eingeschlafenheit einiger Teile, Verbrennungsschmerz, Völlegefühl, Ohnmachtsartige Übelkeit, Ziehen hinunter, Drücken wie von einer Last, Frost halbseitig

Besonderes: Erkältungsneigung, Krämpfe klonisch, Adernanschwellung, Drüsenentzündung/Schwellung/Spannen, Schwellung allgemein, Trockenheit sonst feuchter Teile

Genius

Angst/Misstrauen, Sehstörungen, Appetitlosigkeit, Stuhl- und Harndrang, Harnen oft/viel, Geschlechtstrieb und -vermögen schwach, Gelenkschmerzen, Drüsenentzündungen, Schweiß.

< Kälte, > Wärme, < Wetter kalt, > Wetter warm, < Liegen auf linke/schmerzhafte Seite, > Liegen auf rechte/schmerzlose Seite, < Steigen hinauf, > Steigen hinunter, < Gesellschaft,

> Allein, < Heben leidender Gliedmaßen, > Hängenlassen der Gliedmaßen, < Licht/Kunstlicht, > Dunkelheit, < vor dem Frühstück, > nach dem Frühstück, < Schlucken allgemein/leer/Speisen, < Nahrungsmittel warmes, > Nahrungsmittel kaltes.

Belladonna

Belladonna wurde von Hahnemann geprüft und in der *Reinen Arzneimittellehre* (Band 1, 1811) erstmals veröffentlicht. In *Bönninghausens Therapeutischem Taschenbuch 2000* ist das Arzneimittel mit 1468 Symptomen aufgeführt, davon sind 267 im vierten und fünften Grad. Auf diesen basiert die vorliegende Charakterisierung.

Charakteristische Symptome

(polare Symptome blau)

Äußere Befunde: Gesichtsfarbe erysipelartig/rot/rot-bläulich/wechselnd, Gesichtsschwellungen allgemein/Lippen/Nase, Verzogenheit des Gesichts, Mund offen stehend, Blutfülle

Gemüt: Angegriffenheit, Angst/Furcht/Schreckhaftigkeit, nervöse Aufregung, Delirien, Halluzinationen, Wahnsinn. *Verstand:* Angegriffenheit, Bewusstlosigkeit, Imbezilität. *Gedächtnis:* lebhaft/schwach/verloren. *Sensorium:* Benebelung, Betäubung.

Schlaf: Schlaf betäubt, Schlaflosigkeit mit Schläfrigkeit

Kopf: Schwindel, Bewegungen des Kopfes, starrer Blick, Pupillen erweitert, Lichtscheu, Sehen wie Feuer/Schwarzwerden vor Augen, Sehnervenlähmung, Ohrgeräusche allgemein/Brausen, Schwerhörigkeit, Taubheit, Nasenbluten allgemein/hellrot, Geruchssinn empfindlich/schwach, Geruchstäuschungen allgemein/faul, Zähne kariös, Speichelvermehrung/-verminderung, Zunge belegt

Brust: Atemnot, Atem langsam/schnell/ungleich, Auswurf helles Blut, Puls verändert/groß/hart, Muttermilch vermehrt

Ernährung und Abdomen: Geschmacksveränderung sauer, Abneigung gegen Wasser, Brechwürgen, Aufstoßen

Urogenitaltrakt: Harnabgang unwillkürlich nachts, Harn dunkel, wehenartiger Schmerz/Wehen aufhörend/Wehen schwach, Regelblutung stark, Menstruationsblut hell/übelriechend, Blutsturz, Abort

Bewegungsapparat: Bewegung erschwert, Ausstrecken der Glieder, Krämpfe/Stechen in Muskeln, Stechen in Knochen, gichtartige Schmerzen in Gelenken

Haut: Allgemeines: Hautfarbe rot/bleich, Trockenheit, Schwellungsgefühl, Abschuppung, Hautflecke rot, Brennen der Haut, Erysipel allgemein/mit Schwellung, Eiterung, heiße Gangrän, Scharlach, Sonnenbrand, Warzen. *Hautausschlag* sich abschälend/flach/schmerzhaft, Furunkel, Karbunkel. *Hautgeschwüre* geschwollen/hart/schneidend. Schweiß allgemein

Modalitäten:

Verschlimmerung: Im Freien, kaltes Wetter, Erkältung allgemein/des Kopfes, Nasswerden des Kopfes, Zugluft, Hitze, Sonnenbrand, beim Einschlafen, während/nach Schlaf, beim Aufrichten, während Bewegung, beim Gehen, beim Gehen im Freien/im Wind, Kopfschütteln, Ärger, Kränkung, Angst, Trost, Sehen glänzende Dinge, Sehen auf fließendes Wasser, Augen schließen, starke Gerüche, Husten, beim Trinken, Schlucken Getränke, Nahrungsmittel verdorbene Wurst, narkotische Arzneien, Frauenbeschwerden, Schwangerschaft, Wöchnerinnen, Kindbettfieber, Kinderbeschwerden, bei/nach Scharlach, rheumatische Fieber, Berührung, Berührung leise, Haare schneiden, unterdrückte Hautausschläge, bei/nach unterdrücktem Schwitzen.

Besserung: Stehen, Ruhe, Drehen leidender Teile

Empfindungen: Empfindlichkeit/Schneiden/Stechen *äußerer Teile*, Brennen/Drücken/Gefühl von Herausfallen/Spannen/Ziehen/Zusammenschnüren *innerer Teile*, Bewegungsgefühl, Bohren, Dröhnen, Gefühl von Laufen in den Gliedern, Stechen/Ziehen aufwärts, Taumeln, Wasserscheu, wehenartiger Schmerz, Zersprengungsschmerz, Zwängen, Hitze äußerlich/innerlich/einzelner Teile/äußerer Teile/innerer Teile, Schauder

Besonderes: Unruhe körperlich, Bewegungen konvulsivisch, Verdrehungen der Glieder, Taumeln, Fallsucht (Epilepsie) allgemein/mit Konvulsionen, Krämpfe allgemein/klonisch/tonisch, Zusammenzucken, Blutfülle, Blutandrang zu einzelnen Teilen, Blutungen aus inneren Teilen, Schlaganfall, Lähmungen innerer Teile/der Organe, Schwellung allgemein/ödematös/leidender Teile, Adernanschwellung, Pulsieren in den Adern, Drüsenschwellung schmerzhaft/heiß/stechend/verhärtet, Entzündungen innerer Teile/der Schleimhäute/der Drüsen, Drüsen schmerzhaft/Schwellung/heiße Schwellung/Stechen/Verhärtung, Verhärtungen nach Entzündungen, Zuschnüren der Körperöffnungen, Trockenheit sonst feuchter Teile, Bleichsucht, Fieber Hitze mit Schauder, zusammengesetzte Fieber

Genius

Gesicht rot, Gesichtsschwellungen, Delirien/Halluzinationen, Gemüt und Verstand angegriffen, Sehstörungen, Ohrgeräusche, Nasenbluten, Geruchstäuschungen, Puls groß/hart, Wehenschwäche, Regelblutung stark/Blutsturz, Erysipel, Furunkel/Karbunkel, Bewegungen konvulsivisch/Verdrehen der Glieder, Epilepsie, Krämpfe allgemein/tonisch/klonisch, Blutfülle/Blutandrang zu einzelnen Teilen, Lähmungen, Schwellungen, Adernanschwellung/Pulsieren in den Adern, Drüsenschwellungen, Entzündungen, Stechen/Ziehen aufwärts, Hitze äußerlich/innerlich/einzelner Teile.

< Hitze/Sonnenbrand. < Erkältung/Zugluft, < vor/während/nach Schlaf, < Bewegung/Gehen, > Ruhe, < Ärger/Kränkung/Angst/Trost, < Sehen glänzende Dinge/auf Wasser, < Trinken, < Frauenbeschwerden (Schwangerschaft/Wöchnerinnen/Kindbettfieber), < bei/nach Scharlach, < Berührung/Berührung leise, < durch Unterdrückung (Hautausschläge, Schweiß).

Bismuthum oxydatum

Bismuthum oxydatum wurde von Hahnemann geprüft und in der Reinen Arzneimittellehre (Band 6, 1821) erstmals veröffentlicht. In *Bönninghausens Therapeutischem Taschenbuch 2000* ist das Arzneimittel mit 330 Symptomen aufgeführt, davon sind 45 im dritten bis fünften Grad. Auf diesen basiert die vorliegende Charakterisierung. Aufgrund der knappen Symptomatik ist die Geniusbestimmung nur fragmentarisch möglich.

Charakteristische Symptome

(polare Symptome blau)

Äußere Befunde:

Gemüt:

Schlaf: Schläfrigkeit vormittags, Schlaf unerquicklich

Kopf:

Brust: Husten mit Auswurf, Auswurf dunkles Blut/bräunlich/Geschmack metallisch

Ernährung und Abdomen:

Urogenitaltrakt: Harnabgang viel, Menstruationsblut dunkel

Bewegungsapparat: Drücken in Knochen, Ziehen in Muskeln

Haut; Allgemeines: Hauttrockenheit. *Hautjucken* Kratzen verschlimmert

Modalitäten:

Verschlimmerung: Kratzen, Reiben

Besserung: Berührung, während Bewegung, Nahrungsmittel kaltes Wasser

Empfindungen: Bohren allgemein/von innen heraus, lähmiger Schmerz, Schwellungsgefühl allgemein, Schweregefühl/Schwellungsgefühl *innerer Teile*

Besonderes: Schwäche, Abspannung körperlich, ödematöse Schwellung äußerer Teile, Zusammenfahren (Zusammenschrecken), Zusammenschnüren äußere Teile

Genius

Auswurf blutig, Absonderungen von dunklem Blut (Auswurf, Menstruationsblut), Schwellungsgefühl allgemein und innerer Teile.

< *Kratzen/Reiben.*

Borax veneta

Borax veneta wurde von Hahnemann geprüft und in den *Chronischen Krankheiten* (Band 2, 1828) erstmals veröffentlicht. In *Bönninghausens Therapeutischem Taschenbuch 2000* ist das Arzneimittel mit 664 Symptomen aufgeführt, davon sind 112 im dritten bis fünften Grad. Auf diesen basiert die vorliegende Charakterisierung.

Charakteristische Symptome

(polare Symptome blau)

Äußere Befunde: Gesichtsfarbe erdfahl/erysipelartig

Gemüt:

Schlaf: Einschlafen spätes, Schlaflosigkeit allgemein/vor Mitternacht

Kopf: Farbsehen hell, eitrige Absonderung aus Ohr, Ohrgeräusche allgemein/Brausen/Klingen, Schnupfen schleimig, Zähne kariös, Zahnschmerzen

Brust: Auswurf helles Blut/Geschmack schimmelig/sauer riechend, Muttermilch verdorben/vermehrt, Puls unverändert

Ernährung und Abdomen: Blähungen stinkend, Durchfall, Durchfall mit Erbrechen, Stuhl schleimig/übelriechend

Urogenitaltrakt: Regelblutung früh/lang dauernd, Ausfluss schleimig/zäh

Bewegungsapparat: Ziehen in Muskeln

Haut; Allgemeines: Haut entzündlich, Erysipel. *Hautausschlag* um sich fressend/nicht heilend

Modalitäten:

Verschlimmerung: Kälte, Frost, Erfrierung, Warmeinhüllen allgemein/des Kopfes, Liegen im Bett, Liegen auf rechter Seite, Umdrehen im Bett, beim Bücken, beim Gehen, Steigen hinauf, Heben, Fahren im Wagen, Schaukeln, Abwärtsbewegung, Schläfrigkeit, Niesen, Geräusch von Schießen, Lachen, Einatmen, Tiefatmen, Nahrungsmittel Obst, vor Stuhlgang, vor und nach Harnen, nach Regelblutung, Kinderbeschwerden

Besserung: Wärme, Entblößung allgemein/des Kopfes, Liegen auf linker Seite, beim Aufrichten, nach Aufstehen aus dem Bett, Steigen hinunter, beim Ausatmen, nach Stuhlgang, äußerer Druck

Empfindungen: Verlangen nach frischer Luft, Brennen *äußerer Teile*, Drücken/Klopfen/Schweregefühl *innerer Teile*, Gefühl wie von Spinnweben, Abneigung gegen Waschen, Kälte und Kältegefühl allgemein

Besonderes: Blasswerden roter Teile, Erfrierungen, Entzündungen der Schleimhäute, Schleimabsonderung vermehrt.

Genius

Schlaflosigkeit vor Mitternacht, Ohrgeräusche, Zahnkaries, Auswurf von üblem Geschmack, Muttermilch vermehrt/verdorben, Blähungen und Stuhl stinkend, Durchfälle, Regelblutung früh/lang dauernd, Ausfluss, Hautausschlag um sich fressend/nicht heilend, Haut entzündlich/Eysipel, Kälte und Kältegefühl, Erfrierungen.

<Kälte/Frost/Erfrierung, > Wärme, < Warmeinhüllen, > Entblößen,< Liegen im Bett, > nach Aufstehen aus dem Bett, < Liegen auf rechter Seite, > Liegen auf linker Seite, < Bücken/Abwärtsbewegung, >Aufrichten, < Steigen hinauf, > Steigen hinunter, < Fahren im Wagen/Schaukeln, < Einatmen/Tiefatmen, > Ausatmen, < vor/nach Harnen.

Bovista lycoperdon

Bovista lycoperdon wurde von Hartlaub Senior geprüft und in der Reinen *Arzneimittellehre* von Hartlaub und Trinks (Band 3, 1831) erstmals veröffentlicht. In *Bönninghausens Therapeutischem Taschenbuch 2000* ist das Arzneimittel mit 656 Symptomen aufgeführt, davon sind 70 im dritten bis fünften Grad. Auf diesen basiert die vorliegende Charakterisierung.

Charakteristische Symptome

(polare Symptome blau)

Äußere Befunde: Hautausschläge im Gesicht/um den Mund/Stirne/Wangen

Gemüt: Zerstreutheit. *Sensorium:* Betäubung, Eingenommenheit

Schlaf: Schläfrigkeit abends

Kopf: Sehen zu nahe, eitrige Ohr-Absonderung, Schnupfen zäh, Zähne kariös

Brust: Husten abends mit – morgens ohne Auswurf, Auswurf nicht geronnenes Blut/zäh

Ernährung und Abdomen:

Urogenitaltrakt: Regelblutung früh, Ausfluss allgemein/scharf

Bewegungsapparat: Lähmiger Schmerz/Spannen/Stechen/Zerschlagenheitsschmerz/Ziehen in Gelenken

Haut: Allgemeines: Abschuppung, tiefe Hauteindrücke, Elastizitätsmangel, Nässen der Haut. *Hautausschlag* nässend/trocken. *Flechten* allgemein/nässend/trocken/juckend. *Hautjucken* Kratzen ändert nicht. *Hautgeschwüre* Eiter zäh. *Schweiß* Oberkörper

Modalitäten:

Verschlimmerung: Nach langem Bücken, durch Handarbeit, vor Essen, Sexualleben exzessives, nach Beischlaf

Besserung: Nach Essen, beim Schwitzen

Empfindungen: Drücken zusammen, Gefühllosigkeit/Schweregefühl/Stechen *innerer Teile*, Wühlen, Zwicken, Frost allgemein, Frostigkeit

Besonderes: Blutwallung

Genius

Hautauschläge im Gesicht, Eingenommenheit, Auswurf blutig, Ausfluss, Gelenkschmerzen, trockene und nässende Hautausschläge, Stechen in Gelenken/Haut und inneren Teilen.

< vor Essen, > nach Essen, < exzessives Sexualleben.

Bromium

Bromium wurde von Hering geprüft und im *Neuen Archiv für die homöopathische Heilkunst* (Band 2, 1846) erstmals veröffentlicht. In *Bönninghausens Therapeutischem Taschenbuch 2000* ist das Arzneimittel mit 65 Symptomen aufgeführt, davon sind 31 (überwiegend Lokalisationen) im zweiten bis fünften Grad. Diese Symptomatik ist zu knapp, um eine Geniusbestimmung vorzunehmen.

Charakteristische Symptome

(polare Symptome blau)

Äußere Befunde:

Gemüt:

Schlaf:

Kopf:

Brust:

Ernährung und Abdomen:

Urogenitaltrakt:

Bewegungsapparat:

Haut:

Modalitäten:

Verschlimmerung: Schlucken Getränke, Schlucken Speisen

Besserung:

Empfindungen:

Besonderes:

Genius

< Schlucken Getränke/Speisen.

Caladium seguinum

Caladium seguinum wurde von Hering geprüft und im *Archiv für die homöopathische Heilkunst* (Band 11, 1832) erstmals veröffentlicht. In *Bönninghausens Therapeutischem Taschenbuch 2000* ist das Arzneimittel mit 316 Symptomen aufgeführt, davon sind 58 im dritten bis fünften Grad. Auf diesen basiert die vorliegende Charakterisierung.

Charakteristische Symptome

(polare Symptome blau)

Äußere Befunde:

Gemüt: Sanftheit, Zerstreutheit

Schlaf: Einschlafen spät/verhindert durch Beschwerden, Schlaflosigkeit vor Mitternacht, Schlaflosigkeit veranlassende Beschwerden

Kopf: Stockschnupfen, Stimme klanglos

Brust: Atem keuchend, Auswurf Klümpchen klein/Geschmack kräuterartig

Ernährung und Abdomen: Durchfall

Urogenitaltrakt: Geschlechtstrieb schwach, Schwäche des Geschlechtsvermögens, Impotenz, Pollutionen

Bewegungsapparat:

Haut: Hautausschlag juckend/Friesel, *Hautjucken* verschlimmert durch Kratzen

Modalitäten:

Verschlimmerung: Beim Einschlafen, Liegen auf Seite, Liegen auf schmerzhafter Seite, während Bewegung, beim Gehen, Auswurf, nach Beischlaf, Säfteverlust, äußerer Druck/Reiben/Kratzen, Insektenstiche.

Besserung: Liegen auf schmerzloser Seite, beim Erwachen/nach Schlaf, Sitzen, Stehen, in Ruhe, beim/nach Schwitzen

Empfindungen: Abneigung gegen Bewegung, Verlangen zu Liegen, Schneiden/Trockenheitsgefühl in *inneren Teilen*, Trockenheit sonst feuchter Teile, Abneigung gegen Wasser, Leerheitsgefühl, Frost allgemein, Kälte und Kältegefühl einzelner Teile

Besonderes: Einziehen weicher Teile

Genius

Schlaflosigkeit vor Mitternacht, Auswurf, Geschlechtstrieb und Geschlechtsvermögen schwach, Abneigung gegen Bewegung/Verlangen zu Liegen, Trockenheit und Trockenheitsgefühl innerer Teile, Frost und Kältegefühl.

< Liegen auf schmerzhafter Seite, > Liegen auf schmerzloser Seite, < beim Einschlafen, > beim Erwachen, < Bewegung/Gehen, > in Ruhe, < Säfteverluste (Auswurf, Pollutionen), > beim/ nach Schwitzen, < Druck/Reiben/Kratzen.

Calcarea carbonica

Calcarea carbonica wurde von Hahnemann geprüft und in den *Chronischen Krankheiten* (Band 2, 1828) veröffentlicht. In *Bönninghausens Therapeutischem Taschenbuch 2000* ist das Arzneimittel mit 1445 Symptomen aufgeführt, davon sind 266 im vierten und fünften Grad. Auf diesen basiert die vorliegende Charakterisierung.

Charakteristische Symptome

(polare Symptome blau)

Äußere Befunde: Hautfarbe bleich, Bleichsucht, Haut schlaff, Aufgedunsenheit, Fettsucht

Gemüt: Hoffnungslosigkeit, Verdrießlichkeit. *Sensorium:* Eingenommenheit

Schlaf: Einschlafen spät/verhindert durch Beschwerden, Schlaflosigkeit allgemein/veranlassende Beschwerden, Träume angenehm/schwärmerisch, Erwachen nachts häufig, zu spätes Erwachen, Schläfrigkeit morgens und abends

Kopf: Schwindel, Pupillen erweitert, Sehen Nebel, Trübsichtigkeit, Tränen, Ohrgeräusche allgemein/Klingen, Schwerhörigkeit, Nasenbluten, Schnupfen eitrig/übelriechend, Geruchssinn vermindert, Geruchstäuschungen, Geschmacksveränderung sauer, Wasserzusammenlaufen im Mund

Brust: Husten allgemein/mit Auswurf/morgens mit – abends ohne Auswurf, Auswurf eitrig/gelb/schleimig/Geschmack sauer/Gestank, Herzklopfen allgemein/mit Angst, Herzschlag/Puls zitternd

Ernährung und Abdomen: Heißhunger, Hunger, Durst, Abneigung gegen Fleisch/Milch, Verlangen nach Wein, Sodbrennen, Erbrechen sauer, Verstopfung, Maden- und Bandwürmer

Urogenitaltrakt: Schwäche des Geschlechtsvermögens, Menstruation früh/stark, Blutsturz, Zwischenblutung, Ausfluss allgemein/brennend/juckend/milchartig

Bewegungsapparat: Geschwulst/Stechen/Rachitis in Knochen, Krampfartige Schmerzen/Kraftlosigkeit/Stechen in Gelenken, Krämpfe/Stechen/ziehendes Stechen/Ziehen/Schlaffheit in Muskeln, Gichtknoten

Haut: Allgemeines: Haut rau, Atherome, pendelnde Fibrome, stechende Hühneraugen, Warzen, Fisteln, Rhagaden, Schrunden nach Waschen, Trockenheit. *Hautausschlag* allgemein/Knoten/Krusten/Milchschorf/nesselartig/trocken. *Flechten* allgemein/krustig/Piuyriasis. *Hautgeschwüre* mit wenig Eiter/krustig/tief. Hautjucken Kratzen bessert. Schweiß allgemein/einzelner Teile/Vorderseite/mit Angst

Modalitäten:

Verschlimmerung: Erkältung, Zugluft, Wetter feucht-nass, Durchnässung, Wasser und Waschen, feuchte Umschläge, vor Einschlafen, Liegen Seite, nach Erwachen, Bücken, Heben, Ausstrecken der Gliedmaßen, Hängenlassen der Glieder, Drehen leidender Teile/Kopf, Anstrengung geistig, Schwindel, Dämmerung, Dunkelheit, in Gewölben, Trost, Augen schließen, Licht, Kunstlicht, Sonnenlicht, Sehen angestrengt, Lesen, unterdrückter Schnupfen, Sprechen, Schreiben, Nüchtern, Nahrungsmittel Alkoholika/Milch/Trocknes, nach Essen, Kleiderdruck, vor Regelblutung, nach Beischlaf, exzessives Sexualleben, Masturbation, Säfteverlust, Frauen beschwerden, stillende Mütter, Milchfieber, Kinderbeschwerden, Zahnen, Impfung, unterdrücktes Schwitzen, Verrenkungen.

Besserung: Wetter trocken, nach Hinlegen, Liegen auf Rücken, Aufrichten, Heben leidender Gliedmaßen, Heranziehen leidender Gliedmaßen, Dunkelheit, nach Frühstück, Kleiderlösen, Berührung, Reiben, Kratzen, Wischen mit der Hand

Empfindungen: Abneigung gegen frische Luft, Klopfen/Schneiden/Stechen/Verrenkungsschmerz/zuckender Schmerz *äußerer Teile*, Drücken/Gefühl wie Staub/Kälte/Kältegefühl/Kneifen/Klopfen/Pulsieren/Rucke/Schneiden/Schweregefühl/Staub/Zittern in *inneren Teilen*, Laufen in den Gliedern wie eine Maus, Gefühl von Knistern, Verrenkungsschmerz, Zersprengungsschmerz, innerlicher Frost, Hitze mit Durst, Fieber innerer Frost und äußere Hitze/Frost mit Hitze/Hitze → Frost

Besonderes: Schwäche, Anfälle von Unwohlsein, Fallsucht (Epilepsie) allgemein/ohne Bewusstsein, Blutungen aus inneren Teilen, Blutwallung, Greifen, Krummziehen der Gliedmaßen, Polypen, entzündliche Schwellung, Trockenheit sonst feuchter Teile, Schleimabsonderung vermehrt,

Genius

Blässe, Aufgedunsenheit/Fettsucht, Haut und Muskeln schlaff, Schwäche/Anfälle von Unwohlsein, Verdrießlichkeit/Hoffnungslosigkeit/Angst, spätes Einschlafen/Schlaflosigkeit, angenehme Träume, Schläfrigkeit, Epilepsie, Sehstörungen, Ohrgeräusche, Schnupfen, Geschmacksveränderung und Auswurf sauer, Herzklopfen allgemein/mit Angst, Puls zitternd, Hunger, Durst, Würmer, Regelblutung früh/stark, Blutsturz, Zwischenblutung, Ausfluss, Stechen in Knochen/Gelenken/Muskeln, Atherome/Fibrome/Warzen, Hitze und Schweiß.

< Erkältung/Zugluft, < Wetter feucht, > Wetter trocken, < Durchnässung/Wasser und Waschen/feuchte Umschläge, < Bücken, > Aufrichten, < Ausstrecken der Glieder, > Heranziehen der Glieder, < Hängenlassen der Gliedmaßen, > Heben leidender Gliedmaßen, < Drehen leidender Teile/Kopf, < Licht/Kunstlicht/Sonnenlicht, < Sehen angestrengt/Lesen, < Nüchtern, > nach Frühstück, < exzessives Sexualleben/nach Beischlaf/Masturbation, < Frauenbeschwerden/stillende Mütter/Milchfieber, < Kinderbeschwerden/Zahnen/Impfungen, < Kleiderdruck, > Kleiderlösen, > Berührung/Reiben/Kratzen/Wischen mit der Hand.

Camphora

Camphora wurde von Hahnemann geprüft und in der *Reinen Arzneimittellehre* (Band 4, 1818) erstmals veröffentlicht. In *Bönninghausens Therapeutischem Taschenbuch 2000* ist das Arzneimittel mit 554 Symptomen aufgeführt, davon sind 86 im dritten bis fünften Grad. Auf diesen basiert die vorliegende Charakterisierung.

Charakteristische Symptome

(polare Symptome blau)

Äußere Befunde: Gesichtsfarbe bläulich/erysipelartig, Miene verändert, Verzogenheit des Gesichtes, Augen eingefallen

Gemüt: Verstand: Bewusstlosigkeit. *Sensorium:* Betäubung

Schlaf: Schlaf komatös/betäubt, Schlummersucht

Kopf: Bewegungen des Kopfes, Pupillen verengt, Farbensehen hell, Stimme unrein

Brust: Atmen ängstlich, Puls verändert/klein/langsam

Ernährung und Abdomen: Durstlosigkeit, Stuhldrang, Verstopfung mit Untätigkeit des Darmes

Urogenitaltrakt: Harndrang vergeblich, Harnabgang selten/tropfenweise/verhalten, Harnbeschaffenheit grünlich, Schwäche des Geschlechtsvermögens, Impotenz

Bewegungsapparat: Knacken in Gelenken, ziehendes Drücken/Stechen in Muskeln

Haut; Allgemeines: Brandblasen, Erysipel allgemein/gangränös, Kälte der Haut. *Hautausschlag* blasenartig/gangränös

Modalitäten:

Verschlimmerung: Kälte, Kaltwerden, Winter, Wetter kalt, im Freien, Erhitzung, in der Sonne, Sonnenbrand, nach Schlaf, während Bewegung, beim Gehen/Gehen im Freien

Besserung: Wärme, Warmwerden, Wetter warm, im Zimmer, Ruhe, Denken an die Beschwerden

Empfindungen: Drücken/Hitze *innerer Teile*, Frost mit Gänsehaut, Kälte und Kältegefühl allgemein/einzelner Teile, Hitze ohne Durst

Besonderes: Schwäche, Ohnmacht, Scheintod, Schlaganfall, Starrkrampf, Fallsucht (Epilepsie) allgemein/ohne Bewusstsein/mit Starrheit, Taumeln, Krämpfe allgemein/tonisch/klonisch, Bewegungen konvulsivisch, Reizlosigkeit körperlich, Blutsammlung im Inneren, Verengungen nach Entzündungen, Drüsen-Entzündung, Drücken/Zerschlagenheitsschmerz innerer Teile

Genius

Schwäche/Taumeln/Betäubung/Bewusstlosigkeit/Ohnmacht/Scheintod, Schlaf betäubt/Schlummersucht, Sehstörungen, Puls klein/langsam, Durstlosigkeit, Harnabgang selten/Harnverhaltung, Schwäche des Geschlechtsvermögens, Erysipel, Hautausschlag blasenartig/gangränös Kälte und Kältegefühl allgemein/einzelner Teile, Epilepsie allgemein/ohne Bewusstsein/mit Starrheit, Starrkrampf, Krämpfe allgemein/tonisch/klonisch, konvulsivische Bewegungen.

< Kälte, > Wärme, < Wetter kalt, > Wetter warm, < Kaltwerden, > Warmwerden, < im Freien, > im Zimmer, < Erhitzung/in der Sonne/Sonnenbrand, < Bewegung/Gehen, > Ruhe.

Cannabis sativa

Cannabis sativa wurde von Hahnemann geprüft und in der *Reinen Arzneimittellehre* (Band 1, 1811) erstmals veröffentlicht. In *Bönninghausens Therapeutischem Taschenbuch 2000* ist das Arzneimittel mit 647 Symptomen aufgeführt, davon sind 99 im dritten bis fünften Grad. Auf diesen basiert die vorliegende Charakterisierung.

Charakteristische Symptome

(polare Symptome blau)

Äußere Befunde:

Gemüt: Fröhlichkeit. *Verstand*: Angegriffen, Begreifen schweres. *Sensorium*: Benebelung

Schlaf: Schlaf unerquicklich, Schlaflos nach Mitternacht, Schläfrigkeit vormittags, *Träume* verworren

Kopf: Schwindel, Sehschwäche, Trübsichtigkeit, grauer Star, Schnupfen zäh, Stockschnupfen, Geschmacksveränderung erdig

Brust: Auswurf klebriges Blut/kalt/zäh, Auswurf, Geschmack wie Erde/Geschmack wie Lehm, Herzklopfen

Ernährung und Abdomen: Aufstoßen, Erbrechen wässrig

Urogenitaltrakt: Harn scharf/trüb, Priapismus

Bewegungsapparat: Muskel-Krämpfe

Haut: Allgemeines: Hauttrockenheit. *Schweiß* kalt

Modalitäten:

Verschlimmerung: Liegen auf schmerzlose Seite, Umdrehen im Bett, beim Aufrichten, während/nach Bewegung, Gehen, schnelles Gehen, Laufen, Anstrengung körperlich, Bewegung leidender Teile, beim Sprechen, beim Atmen, vor Essen, Aufstoßen, beim/nach Harnen, Berührung, beim Anfassen eines Dinges, Druck äußerer, nach Mitternacht.

Besserung: In Ruhe, Stehen, Bücken, nach Essen

Empfindungen: Müdigkeitsgefühl, Zittern/Geschwürschmerz/Kneifen/Klopfen/Rucke/Spannen *innerer Teile*, Drücken zusammen, Gefühl von Tröpfeln, Stöße, Wärmegefühl, Frost mit Gänsehaut

Besonderes: Unruhe körperlich, Schwäche, Taumeln, Verlangen zu Sitzen, Ohnmacht, Entzündungen innerer Teile, Drüsen schmerzhaft/Brennen

Genius

Schweres Begreifen/Benebelung/Schwindel/Müdigkeit/Schwäche/Taumeln/Verlangen zu Sitzen/Ohmacht, Schlaflosigkeit nach Mitternacht, Sehstörungen, Schnupfen/Auswurf zäh, Auswurf Geschmack erdig/wie Lehm, Aufstoßen/Erbrechen.

< Aufrichten, > Bücken, < während/nach Bewegung, < Gehen/Laufen/Anstrengung körperlich, > durch Ruhe, < vor Essen, > nach Essen, < beim/nach Harnen, < Berührung/Druck äußerer.

Cantharis vesicatoria

Cantharis vesicatoria wurde von Hahnemann geprüft und im *Archiv für die homöopathische Heilkunst* (Band 13, 1833) erstmals veröffentlicht. In *Bönninghausens Therapeutischem Taschenbuch 2000* ist das Arzneimittel mit 844 Symptomen aufgeführt, davon sind 178 im dritten bis fünften Grad. Auf diesen basiert die vorliegende Charakterisierung.

Charakteristische Symptome

(polare Symptome blau)

Äußere Befunde: Gesichtsfarbe gelb/rot, Schwellung der Nase

Gemüt: Verliebtheit, Wahnsinn, Ängstlichkeitsgefühl im Körper

Schlaf: Träume verliebte

Kopf: Farbensehen gelb, Nasenbluten, Speichelvermehrung, Stimme leise

Brust: Auswurf dunkles/helles/wässriges/klumpiges Blut, Auswurf Geschmack wie Pech, Puls hart/langsam

Ernährung und Abdomen: Appetitlosigkeit, Durst mit Abscheu gegen Getränke, Aufstoßen, Erbrechen blutig, Blähungen, Blähungsgetöse, Blähungsversetzung, Stuhldrang allgemein/vergeblich, Verstopfung, Stuhl blutig/eitrig

Urogenitaltrakt: Harndrang allgemein/vergeblich, Harnabgang viel/gering/selten/tropfenweise/verhalten, Harnbeschaffenheit blutig/dunkel/eitrig/flockig/heiß, Harn Bodensatz allgemein/blutig/eitrig/faserig/rötlich, Geschlechtstrieb stark, Priapismus, Menstruation früh/lang dauernd/stark

Bewegungsapparat: Trockenheitsgefühl der Gelenke, Ziehen in Muskeln

Haut: Allgemeines: Hautfarbe gelb, Hautstechen, Brandwunden. *Hautausschlag* blasenartig/Knötchen/juckend. *Hautgeschwüre* eiternd. *Hautjucken* → Kratzen bessert. *Hautschwellung* leidender Teile, *Schweiß* allgemein/riechend, Schweißgeruch urinartig

Modalitäten:

Verschlimmerung: Wetter kalt, feuchte Umschläge, Wasser und Waschen, Schnäuzen, Tiefatmen, Nahrungsmittel Kaffee/kaltes Wasser, Schlucken Getränke, beim Trinken, nach Stuhlgang, Harnen beim/zu Ende/nach, Verbrennungen, periodisch

Besserung: Nach dem Hinlegen, Liegen, Liegen im Bett, Aufstoßen, Reiben, Kratzen, nach Schwitzen

Empfindungen: Empfindlichkeit/Nagen *äußerer Teile*, Brennen/Empfindlichkeit/Hitze/Kneifen/Kribbeln/Schneiden/Stechen/Völlegefühl/Zusammenschnüren *innerer Teile*, Abneigung gegen Waschen, beißender Schmerz, Drängen, Stechen von außen hinein, Überempfindlichkeit gegen Schmerz, Zusammendrücken, Frost, Hitze innerlich/einzelner Teile

Besonderes: Zu große körperliche Reizbarkeit, Schwäche, Bewegungen konvulsivisch, Fallsucht mit/ohne Bewusstsein, Entzündungen innerer Teile, Verengungen nach Entzündungen, Schwellung allgemein/entzündlich/leidender Teile, Blutungen aus inneren Teilen, Drüsengeschwüre, Gelbsucht

Genius

Große körperliche Reizbarkeit/Überempfindlichkeit gegen Schmerz, Verliebtheit, Gesichtsfarbe und Haut gelb/Gelbsucht/Farbensehen gelb, blutiger Auswurf, Puls langsam/hart, Blähungen, Stuhl- und Harndrang allgemein/vergeblich, Harnabgang gering/selten, Stuhl und Harn blutig/eitrig, Geschlechtstrieb stark, Regelblutung früh/stark/lang, Epilepsie, Schwellungen, stechende Schmerzen, Hitze, Brandwunden/Verbrennungen.

< feuchte Umschläge/Wasser und Waschen, < Trinken, < beim/nach Harnen, > nach Hinlegen/Liegen/im Bett, > Reiben/Kratzen.

Capsicum annuum

Capsicum annuum wurde von Hahnemann geprüft und in der *Reinen Arzneimittellehre* (Band 6, 1821) erstmals veröffentlicht. In *Bönninghausens Therapeutischem Taschenbuch 2000* ist das Arzneimittel mit 640 Symptomen aufgeführt, davon sind 135 im dritten bis fünften Grad. Auf diesen basiert die vorliegende Charakterisierung.

Charakteristische Symptome

(polare Symptome blau)

Äußere Befunde: Gesichtsfarbe wechselnd, Aufgedunsenheit, Fettsucht

Gemüt, Sensorium: Trunkenheit

Schlaf: Schlaflos nach Mitternacht, Erwachen zu früh

Kopf: Pupillen erweitert, Schwerhörigkeit, Geruchssinn vermindert, Geschmacksveränderung allgemein/fade

Brust: Atem langsam, Tiefatmigkeit, Auswurf wässrig/Geschmack wie Erde/Geschmack wie unreifes Obst, Puls unverändert/ungleich

Ernährung und Abdomen: Sodbrennen, Brechreiz, Ohnmachtsartige Übelkeit, Durchfall schmerzhaft, Stuhldrang vergeblich, Stuhl blutig/schleimig, Hämorrhoiden

Urogenitaltrakt: Harndrang, Harn blutig/heiß

Bewegungsapparat: Knacken/Knarren/lähmiger Schmerz/Ungelenkigkeit der Gelenke, Drücken/Schlaffheit der Muskeln

Haut: Allgemeines: Brennen/Schlaffheit, *Hautjucken* → Kratzen verschlimmert

Modalitäten:

Verschlimmerung: Kälte, Wetter kalt, Frost, Zugluft, Ruhe, nach dem Hinlegen, Liegen/Kopf tief, Lagewechsel, Umdrehen im Bett, beim Aufstehen aus dem Bett/vom Sitzen, Sitzen, Stehen, Bücken, beginnende Bewegung, beginnendes Gehen, Bewegung leidender Teile/Augen/Kopf, Drehen auswärts, Heimweh, beim Atmen, beim Einatmen, beim Husten, vor/bei Stuhlgang, nach Harnen, Schwangerschaft, Frauenbeschwerden, Kinderbeschwerden, Impfung, Berührung, äußerer Druck, Kleiderdruck, Reiben, Kratzen, Unreinlichkeit, periodisch

Besserung: Wärme, Wetter warm, beim Aufstehen aus dem Bett, nach Aufstehen vom Sitzen, beim Hinsetzen, beim Gehen/im Freien, während Bewegung, fortgesetzte Bewegung, Bewegung leidender Teile, beim Essen, Schlucken, Kleiderlösen, Wischen mit der Hand

Empfindungen: Klopfen/Ziehen/Schwellungsgefühl *innere Teile*, Schwellungsgefühl allgemein, Ohnmachtsartige Übelkeit, Zersprengungsschmerz, Ziehen hinunter, Zwängen, Frost allgemein/mit Durst, Schüttelfrost, Hitze äußerlich/ohne Durst, zusammengesetzte Fieber allgemein, Fieber Hitze mit Schweiß/Hitze → Frost

Besonderes: Taumeln, Lähmungen der Organe, Blutungen aus inneren Teilen

Genius

Aufgedunsenheit/Fettsucht, Schlaflos nach Mitternacht, verminderte Sinnesempfindungen (Gehör/Geruchssinn/Geschmack), Tiefatmigkeit, Auswurf von üblem Geschmack, Brechreiz, Knacken/Knarren/Ungelenkigkeit der Gelenke, Muskel- und Hautschlaffheit, Blutungen aus inneren Teilen (allgemein/Darm/Blase), Schwellungsgefühl.

< Kälte, > Wärme, < kaltes Wetter, > warmes Wetter, < Liegen/Sitzen/Stehen, < Ruhe, > Bewegung/fortgesetzte Bewegung, < beginnende Bewegung, < Atmen/Einatmen/Husten, > Essen/Schlucken, < vor/bei Stuhlgang, < Frauenbeschwerden/Schwangerschaft, < Kinderbeschwerden/Impfung, < Berührung/Druck/Reiben/Kratzen, < Kleiderdruck, > Kleiderlösen.

Carbo animalis

Carbo animalis wurde von Hahnemann geprüft und in der *Reinen Arzneimittellehre* (Band 6, 1821) erstmals veröffentlicht. In *Bönninghausens Therapeutischem Taschenbuch 2000* ist das Arzneimittel mit 777 Symptomen aufgeführt, davon sind 124 im dritten bis fünften Grad. Auf diesen basiert die vorliegende Charakterisierung.

Charakteristische Symptome

(polare Symptome blau)

Äußere Befunde: Gesichtsfarbe fleckig, Hautausschlag an der Nase, Rosacea

Gemüt: Fröhlichkeit, wechselnde Stimmung. *Sensorium:* Eingenommenheit

Schlaf: Einschlafen spät/verhindert durch Beschwerden, Schlaflos vor Mitternacht, Erwachen nachts häufig, angenehme/schwärmerische *Träume*

Kopf: Weitsichtigkeit

Brust: Atem keuchend, Auswurf dünnes/helles/klumpiges Blut, Auswurf grau/wässrig, Auswurf Geschmack mistartig/Gestank nach übelriechendem Blut, Brustkrebs

Ernährung und Abdomen: Abneigung gegen fette Speisen, Aufstoßen, Sodbrennen, Blähungen, Verstopfung mit Verhärtung des Kots, Stuhl schafskotartig, Hämorrhoiden

Urogenitaltrakt: Menstruationsblut übelriechend

Bewegungsapparat: Bewegung erschwert, Wühlen in Knochen, Ungelenkigkeit/leichtes Verrenken der Gelenke, Drücken/Ziehen in Muskeln

Haut; Allgemeines: Hautflecke rot/kupferig, Erysipel, Frostbeulen, Rosacea. *Hautausschlag* allgemein/blasenartig/brennend/Krusten/kupferig. *Hautgeschwüre* schwammig/schwammige Ränder. *Hautauswüchse* schwammig/Markschwamm/Hämangiome. *Schweiß* gelb färbend

Modalitäten:

Verschlimmerung: Liegen auf Seite, vor dem Einschlafen, zu Beginn des Schlafes, Bewegung, Gehen/im Freien, Dunkelheit, in Gewölben, beim/nach Essen, nach Regelblutung, Wöchnerinnen, Verrenkungen, Rasieren

Besserung: Im Zimmer, in Ruhe, beim Liegen/auf Rücken, nach Aufstehen aus dem Bett, im Hellen, im Licht

Empfindungen: Reizlosigkeit körperlich, Spannen in *äußeren Teilen*, Drücken/Empfindlichkeit/Schweregefühl *innerer Teile*, Eingeschlafenheit einiger Teile, wehenartiger Schmerz, Frost

Besonderes: Greifen, Skorbut, Pulsieren in den Adern, Drüsen mit schwammigen Geschwüren/Quetschungsschmerz/Schmerzhaftigkeit allgemein/Schwellung/bläuliche/entzündliche/Verhärtung

Genius

Gesichtsfarbe fleckig/Rosacea, Schlaflosigkeit vor Mitternacht, angenehme Träume, Auswurf, Aufstoßen/Sodbrennen, Verstopfung mit Kotverhärtung, übelriechende Blutungen (aus Lunge/Uterus), Drüsenschwellungen, Bewegung erschwert, Drüsen- und Hautgeschwüre schwammig, Hautflecke und Ausschläge kupferig.

< Bewegung/Gehen allgemein/im Freien, > im Zimmer, > in Ruhe, < beim Einschlafen, < Dunkelheit/in Gewölben, > im Hellen, < beim/nach Essen.

Materia medica

Carbo vegetabilis

Carbo vegetabilis wurde von Hahnemann geprüft und in der *Reinen Arzneimittellehre* (Band 6, 1821) erstmals veröffentlicht. In Bönninghausens Therapeutischem Taschenbuch 2000 ist das Arzneimittel mit 1111 Symptomen aufgeführt, davon sind 332 im dritten bis fünften Grad. Auf diesen basiert die vorliegende Charakterisierung.

Charakteristische Symptome

(polare Symptome blau)

Äußere Befunde: Gesichtsfarbe gelb/grau/grünlich, Hautausschlag an Nase

Gemüt: Angst/Furcht/Schreckhaftigkeit

Schlaf: Schläfrigkeit tagsüber/vormittags/vor Mitternacht, Gähnen mit Dehnen und Recken, Einschlafen spät/verhindert durch Beschwerden, Schlaflos vor Mitternacht, Schlaflosigkeit veranlassende Beschwerden, *Träume* ängstlich/von Gespenstern

Kopf: Tränen, Absonderung der Ohren, Niesen allgemein/versagend, Schnupfen dick/wässrig, Stockschnupfen, Stimme heiser/mangelnd, Zahnschmerzen, Mundgeruch, Geschmacksveränderung faul/salzig, Wasserzusammenlaufen im Mund

Brust: Atem kalt/schnell, Atemnot, Erstickungsanfälle, Husten allgemein/Husten morgens mit – abends ohne Auswurf, Auswurf Blut bräunlich/dick/dünn/dunkel/hell/scharf, Auswurf bräunlich/gelb/Geschmack faul/wie faules Fleisch/wie nach dem zuvor Genossenen/Gestank nach übelriechendem Blut, Herzklopfen, Puls verändert/klein/leer/weich/unfühlbar

Ernährung und Abdomen: Durst, Abneigung gegen fette Speisen/Fleisch/Milch, Aufstoßen, Sodbrennen, Übelkeit, Erbrechen blutig, Blähungen allgemein/faul riechend/feuchtwarm/stinkend, Blähungsgetöse, Blähungsschmerz, Blähungsversetzung, Verstopfung allgemein/mit Untätigkeit des Darmes, Stuhl blutig/schleimig/übelriechend, Bandwürmer, Hämorrhoiden

Urogenitaltrakt: Harn dunkel/übelriechend, Geschlechtstrieb stark, Regelblutung früh/stark, Menstruationsblut braun, Ausfluss allgemein/scharf

Bewegungsapparat: Ziehen in Knochen, lähmiger Schmerz/Ziehen brennend/Ziehen drückend in Gelenken, Ziehen/Brennen/Drücken in Muskeln

Haut: Allgemeines: Hämangiom, Hautfarbe gelb, Kälte der Haut, Leberflecke, Beißen, Fisteln, Frostbeulen, Haarausfall an Kopf/Hinterkopf, Krätze, Windpocken, Dekubitus. *Hautausschlag* allgemein/trocken/nässend/brennend. *Hautjucken* Kratzen → Nässen, *Hautgeschwüre* allgemein/blutend/eiternd/reizlos/wie verbrannt/brennend/Eiter blutig/gelb/jauchig/scharf. *Schweiß* allgemein/Oberkörper

Modalitäten:

Verschlimmerung: Wetter kalt, Ostwind, im Freien, Frühjahr, Sommer, Hitze, Temperaturwechsel, Erfrierung/Erkältung/Erhitzung, Wasser und Waschen, feuchte Umschläge, nach Hinlegen, beim Einschlafen, zu Beginn des Schlafes, Warmwerden im Bett, Umdrehen im Bett, Lagewechsel, beim Erwachen, nach dem Schlaf, beim/nach Aufstehen aus dem Bett, beim Aufstehen vom Sitzen, beginnende Bewegung, beginnendes Gehen, Gehen im Freien, nach Bewegung, Dunkelheit, Sehen angestrengt, Sprechen, Lachen, Singen, laut Lesen, Niesen, Schnupfen, beim Husten, beim/nach Essen, Magenverderben, Nahrungsmittel blähend/Fett/Milch/Warmes, nach einem Rausch, bei/nach Stuhlgang, vor Regelblutung, Sexualleben exzessives, Masturbation, durch Säfteverlust, beim Anfassen eines Dinges, beim Zugreifen, Berührung, Druck äußerer/Hut/Kleider, vor Fieber, Windpocken, vor Mitternacht, periodisch

Besserung: Warmes Wetter, im Zimmer, nach dem Hinlegen, beim Hinsetzen, beim Anlehnen, Bewegung fortgesetzt, Licht, kalte Nahrungsmittel, Aufstoßen, nach Blähungsabgang, Kleiderlösen

Empfindungen: Verlangen zu Sitzen, Brennen/Drücken/Hitze/krampfartiger Schmerz/Schweregefühl/Verrenkungsschmerz/Ziehen *äußerer Teile*, Brennen/Drücken/Hitze/Kneifen/Krämpfe/krampfartiger Schmerz/Rauhigkeitsgefühl/Schweregefühl/Völlegefühl *innerer Teile*, Abneigung gegen Waschen, beißender Schmerz, Eingeschlafenheit einiger Teile, Splittergefühl, Stechen hinunter, Frost mit Durst, Hitze äußerlich/einzelner Teile/mit Angst/fliegend, Fieber Hitze → Schweiß/Schweiß → Frost

Besonderes: Abmagerung leidender Teile, Abspannung/Unruhe und Reizlosigkeit körperlich, Erkältungsneigung, Skorbut, Gelbsucht, Blutwallung, Blutandrang zu einzelnen Teilen, Blutungen aus inneren Teilen, Krämpfe klonisch, Krampfartige Schmerzen, Lähmungen der Gliedmaßen, Scheintod, Schwellung ödematös innerer Teile, Drüsenverhärtung, Wunden wiederaufbrechend/stark blutend, Brandwunden, Stichwunden, Erfrierungen, Krampfadern

Genius

Gesichtsfarbe gelb/grau/grünlich, Schläfrigkeit, Schlaflosigkeit vor Mitternacht, ängstliche Träume, Angst, Schnupfen, Stimme heiser, Geschmacksveränderungen, Atemnot, Husten mit blutigem Auswurf von üblem Geschmack, Puls klein/leer/weich, Durst, Aufstoßen/Sodbrennen, stinkende Blähungen, Verstopfung, Gelbsucht, Regelblutung früh/stark, stinkende Absonderungen und Ausscheidungen (Auswurf, Blähungen, Stuhl, Urin), Blutungen aus inneren Teilen (Lunge, Darm, Uterus), Ziehen in Knochen/Gelenken/Muskeln, eiternde Hautgeschwüre, Wunden/Brandwunden, Hitzegefühl.

< kaltes Wetter, > warmes Wetter, < Hitze/Erhitzung, < Erkältung/Erfrierung, < im Freien, > im Zimmer, < vor/nach Schlaf, < Umdrehen im Bett/Lagewechsel, < beim/nach Aufstehen, < beginnende Bewegung, > fortgesetzte Bewegung, < Sprechen/Lachen/Singen/laut Lesen, < beim/nach Essen, < Nahrungsmittel warmes, > Nahrungsmittel kaltes, < beim/nach Stuhlgang, < exzessives Sexualleben, < Säfteverluste (Blutungen, Pollutionen), < beim Anfassen/Zugreifen, < Berührung/äußerer Druck/Kleiderdruck, > Kleiderlösen, < durch Wasser und Waschen/feuchte Umschläge.

Causticum Hahnemanni

Causticum Hahnemanni wurde von Hahnemann geprüft und in den *Chronischen Krankheiten* (Band 3, 1828) erstmals veröffentlicht. In *Bönninghausens Therapeutischem Taschenbuch 2000* ist das Arzneimittel mit 1216 Symptomen aufgeführt, davon sind 128 im vierten und fünften Grad. Auf diesen basiert die vorliegende Charakterisierung.

Charakteristische Symptome

(polare Symptome blau)

Äußere Befunde: Schwellung und Hautausschlag der Nase

Gemüt: Misstrauen, Zerstreutheit

Schlaf: Gähnen

Kopf: Sehen Nebel/Trübsichtigkeit, Ohrgeräusche allgemein/Brausen/Klingen, Geschmacksveränderung fettig

Brust: Husten mit Auswurf, Auswurf Geschmack fettig

Ernährung und Abdomen: Abneigung Süßes, Verlangen Geräuchertes, Geschmacksveränderung fettig, Ohnmachtsartige Übelkeit, Erbrechen wässrig, Blähungsgetöse

Urogenitaltrakt: Harndrang, Harnabgang oft/unwillkürlich, Geschlechtstrieb schwach, Regelblutung spät/Menarche verzögert

Bewegungsapparat: Bewegung erschwert, Stechen in Knochen, Spannen/Ziehen in Gelenken, Ziehen in Muskeln, Muskelverkürzung

Haut: Allgemeines: Krätze allgemein/nässend/pustulös/unterdrückt, Hautspannen, Warzen, Brandwunden. *Hautausschlag* allgemein/Knötchen/Knoten/nesselartig/brennend/juckend/spannend. *Hautgeschwüre* eiternd/brennend/zuckend/mit dünnem/grauem/scharfem/wässrigem Eiter. *Hautflechten* brennend, *Hautschwellung* stechend. *Hautjucken* Kratzen → Ausschlag/Brennen.

Modalitäten:

Verschlimmerung: Kälte, kaltes/kalt-trockenes Wetter, trockenes Wetter, kalte Luft einziehen, beim Erwachen, nach Schlaf, durch Geräusche, nach Essen, Nahrungsmittel Kaffee, nach Stuhlgang, während Regelblutung, beim Schwitzen, Zugreifen, Impfungen, Verbrennungen

Besserung: Wärme, warmes Wetter, feuchtes Wetter, Warmwerden im Bett, Nahrungsmittel kaltes Wasser

Empfindungen: Brennen/Spannen/zuckender Schmerz in *äußeren Teilen*, Krämpfe/Nagen in *inneren Teilen*, Ohnmachtsartige Übelkeit, Zersprengungsschmerz, zuckender Schmerz, Kälte und Kältegefühl einzelner Teile, Fieber Frost → Schweiß

Besonderes: Fallsucht (Epilepsie) allgemein/mit Konvulsionen, Zuckungen

Genius

Sehstörungen, Ohrgeräusche, Geschmacksveränderung fettig/Auswurf Geschmack fettig, Ohnmachtsartige Übelkeit/Erbrechen, Harndrang/Harnabgang oft/unwillkürlich, Regelblutung spät/verzögert, Ziehen in Gelenken und Muskeln, Spannen in Haut/Gelenken/äußeren Teilen, Epilepsie/Zuckungen/zuckende Schmerzen, Verbrennungen.

< Kälte, > Wärme, < kaltes Wetter, > warmes Wetter, < trockenes Wetter, > feuchtes Wetter, < beim Erwachen/nach Schlaf.

Chamomilla

Chamomilla wurde von Hahnemann geprüft und in der *Reinen Arzneimittellehre* (Band 3, 1817) erstmals veröffentlicht. In *Bönninghausens Therapeutischem Taschenbuch 2000* ist das Arzneimittel mit 996 Symptomen aufgeführt, davon sind 121 vierten und fünften Grad. Auf diesen basiert die vorliegende Charakterisierung.

Charakteristische Symptome

(polare Symptome blau)

Äußere Befunde: Gesichtsfarbe rot, Gesichtsschwellung allgemein/Wangen

Gemüt: Angst/Furcht/Schreckhaftigkeit, Ängstlichkeitsgefühl im Körper, Gereiztheit, Zerstreutheit

Schlaf: Schlaflosigkeit allgemein/mit Schläfrigkeit, Schlaflosigkeit veranlassende Beschwerden, Gähnen mit Recken und Dehnen

Kopf: Nasenbluten geronnenes Blut, Schnupfen wässrig/zäh, Zahnschmerzen, Geschmacksveränderung bitter

Brust: Atem laut, Husten tagsüber mit – nachts ohne Auswurf, Auswurf dunkles Blut/klumpiges Blut/Geschmack bitter, Muttermilch verdorben

Ernährung und Abdomen: Durst, Abneigung gegen Kaffee, Verlangen nach Saurem, Brechreiz, Erbrechen allgemein/gallig, Blähungen, Blähungsversetzung, Durchfall, Stuhl gallig/grün/schleimig/ungenügend

Urogenitaltrakt: Harn trübe werdend, wehenartige Schmerzen, Wehen krampfhaft/schmerzhaft, Nachwehen, Abort, Menstruationsblut dunkel/geronnen, Regelblutung früh, Zwischenblutung

Bewegungsapparat:

Haut: Allgemeines: Haut Entzündlichkeit/Entzündung, schlechte Heilungstendenz, Trockenheit, Wundwerden (Kinder). *Hautausschlag* um sich fressend/nicht heilend. *Hautgeschwüre* entzündet/nicht heilend

Modalitäten:

Verschlimmerung: Erkältung, im Wind, Warmwerden im Bett, Liegen, Liegen auf schmerzlose Seite, während/nach Schlaf, Bewegung leidender Teile, Ärger, Ärger mit Heftigkeit, Zorn, Schnupfen, nach Essen, nach Frühstück, Nahrungsmittel Kaffee, narkotische Arzneien, Aufstoßen, bei Stuhlgang, während Regelblutung, beim Schwitzen, unterdrücktes Schwitzen, Berührung, beim Anfassen eines Dinges, Frauenbeschwerden, Schwangerschaft, Wöchnerinnen, Kindbettfieber, Kinderbeschwerden, Zahnen, Zahnungsfieber, rheumatische Fieber, nach Scharlach, Impfung

Besserung: Nüchtern vor Frühstück, Nahrungsmittel Kaffee, nach Schwitzen

Empfindungen: Überempfindlichkeit gegen Schmerz, Verlangen zu Liegen, Verlangen nach Bewegung, Abneigung gegen frische Luft, wehenartiger Schmerz, Schweiß allgemein/Oberkörper, Schweiß/Frost mit Durst, Fieber Frost → Hitze mit Schweiß

Besonderes: Erkältungsneigung, Bewegungen konvulsivisch, Fallsucht (Epilepsie) mit Konvulsionen, klonische Krämpfe, Ohnmacht

Genius

Gesichtsschwellung, Schlaflosigkeit, Epilepsie mit Konvulsionen, Angst, Widersprüchlichkeit (Verlangen zu Liegen/Verlangen nach Bewegung), Erkältungsneigung, Schnupfen, Husten mit Auswurf, Auswurf blutig, Durst, Erbrechen, Blähungen, Stuhl gallig/grün, schmerzhafte Wehen/Nachwehen, Blutungen mit dunklem/geronnenem Blut (Lunge, Uterus), Entzündlichkeit der Haut, schlechte Wundheilung, Schweiß.

< im Liegen, < während/nach Schlaf, < durch Ärger und Zorn, < durch Berührung, < nach Essen/nach Frühstück, > nüchtern vor Frühstück, < beim Schwitzen, > nach Schwitzen, < Frauenbeschwerden (Schwangerschaft/Wöchnerinnen/ Kindbettfieber), < Kinderbeschwerden (Zahnen/ nach Scharlach/rheumatisches Fieber/Impfung).

Chelidonium majus

Chelidonium majus wurde von Hahnemann geprüft und in der *Reinen Arzneimittellehre* (Band 4, 1818) erstmals veröffentlicht. In *Bönninghausens Therapeutischem Taschenbuch 2000* ist das Arzneimittel mit 537 Symptomen aufgeführt, davon sind 85 im dritten bis fünften Grad. Auf diesen basiert die vorliegende Charakterisierung.

Charakteristische Symptome

(polare Symptome blau)

Äußere Befunde:

Gemüt:

Schlaf: Gähnen

Kopf: Pupillen verengt, Sehschwäche, Blindheit/periodisch, Ohrgeräusche allgemein/Klingen, Taubheit, Verstopftheit der Ohren, Stockschnupfen

Brust: Puls groß/hart

Ernährung und Abdomen: Verlangen nach Milch, Durchfall schmerzlos, Verstopfung mit Kotverhärtung, Stuhl schafskotartig

Urogenitaltrakt: Regelblutung spät

Bewegungsapparat: Ziehen in Muskeln

Haut: Allgemeines: Kälte und Kältegefühl der Haut, Nägel blau werdend

Modalitäten:

Verschlimmerung: Im Freien, beim Hinsetzen, während Bewegung, beim Gehen/Gehen im Freien, Drehen leidender Teile, Drehen rückwärts und vorwärts, beim Gähnen, beim Einatmen, vor Essen, nüchtern vor dem Frühstück, Nahrungsmittel Alkoholika/Milch, Alkoholiker

Besserung: Im Zimmer, in der Ruhe, beim/nach Essen, nach Frühstück, feuchte Umschläge, Wasser und Waschen, Druck äußerer

Empfindungen: Krankheitsgefühl, Ohnmachtsartige Übelkeit, Abneigung gegen Bewegung, Verlangen zu Liegen/zu Sitzen, Brennen/Kältegefühl *äußerer Teile*, Brennen/Kneifen/Stechen *innerer Teile*, Gefühllosigkeit, Zerbrochenheitsschmerz, Zwicken, Hitze innerlich, Fieber mit äußerem Frost und innerer Hitze, Kälte und Kältegefühl allgemein

Besonderes: Absterben einzelner Teile, Lähmungen der Gliedmaßen

Genius

Sehstörungen mit Blindheit (allgemein/periodisch), Ohrgeräusche, Hörstörungen, Puls groß/hart, Verstopfung mit Kotverhärtung, Kälte und Kältegefühl allgemein/der Haut, Abneigung gegen Bewegung/Verlangen zu Liegen/Sitzen, innere Hitze, Brennen innerer und äußerer Teile.

< im Freien, > im Zimmer, < während Bewegung/Gehen, > in Ruhe, < Drehen leidender Teile, < vor Essen/nüchtern vor Frühstück, < Alkohol, > bei/nach Essen/nach Frühstück, > feuchte Umschläge/Wasser und Waschen.

Materia medica

China officinalis

China officinalis wurde von Hahnemann geprüft und in der *Reinen Arzneimittellehre* (Band 3, 1817) erstmals veröffentlicht. In *Bönninghausens Therapeutischem Taschenbuch 2000* ist das Arzneimittel mit 1268 Symptomen aufgeführt, davon sind 130 im vierten und fünften Grad. Auf diesen basiert die vorliegende Charakterisierung.

Charakteristische Symptome

(polare Symptome blau)

Äußere Befunde: Abmagerung, Gesichtsfarbe blass/bläulich um die Augen/erdfahl/rot, Augen eingefallen, rot umschriebene Wangen

Gemüt: Nervenschwäche

Schlaf: Schlaf unruhig, Schlaflosigkeit allgemein/veranlassende Beschwerden, Schläfrigkeit nachmittags, *Träume* allgemein

Kopf: Schnupfen blutig/schleimig, Zahnschmerzen, Geschmackssinn fein, Geschmacksveränderungen allgemein/fade/sauer

Brust: Atem laut, Auswurf blutig gestreift/eitrig/schleimig, Herzklopfen, Herzschlag aussetzend, Puls aussetzend, unregelmäßig

Ernährung und Abdomen: Appetitlosigkeit, Heißhunger, Hunger, Durst, Abneigung gegen Wasser, Verlangen nach Süßem, Erbrechen sauer, Blähungen, Blähungsgetöse, Blähungsschmerzen, Durchfall, Stuhl scharf/unverdaut, Madenwürmer

Urogenitaltrakt: Geschlechtstrieb stark, Pollutionen, Schwäche des Geschlechtsvermögens, Menstruation mit Blutsturz, Ausfluss allgemein/blutfarbig

Bewegungsapparat: Zuckendes Ziehen in Knochen/Gelenken/Muskeln, Ziehen in Knochen, Schaben auf der Knochenhaut, Zerschlagenheitsschmerz in Gelenken, Stechen in Muskeln

Haut: Allgemeines: Empfindlichkeit, feuchte Gangrän, Schwellung ödematös, Trockenheit, Welkheit, Dekubitus. Schweiß allgemein/Hinterseite/mit Durst

Modalitäten:

Verschlimmerung: Nach dem Schlafen, durch Sprechen, nach Trinken, Nahrungsmittel Milch/Obst/ blähende Speisen, Madenwürmer, während Regelblutung, Masturbation, nach Schwitzen, Säfteverluste, unterdrücktes Schwitzen, vor/während/nach Fieber, leise Berührung

Besserung:

Empfindungen: Verlangen nach Bewegung, Verlangen zu Sitzen, Empfindlichkeit/Zerschlagenheitsschmerz *äußerer Teile*, Drücken/Stechen/Völlegefühl / Zerschlagenheitsschmerz / Zusammenschnüren *innerer Teile*, Ziehen in Drüsen, Stechen von innen heraus, Picken, Frostigkeit, Schüttelfrost

Besonderes: Abspannung körperlich, Schwäche, Ohnmacht, Blutandrang zu einzelnen Teilen, Blutungen aus inneren Teilen, Adernanschwellung, Blutmangel, ödematöse Schwellungen innerer und äußerer Teile, Verhärtungen nach Entzündungen

Genius

Schwäche/Abspannung körperlich/Ohnmacht/Nervenschwäche, Anämie, Blässe, Gesicht bläulich um Augen/Augen eingefallen, Schlaflosigkeit, Schnupfen, Geschmacksveränderungen, Auswurf, Herzschlag/Puls aussetzend, Hunger und Durst, Blähungen, starker Geschlechtstrieb, Ausfluss, zuckendes Ziehen in Knochen/Gelenken/Muskeln, Haut trocken/welk, Blutungen aus inneren Teilen (allgemein/Nase/Lunge/Uterus), ödematöse Schwellungen Zerschlagenheitsschmerz äußerer und innerer Teile.

< vor/während/nach Fieber, < durch Säfteverluste (Durchfall, Erbrechen, Menstruation, Sperma, Schweiß, Blutungen).

Cicuta virosa

Cicuta virosa wurde von Hahnemann geprüft und erstmals in der *Reinen Arzneimittellehre* (Band 6, 1821) veröffentlicht. In *Bönninghausens Therapeutischem Taschenbuch 2000* ist das Arzneimittel mit 586 Symptomen aufgeführt, davon sind 103 im dritten bis fünften Grad. Auf diesen basiert die vorliegende Charakterisierung.

Charakteristische Symptome

(polare Symptome blau)

Äußere Befunde: Augen eingefallen, Gesicht erdfahl, Verzogenheit des Gesichtes

Gemüt: Misstrauen, Einbildungen, Wahnsinn. *Sensorium:* Betäubung, *Verstand:* Bewusstlosigkeit

Schlaf: Komatös/unerquicklich, Schlaflage auf Rücken, *Träume* allgemein/lebhaft/unerinnerlich/verworren

Kopf: Schwindel, Bewegungen des Kopfes, Pupillen verengt, Sehen Bewegungen im Gesichtsfeld, Doppelsehen, Farbensehen bunt, Starrsehen, Schwarzwerden vor den Augen, Blindheit

Brust: Husten mit Auswurf, Herzschlag/Puls zitternd

Ernährung und Abdomen: Appetitlosigkeit, Verlangen nach Wein, Schluckauf, Spulwürmer

Urogenitaltrakt:

Bewegungsapparat: Rucke in Muskeln

Haut: Allgemeines: Geschwürschmerz, Wundheitsgefühl, Hautflecke zusammenfließend, Gichtknoten. *Hautausschlag* allgemein/Krusten/Milchschorf/wundschmerzend/zusammenfließend

Modalitäten:

Verschlimmerungen: Hitze, Kälte, Entblößung, Bücken, Sitzen krumm, Aufrichten, Drehen allgemein/leidender Teile, Drehen Kopf/Kopf rückwärts, Erschütterung, Sehen angestrengt, beim Umsehen, beim Essen, Spulwürmer, Kinderbeschwerden, Verletzungen

Besserung: Wärme, Warmeinhüllen, Liegen im Bett, Sitzen gerade

Empfindungen: Geschwürschmerz/Wundheitsschmerz/Zittern *äußerer Teile*, Brennen *innerer Teile*, Quetschungsschmerz allgemein/in Drüsen, Stöße

Besonderes: Anfälle von Unwohlsein, Haltlosigkeit des Körpers, Bewegungen erschwert/konvulsivisch, Erstarrung (Katalepsie), Fallsucht allgemein (Epilepsie)/mit Starrheit/mit Konvulsionen/ohne Bewusstsein, Krämpfe allgemein/klonisch/tonisch, Starrkrampf allgemein/mit Opisthotonus, Verengungen nach Entzündungen, Quetschungen, Zuckungen

Genius

Misstrauen/Einbildungen, Träume, Sehstörungen, Herzschlag/Puls zitternd, Anfälle von Unwohlsein/Haltlosigkeit des Körpers, Konvulsionen, Krämpfe allgemein/tonisch/klonisch, Epilepsie allgemein/mit Starrheit, Starrkrampf, Wundheitsschmerz, Verletzungen/Quetschungen.

< Kälte, > Wärme, < Entblößung,> Einhüllen, <Bücken/Sitzen krumm, > Sitzen gerade, < Drehen allgemein/leidender Teile, < Sehen angestrengt/beim Umsehen.

Materia medica

Cina maritima

Cina maritima wurde von Hahnemann geprüft und in der *Reinen Arzneimittellehre* (Band 1, 1811) erstmals veröffentlicht. In *Bönninghausens Therapeutischem Taschenbuch 2000* ist das Arzneimittel mit 591 Symptomen aufgeführt, davon sind 95 im dritten bis fünften Grad. Auf diesen basiert die vorliegende Charakterisierung.

Charakteristische Symptome

(polare Symptome blau)

Äußere Befunde: Gesichtsfarbe blass/bläulich/wechselnd

Gemüt:

Schlaf: Gähnen, Schlaflage Kopf rückwärts gebeugt/Sitzend

Kopf: Bewegungen des Kopfes, Pupillen erweitert, Niesen, Schnupfen schleimig, Wasserzusammenlaufen im Mund

Brust: Atem laut/ungleich, Husten allgemein/ohne Auswurf, Husten abends mit – morgens ohne Auswurf, Auswurf schleimig, Puls unverändert

Ernährung und Abdomen: Heißhunger, Hunger, Abneigung gegen Milch/Muttermilch, Erbrechen allgemein/Speisen/Würmer, Stuhl mit Madenwürmern/Spulwürmern

Urogenitaltrakt: Harnbeschaffenheit milchfarbig/trüb, Regelblutung früh

Bewegungsapparat: Ausstrecken der Glieder, Krämpfe/Ziehen/lähmiges Ziehen in Muskeln

Haut: Schweiß Oberkörper/kalter

Modalitäten:

Verschlimmerung: Im Freien, Liegen auf Seite/schmerzhafte Seite, beim Aufstehen aus dem Bett, Sitzen, Sehen angestrengt, Lesen, Schreiben, beim Gähnen, beim Atmen, vor/beim/nach Husten, beim Trinken, Nahrungsmittel Pfeffer, Säfteverlust, Berührung, äußerer Druck, vor Fieber, Kinderbeschwerden, Würmer allgemein/Madenwürmer/Spulwürmer.

Besserung: Nach dem Hinlegen, nach Aufstehen vom Sitzen, Wischen mit der Hand

Empfindungen: Krampfartiger/zuckender Schmerz in *äußeren Teilen*, Krampfartige Schmerzen in *inneren Teilen*, betäubender/lähmiger/wehenartiger Schmerz, Schlagschmerz, Stechen zuckend, Bohren, Stöße, Wühlen, Frost mit Durst

Besonderes: Fallsucht (Epilepsie) allgemein/mit Bewusstsein

Genius

Gähnen, Husten, Auswurf, Hunger, Abneigung gegen Milch, Erbrechen, Würmer, Harnbeschaffenheit trüb, Ziehen im Muskeln, zuckende/lähmige Schmerzen, Epilepsie.

< Liegen auf Seite/schmerzhafte Seite, < Sehen angestrengt/Lesen/Schreiben, < vor/bei/nach Husten, < Berührung/Druck, < Würmer.

Clematis erecta

Clematis erecta wurde von Hahnemann geprüft und in den Chronischen Krankheiten (Band 3,1828) erstmals veröffentlicht. In Bönninghausens Therapeutischem Taschenbuch 2000 ist das Arzneimittel mit 484 Symptomen aufgeführt, davon sind 95 im dritten bis fünften Grad. Auf diesen basiert die vorliegende Charakterisierung.

Charakteristische Symptome

(polare Symptome blau)

Äußere Befunde: Abmagerung, Gesichtsfarbe blass, Hautausschlag an der Nase

Gemüt:

Schlaf:

Kopf: Augenleiden

Brust: Puls unverändert, Brustkrebs

Ernährung und Abdomen: Leistenbruch

Urogenitaltrakt: Harnabgang tropfenweise/unterbrochen, Harnbeschaffenheit eitrig/scharf, Harn Bodensatz eitrig, Priapismus

Bewegungsapparat: Dehnen der Glieder, Muskeln schlaff/Zuckungen

Haut; Allgemeines: Nässen der Haut, Erysipel, schwammige Hautauswüchse. *Hautausschlag* allgemein/sich abschälend/blasenartig/um sich fressend/nässend/schuppig/nicht heilend/juckend/schmerzhaft/stechend, *Flechten* allgemein/um sich fressend/nässend/rot/schuppig/juckend/stechend. *Hautgeschwüre* Eiter gelb/hart/schwammig/kribbelnd/schmerzhaft/mit Stößen darin

Modalitäten:

Verschlimmerung: Entblößung, nach dem Hinlegen, beim Bücken, Augen öffnen, Augen schließen, Nahrungsmittel Tabak, beim Harnen, Wasser und Waschen, feuchte Umschläge, Verbrennungen

Besserung: Warmeinhüllen, Augen öffnen, Augen schließen, Druck äußerer

Empfindungen: Zuckender Schmerz *äußerer Teile*, zuckender Schmerz in Drüsen, beißender Schmerz, Abneigung gegen Waschen, Hitze/Schweiß mit Abneigung gegen Entblößen

Besonderes: Verhärtungen nach Entzündungen, Drüsen Schwellung/Verhärtung

Genius

Harnabgang tropfenweise/unterbrochen, Harn eitrig, Neoplasien (Brustkrebs/schwammige Hautauswüchse/Hautgeschwüre schwammig), Verhärtungen allgemein/in Drüsen, Hautausschläge/Flechten nicht heilend, um sich fressend, zuckende Schmerzen, Hitze/Schweiß mit Abneigung gegen Entblößen.

< Entblößung, > Warmeinhüllen, < Wasser und Waschen/feuchte Umschläge.

Cocculus indicus

Cocculus indicus wurde von Hahnemann geprüft und in der *Reinen Arzneimittellehre* (Band 1, 1811) erstmals veröffentlicht. In *Bönninghausens Therapeutischem Taschenbuch 2000* ist das Arzneimittel mit 923 Symptomen aufgeführt, davon sind 245 im dritten bis fünften Grad. Auf diesen basiert die vorliegende Charakterisierung.

Charakteristische Symptome

(polare Symptome blau)

Äußere Befunde: Abmagerung, Bleichsucht, Gesichtsfarbe blass/bläulich um die Augen/rot

Gemüt: Angegriffenheit, Angst/Furcht/Schreckhaftigkeit, Ernsthaftigkeit, Gleichgültigkeit, Sanftheit. *Verstand:* Angegriffenheit, Einbildungen, Zerstreutheit. *Sensorium:* Benebelung, Eingenommenheit

Schlaf: Gähnen, Schlaf ängstlich, *Träume* lebhaft

Kopf: Schwindel, Pupillen verengt, Farbensehen dunkel, Sehen Gestalten (Fratzen), Starrsehen, Schwerhörigkeit, Taubheit, Schnupfen blutig, Speichelverminderung, Wasserzusammenlaufen im Mund

Brust: Atem seufzend, Atemnot, Auswurf dunkles Blut, Auswurf Geschmack nach dem zuvor Genossenen/metallisch/schwefelartig, Puls klein/unfühlbar

Ernährung und Abdomen: Appetitlosigkeit, Heißhunger, Abneigung gegen Bier, Verlangen nach Bier/Erfrischendem, Geschmacksveränderungen allgemein/metallisch, Aufstoßen, Brechreiz, Übelkeit, Erbrechen übelriechend, Blähungen allgemein/faul riechend, Blähungsschmerz, Blähungsversetzung, Stuhldrang vergeblich, Verstopfung allgemein/mit Untätigkeit des Darmes, Stuhl grau, Leistenbruch

Urogenitaltrakt: Harndrang allgemein, krampfhafte Wehen, Uteruskrämpfe, Abort, Regelblutung früh/schwach/spät/unterdrückt, Zwischenblutung, Ausfluss allgemein/blutfarbig/eitrig

Bewegungsapparat: Schmerzhaftigkeit allgemein/lähmiger Schmerz/Wühlen/Zerschlagenheitsschmerz/Ziehen/lähmiges in Knochen, gichtartige Schmerzen/Knacken/Stechen/Ungelenkigkeit in Gelenken, Schlaffheit/Krampfartige Schmerzen/Stechen, Stechen brennend in Muskeln

Haut: Allgemeines: Hautfarbe bleich, Schlaffheit/Schwellung stechend/Stechen/Stechen brennend/Brennen der Haut, Hautflecke rot/wie von Rotwein, Hautgeschwüre schmerzlos. *Hautausschlag* Knötchen/schmerzlos. *Hautjucken* stechend. *Schweiß* kalt

Modalitäten:

Verschlimmerung: Kälte, Wetter kalt, im Freien, Kaltwerden, Entblößung, nach Ausziehen, Warmwerden im Bett, nach dem Schlaf, beim Erwachen, beim Aufrichten, Aufstehen aus dem Bett, Anstrengung des Körpers, Bewegung/fortgesetzte/leidender Teile, beim Gehen, beim Gehen im Freien, während beim Bücken, beim Knien, beim Heben, beim Fahren im Wagen, Fahren mit dem Schiff, durch Schlafmangel, Gemütsbewegung allgemein/Ärger mit stillem Verdruss, Anstrengung geistig, Lesen, Sprechen, Schreiben, beim Essen, Schlucken, Leerschlucken, nach Trinken, Aufstoßen, Nahrungsmittel Kaffee/Tabak, nach einem Rausch, Frauenbeschwerden, Schwangerschaft, vor/während/unterdrückte Regelblutung, Schwangerschaft, Masturbation, Kinderbeschwerden

Besserung: Wärme, Warmeinhüllen, Warmwerden, Wetter warm, Zimmer, in der Ruhe, Liegen im Bett, Aufstoßen, nach Blähungsabgang, Druck äußerer

Empfindungen: Abneigung gegen Bewegung/frische Luft, Verlangen zu Liegen/zu Sitzen, Überempfindlichkeit gegen Schmerz, Stechen/Zerschlagenheitsschmerz/Zittern/Zusammenschnüren *äußerer Teile*, Drücken/Kneifen/Krämpfe/krampfartiger Schmerz/Klopfen/Rauhigkeitsgefühl / Zerschlagenheitsschmerz / Zusammenschnüren *innerer Teile*, Drängen, Drücken von außen hinein, Drücken zusammen, Gefühl von Herausreißen, Krämpfe allgemein/hysterische/tonische, krampfartiger lähmiger Schmerz, Erschütterungen, Erstarrungsgefühl, Gefühl von Herausreißen, Gefühllosigkeit leidender Teile, Leerheitsgefühl, Eingeschlafenheit einiger Teile, Gefühllosigkeit allgemein/leidender Teile, Zerbrochenheitsschmerz, Zusammenkneifen, Frostigkeit, Schauder allgemein/einzelner Teile/halbseitig, Hitze äußerlich/trocken/brennende der Haut, fliegende Hitze, Fieber Hitze mit Schauder wechselnd

Besonderes: Abspannung körperlich, Haltlosigkeit des Körpers, Taumeln, Ohnmacht, Bewegung erschwert/konvulsivisch/unwillkürlich, Bewegungslosigkeit, Erschütterungen, Schlaganfall, Fallsucht (Epilepsie) allgemein/ohne Bewusstsein, Lähmungen der Gliedmaßen/halbseitige/innerer Teile/der Organe/schmerzlose, Verengungen nach Entzündungen, Drüsen Schwellungen kalte/Stechen, zu große körperliche Reizbarkeit

Genius

Blässe, Angegriffenheit von Gemüt und Verstand, Schwerhörigkeit, Geschmacksveränderungen, Atemnot/Atmung seufzend, Auswurf von üblem Geschmack, Puls klein/unfühlbar, Übelkeit, Blähungen, Verstopfung mit Untätigkeit des Darmes, Regelblutung schwach, wehenartige Schmerzen, Ausfluss, Knochen/Gelenke/Muskeln schmerzhaft, Abspannung körperlich/Muskelschlaffheit/Haltlosigkeit/Taumeln/Ohnmacht, Epilepsie, Bewegen erschwert/konvulsivisch/unwillkürlich, Schlaganfall, Lähmungen der Gliedmaßen/der Organe, Bewegungslosigkeit.

< durch Kälte, > durch Wärme, < Wetter kalt, > Wetter warm, < im Freien, > im Zimmer, < Entblößen, > Einhüllen, > Liegen im Bett, < nach Schlaf/beim Erwachen, < Aufrichten/Aufstehen, < Anstrengung körperlich/geistig, < Bewegung/Gehen/Gehen im Freien, > Ruhe, < Fahren im Wagen/Schiff, < Gemütsbewegung/Ärger, < durch Schlucken/Leerschlucken, < Frauenbeschwerden/Schwangerschaft, < vor/während Regelblutung.

Coffea cruda

Coffea cruda wurde von Hahnemann geprüft und im *Archiv für die homöopathische Heilkunst* (Band 2, 1823) erstmals veröffentlicht. In *Bönninghausens Therapeutischem Taschenbuch 2000* ist das Arzneimittel mit 566 Symptomen aufgeführt, davon sind 110 im dritten bis fünften Grad. Auf diesen basiert die vorliegende Charakterisierung.

Charakteristische Symptome

(polare Symptome blau)

Äußere Befunde: Gesichtsfarbe rot

Gemüt: Nervöse Aufregung, Nervenschwäche, Gereiztheit, Fröhlichkeit. Verstand: Aufgeregtheit, Begreifen leichtes, Gedächtnis lebhaft

Schlaf: Schlaflosigkeit allgemein/nach Mitternacht, Schlaflosigkeit veranlassende Beschwerden, angenehme *Träume*, Erwachen zu früh

Kopf: Lichtscheu, Gehör empfindlich/fein, Geruchssinn empfindlich/fein, Geschmack fein

Brust: Atem ängstlich, Husten trocken, Auswurf Geschmack wie süße Mandeln

Ernährung und Abdomen: Hunger, Abneigung gegen Kaffee

Urogenitaltrakt: Harnabgang oft, Regelblutung lang/stark, schmerzhafte Wehen, Nachwehen, wehenartige Schmerzen, Geschlechtstrieb stark

Bewegungsapparat:

Haut: Allgemeines: Empfindlichkeit/Trockenheit/Hitze/trockenes Brennen der Haut, Friesel, Röteln

Modalitäten:

Verschlimmerung: Erkältung, im Freien, durch Ermüdung, beim Hinsetzen, während Bewegung, beim Gehen/im Freien, Drehen leidender Teile, Drehen vorwärts, Gemütsbewegung allgemein/Ärger/Ärger mit Heftigkeit/übermäßige Freude, unglückliche Liebe, Angst/Furcht/Schreck, Abstand, Lärm, Gerüche, Schlucken Speisen, Nahrungsmittel Alkoholika/Wein, narkotische Arzneien, nach einem Rausch, Alkoholiker, Magenverderben, bei Eintritt/während Regelblutung, Wöchnerinnen, Milchfieber, Reiben, Röteln.

Besserung: Im Freien, im Zimmer, in der Ruhe, im Sitzen

Empfindungen: Behaglichkeitsgefühl, Kräftigkeitsgefühl, Leichtigkeitsgefühl, Empfindlichkeit *äußerer Teile*, körperliche Überreiztheit, Überempfindlichkeit gegen Schmerzen, wehenartiger Schmerz, Zerreißungsschmerz, Abneigung gegen frische Luft, Wärmegefühl, Frost innerlich, Fieber mit innerem Frost und äußerer Hitze, Fieber mit Hitze → Schweiß

Besonderes: Taumeln, Schlaganfall, Blutschlaganfall, Scheintod

Genius

Nervöse Aufregung, körperliche Überreiztheit, Empfindlichkeit/Feinheit der Sinne (Augen, Gehör, Geruchssinn, Geschmack, Schmerzen), Verstand und Gedächtnis lebhaft, Schlaflosigkeit nach Mitternacht, Regelblutung lang/stark, wehenartige Schmerzen, Schlaganfall.

< im Freien, > im Zimmer, < Bewegung, > Ruhe, < Drehen, Gemütsbewegungen (Ärger/Angst/Freude/unglückliche Liebe), < Lärm/Gerüche, < Alkohol, < während Regelblutung, < Wöchnerinnen/Milchfieber.

Colchicum autumnale

Colchicum autumnale wurde von Störk erstmals geprüft, und im *Archiv für die homöopathische Heilkunst* (Band 6, S. 136-170) veröffentlicht. In *Bönninghausens Therapeutischem Taschenbuch 2000* ist das Arzneimittel mit 577 Symptomen aufgeführt, davon sind 117 im dritten bis fünften Grad. Auf diesen basiert die vorliegende Charakterisierung.

Charakteristische Symptome

(polare Symptome blau)

Äußere Befunde: Gesicht Miene verändert

Gemüt:

Schlaf: In Seitenlage

Kopf: Speichelvermehrung

Brust:

Ernährung und Abdomen: Durst, Abneigung gegen Schweinefleisch, Glucksen, Stuhldrang vergeblich, Stuhl ungenügend

Urogenitaltrakt: Harndrang, Harnabgang gering, Harn blass/dunkel/heiß, Regelblutung früh

Bewegungsapparat: Gichtartige Schmerzen der Gelenke, Ziehen/stechendes Ziehen in Muskeln

Haut: Allgemeines: Beißen, ödematöse Schwellung, Trockenheit, Erfrierungen. *Hautausschlag* beißend/wundschmerzend. *Hautjucken* kribbelnd

Modalitäten:

Verschlimmerungen: Wetter warm/feucht/feucht-kalt, Durchnässung, Erfrierung, Entblößung allgemein/des Kopfes, Liegen allgemein/linke Seite/krumm, Sitzen aufrecht, Bücken, während Bewegung/fortgesetzte, Gehen/im Freien, Fahren im Wagen/im Schiff, Kopfschütteln, geistige Anstrengung, Lärm, Gerüche, beim Atmen/Ausatmen, Nahrungsmittel Fett/Fleisch, beim Harnen, Berührung, Schlafmangel

Besserungen: Warmeinhüllen, Einhüllen des Kopfes, Ruhe, nach dem Schlaf, Sitzen/krumm, Stehen, Einatmen, Tiefatmen, nach Stuhlgang

Empfindungen: Überempfindlichkeit gegen Schmerz, Kribbeln in *äußeren Teilen*, Krampfartiger Schmerz/Kribbeln in *inneren Teilen*, Zwängen, Hitze mit Durst, Hitze/Schweiß mit Abneigung gegen Entblößung, Frost allgemein

Besonderes: Schwäche allgemein/lähmige, Abspannung körperlich, Überempfindlichkeit gegen Schmerz, Schwellungen ödematös innere/äußere Teile, Lungenödem, Zusammenzucken

Genius

Schwäche/Abspannung körperlich, Durst, Stuhldrang vergeblich/Stuhl ungenügend, Harndrang/Harnabgang gering, Hautausschlag beißend, ödematöse Schwellung/Kribbeln in äußeren und inneren Teilen, Lungenödem, Hitze/Schweiß mit Abneigung gegen Entblößung.

< feuchtes/feucht-kaltes Wetter, < Durchnässung, < Entblößung, > Einhüllen, < Liegen allgemein/linke Seite, < Schlafmangel, > nach Schlaf, < Sitzen aufrecht, > Sitzen krumm, > Stehen, < Bewegung/Gehen, > Ruhe, < Fahren im Wagen/im Schiff, < Lärm/Gerüche, < Ausatmen, > Einatmen/Tiefatmen.

Colocynthis

Colocynthis wurde von Hahnemann geprüft und in der *Reinen Arzneimittellehre* (Band 6, 1821) erstmals veröffentlicht. In *Bönninghausens Therapeutischem Taschenbuch 2000* ist das Arzneimittel mit 567 Symptomen aufgeführt, davon sind 108 im dritten bis fünften Grad. Auf diesen basiert die vorliegende Charakterisierung.

Charakteristische Symptome

(polare Symptome blau)

Äußere Befunde: Augen eingefallen

Gemüt:

Schlaf: Schlaf unruhig, Schlaflage auf Bauch

Kopf: Tränen der Augen

Brust: Auswurf Geschmack metallisch

Ernährung und Abdomen: Blähungsversetzung, Stuhl schaumig/schleimig, Leistenbruch/eingeklemmter

Urogenitaltrakt: Harndrang allgemein/vergeblich, Harn Bodensatz allgemein/weißlich, Harnbeschaffenheit blass/klebrig/schleimig

Bewegungsapparat: Ungelenkigkeit/Rucke in Gelenken, Krämpfe/Verkürzung/Zuckungen in Muskeln

Haut: Allgemeines: Spannen der Haut, Abschuppung

Modalitäten:

Verschlimmerung: Kälte, Wetter kalt, Erkältung, Zugwind, Liegen ausgestreckt/im Bett/auf Rücken/auf schmerzlose Seite, Ruhe, Bücken, Sitzen aufrecht, Ausstrecken der Gliedmaßen, nach Anlehnen, Gemütsbewegung allgemein, Ärger/mit Entrüstung/mit stillem Verdruss, Kummer, Kränkung, Zorn, Bewegung der Augenlider, Nahrungsmittel Bier/Austern/Muscheln, nach Trinken, bei Stuhlgang, vor/nach Harnen, vor Regelblutung, Kindbettfieber, Druck auf schmerzlose Seite.

Besserung: Wärme, Wetter warm, Liegen krumm/auf schmerzhafte Seite, Sitzen krumm, nach Aufstehen aus dem Bett, während Bewegung

Empfindungen: Schneiden/Spannen in *äußeren Teilen*, krampfartiger Schmerz/Zusammenschnüren in *inneren Teilen*, wehenartiger Schmerz, Gefühl wie von eisernen Klammern, Zerren

Besonderes: Abspannung körperlich, erschwerte Bewegung, Fallsucht (Epilepsie) mit Starrheit, schmerzhafte Drüsen

Genius

Leistenbruch, Harndrang allgemein/vergeblich, Harn schleimig/Bodensatz, erschwerte Bewegung/Ungelenkigkeit, Spannen in äußeren Teilen/Haut, wehenartiger Schmerz/Gefühl wie von eisernen Klammern/Krampfartige Schmerzen in Muskeln.

< Kälte, > Wärme, < Wetter kalt, > Wetter warm, < Liegen ausgestreckt, > Liegen krumm, < Sitzen aufrecht, > Sitzen krumm, < Liegen/Druck auf schmerzlose Seite, > Liegen auf schmerzhafte Seite, < Ruhe, > Bewegung, < Ärger/Kummer/Kränkung/Zorn, < Nahrungsmittel Muscheln/Austern, < vor/nach Harnen.

Conium maculatum

Conium maculatum wurde von Hahnemann geprüft und in der *Reinen Arzneimittellehre* (Band 4, 1818) erstmals veröffentlicht. In *Bönninghausens Therapeutischem Taschenbuch 2000* ist das Arzneimittel mit 1091 Symptomen aufgeführt, davon sind 105 im vierten und fünften Grad. Auf diesen basiert die vorliegende Charakterisierung.

Charakteristische Symptome

(polare Symptome blau)

Äußere Befunde: Gesichtsfarbe bläulich/gelb

Gemüt: Hypochondrie

Schlaf: Schlaf komatös allgemein/morgens, Schlaf unerquicklich

Kopf: Trübsichtigkeit, Sehnervenlähmung, Blindheit, Verstopftheit/Absonderung der Ohren, Schnupfen eitrig

Brust: Auswurf eitrig

Ernährung und Abdomen: Aufstoßen, Sodbrennen, Gelbsucht

Urogenitaltrakt: Harnabgang unterbrochen, Harn blass/trüb, Schwäche des Geschlechtsvermögens, Impotenz, Regelblutung schwach/spät/unterdrückt, Uteruskrämpfe

Bewegungsapparat: Stechen in Knochen

Haut: Allgemeines: Hautfarbe und Nägel gelb, Hautflecke grünlich, Untätigkeit der Haut, pendelnde Fibrome. *Hautausschlag* Krusten. *Flechten* allgemein/krustig. *Hautgeschwüre* krustig/reizlos/spannend

Modalitäten:

Verschlimmerung: Schneeluft, im Freien, in der Ruhe, Liegen, Sitzen, Stehen, Aufstehen aus dem Bett, Aufstehen vom Sitzen, beginnende Bewegung, beginnendes Gehen, Gehen im Freien, Auftreten hartes, Heben leidender Gliedmaßen, Heben des Armes, Licht, Kunstlicht, Sonnenlicht, Tageslicht, beim Umsehen, beim/nach Essen, nach Frühstück, Nahrungsmittel Milch, unterdrückte Regelblutung, unterdrücktes Sexualleben, Masturbation, Reiben, Verletzungen, Drüsenverletzungen

Besserung: Nach Aufstehen vom Sitzen, während Bewegung, fortgesetzte Bewegung, beim Gehen, gebücktes Gehen, Hängenlassen der Gliedmaßen, beim Hinsetzen, Dunkelheit, nüchtern vor Frühstück, Druck äußerer

Empfindungen: Verlangen zu Sitzen, Spannen in *äußeren Teilen*, Ziehen in *inneren Teilen*, Empfindlichkeit/Jucken/Kribbeln/Quetschungsschmerz der Drüsen, hysterische Krämpfe, Stechen von innen heraus, Gefühl wie ein Band darum

Besonderes: Reizlosigkeit körperlich, Anfälle von Unwohlsein, Lähmungen, Drüsen schlaff/Verhärtung/krebsartige Geschwüre, Drüsenschwellung allgemein/hart/kalt, Wunden mit Drüsenverletzung

Genius

Hypochondrie/Hysterie, Schlaf komatös, Sehstörungen bis zur Blindheit, Schnupfen und Auswurf eitrig, Aufstoßen/Sodbrennen, Gelbsucht, Schwäche des Geschlechtsvermögens, Regelblutung schwach/spät/unterdrückt, Anfälle von Unwohlsein/Verlangen zu Sitzen, Drüsenschwellungen hart/kalt.

< Liegen/Sitzen/Stehen, < beim Aufstehen vom Bett/vom Sitzen, > beim Hinsetzen, < in der Ruhe, < beginnende Bewegung, > während und fortgesetzte Bewegung, < Heben leidender Gliedmaßen, > Hängenlassen der Gliedmaßen, < durch Licht/Tageslicht/Kunstlicht/Sonnenlicht, > in Dunkelheit, < nach Essen/Frühstück, > Nüchtern vor Frühstück, < unterdrückte Regelblutung/unterdrücktes Sexualleben/Masturbation, < Reiben, > Druck äußerer, < Verletzungen.

Crocus sativus

Crocus sativus wurde von Stapf geprüft und in den Beiträgen zur *Reinen Arzneimittellehre* (1. Band, 1836) erstmals veröffentlicht. In *Bönninghausens Therapeutischem Taschenbuch 2000* ist das Arzneimittel mit 587 Symptomen aufgeführt, davon sind 110 im dritten bis fünften Grad. Auf diesen basiert die vorliegende Charakterisierung.

Charakteristische Symptome

(polare Symptome blau)

Äußere Befunde: Gesichtsfarbe gelb/wechselnd

Gemüt: Fröhlichkeit, Sanftheit, wechselnde Stimmung. *Sensorium:* Eingenommenheit, Trunkenheit

Schlaf: Gähnen, Schläfrigkeit tagsüber/nachmittags/abends, Schlaf tief/komatös, Schlafsucht, Schlaftrunkenheit, *Träume* angenehm/lustig

Kopf: Pupillen erweitert, Sehen Lichtscheu/wie Feuer/Nebel, Nasenbluten allgemein/dunkel/zäh

Brust: Auswurf blutig, Auswurf Blut dick/dunkel/klumpig/übelriechend/zäh

Ernährung und Abdomen: Sodbrennen

Urogenitaltrakt: Regelblutung früh/lang dauernd/stark, Zwischenblutungen, Blutsturz, Menstruationsblut dunkel/übelriechend/zäh, Abort

Bewegungsapparat: Knacken/Spannen/lähmiger Schmerz in Gelenken, Muskeln schlaff

Haut: Hautausschlag Eiterbeulen, Scharlach

Modalitäten:

Verschlimmerung: Zimmer, Zimmerwärme, während/nach Bewegung, beim Gehen, beim Bücken, Licht, Kunstlicht, Weinen, Augen öffnen, Sehen angestrengt, Nüchtern vor Frühstück, vor Essen, Schlucken, Trinken kaltes Wasser, nach Trinken, Schwangerschaft, Wöchnerinnen, Kinderbeschwerden, Scharlach.

Besserung: Im Freien, nach dem Hinlegen, in Ruhe, Augen schließen, Dunkelheit, beim Essen, nach Frühstück, Handauflegen

Empfindungen: Verlangen nach frischer Luft, Kribbeln/Zerschlagenheitsschmerz in *äußeren Teilen,* Hüpfen in *inneren Teilen,* Lebendigkeitsgefühl, Bewegungsgefühl, Weichlichkeitsgefühl, Gefühlstäuschungen, Eingeschlafenheit einiger Teile, Müdigkeit, Stöße, Frost mit Gänsehaut

Besonderes: Unruhe körperlich, Blutungen aus inneren Teilen, Blutwallung, Adernanschwellung, Frauenbeschwerden, Kinderbeschwerden

Genius

Fröhlichkeit/Sanftheit, Schläfrigkeit, Schlaf tief/komatös, Träume angenehm, Sehstörungen, Nasenbluten, blutiger Auswurf, Regelblutung früh/stark/lang dauernd, Frauenbeschwerden, Kinderbeschwerden, Gelenkschmerzen, Adernanschwellung, Blutwallung, Blutungen aus inneren Teilen, Blut dick/dunkel/zäh/übelriechend.

< im Zimmer, > im Freien, < Bewegung/Gehen, > Ruhe, < Licht/Kunstlicht, < Augen öffnen, > Augen schließen, < Nüchtern/vor Frühstück, > beim Essen/nach Frühstück, < Trinken allgemein/kaltes Wasser, < Schwangerschaft/Wöchnerinnen, < Kinderbeschwerden/Scharlach.

Cuprum metallicum

Cuprum metallicum wurde von Hahnemann geprüft und in den *Chronischen Krankheiten* (Band 3, 1828) erstmals veröffentlicht. In *Bönninghausens Therapeutischem Taschenbuch 2000* ist das Arzneimittel mit 618 Symptomen aufgeführt, davon sind 154 im dritten bis fünften Grad. Auf diesen basiert die vorliegende Charakterisierung.

Charakteristische Symptome

(polare Symptome blau)

Äußere Befunde: Abmagerung, Fettsucht, Aufgedunsenheit, Zyanose, Augen eingefallen, Gesichtsfarbe blass/bläulich um Augen/bläulich um Mund/rotbläulich, Verzogenheit des Gesichts

Gemüt: Boshaftigkeit, Nervenschwäche, Ängstlichkeitsgefühl im Körper; *Verstand*: Bewusstlosigkeit, Delirien, Wahnsinn; *Sensorium:* Betäubung

Schlaf: Gähnen allgemein, Schlaf fest tief, Schlummersucht

Kopf: Schwindel, Bewegungen des Kopfes, Pupillen unbeweglich, Starrsehen, Nasenbluten mit zähem Blut, Geschmacksveränderung allgemein/metallisch,

Brust: Atemnot, Atem langsam/schnell/rasselnd/ungleich, Atembeklemmung, Atemversetzung, Tiefatmigkeit, Husten ohne Auswurf, Auswurf dickes/zähes Blut/wässrig, Auswurf Geschmack wie Eisen/metallisch, Herzklopfen, Puls unverändert/groß/hart/klein/langsam/weich/unfühlbar

Ernährung und Abdomen: Durst, Übelkeit allgemein/im Hals/im Magen, Erbrechen allgemein/gallig/Speisen/übelriechend/wässerig, Durchfall mit Erbrechen

Urogenitaltrakt: Regelblutung lang dauernd/spät/unterdrückt, Menstruationsblut zäh, Nachwehen

Bewegungsapparat: Schmerzhaftigkeit/Drücken/Ziehen in Knochen, Zuckungen/zuckendes Ziehen/Drücken in Muskeln

Haut: Allgemeines: Hautfarbe bläulich, Krätze, Elastizitätsmangel der Haut, Falten. *Hautausschlag* trocken/schmerzhaft. *Hautgeschwüre* mit wenig Eiter

Modalitäten:

Verschlimmerung: Liegen auf dem Rücken, Gehen schnell, Laufen, Steigen hinauf, Bewegung Kopf, Heben des Armes, Ärger mit Angst, Angst/Furcht/Schreck, Weinen, Nahrungsmittel Milch, beim Erbrechen, vor Regelblutung, unterdrückte Regelblutung, Berührung, Zahnen, Neumond, zunehmender Mond

Besserung: Während Schlaf, beim Sitzen, Steigen hinunter, Einatmen, Tiefatmen, Nahrungsmittel kaltes Wasser, nach Essen, beim Schwitzen, Mesmerismus

Empfindungen: Brennen/Krämpfe/Nagen *innerer Teile*, Drücken wie von einer Last, Überempfind lichkeit gegen Schmerz

Besonderes: Schwäche, Anfälle von Unwohlsein, Fallsucht (Epilepsie) allgemein/ohne Bewusstsein/mit Konvulsionen, Bewegungen unwillkürlich/konvulsivisch, Verdrehen der Glieder, Zuckungen, Krämpfe allgemein/klonisch, Blutungen aus inneren Teilen, Schwarzwerden äußerer Teile

Genius

Schwäche/Anfälle von Unwohlsein/Nervenschwäche, Aufgedunsenheit/Fettsucht, Zyanose, Augen eingefallen, Delirien, Sehstörungen, Geschmacksveränderungen, Atemnot, Husten mit blutigem Auswurf von metallischem Geschmack, Pulsveränderungen, Übelkeit/Erbrechen, Regelblutung spät/lang dauernd/unterdrückt, Drücken/Ziehen in Knochen und Muskeln, Epilepsie, unwillkürliche/konvulsivische Bewegungen, Zuckungen, Krämpfe, Blutungen aus inneren Teilen/zähes Blut (Auswurf/Menstruation).

< Gehen schnell/Laufen/Steigen hinauf, > Steigen hinunter, < Angst, > Einatmen und Tiefatmen, < vor/unterdrückte Regelblutung, < Neumond/zunehmender Mond.

Cyclamen europaeum

Cyclamen europaeum wurde von Hahnemann geprüft und in der *Reinen Arzneimittellehre* (Band 5, 1819) erstmals veröffentlicht. In *Bönninghausens Therapeutischem Taschenbuch 2000* ist das Arzneimittel mit 454 Symptomen aufgeführt, davon sind 87 im dritten bis fünften Grad. Auf diesen basiert die vorliegende Charakterisierung.

Charakteristische Symptome

(polare Symptome blau)

Äußere Befunde:

Gemüt, Verstand: Begreifen schweres, Gedächtnis lebhaft/schwach

Schlaf: Schläfrigkeit tagsüber/abends

Kopf: Pupillen erweitert, Kurzsichtigkeit, Niesen

Brust: Auswurf Geschmack verbrannt, Puls unverändert

Ernährung und Abdomen: Appetitlosigkeit, Durstlosigkeit, Aufstoßen, Schluckauf, Übelkeit allgemein/im Hals, ohnmachtsartige Übelkeit

Urogenitaltrakt:

Bewegungsapparat: Schmerzhaftigkeit/Drücken/Jucken/Ziehen/Ziehen drückend in Knochen, Drücken in Muskeln

Haut: Allgemeines: Hautflecke rot/wie verbrannt, Nagen/Schrunden/Stechen in Haut, Frostbeulen. *Hautausschlag* allgemein/schrundig/stechend. *Hautgeschwüre* wie verbrannt/ziehend. *Hautjucken* stechend/Kratzen → bessert/→ Ausschlag/→ Blasen/→ Stechen. *Schweiß* Unterkörper

Modalitäten:

Verschlimmerung: Erkältung, in Ruhe, nach dem Hinlegen, Liegen, Liegen auf Rücken, Liegen auf schmerzhafte Seite, Sitzen, Stehen, Nahrungsmittel Butter/Fett/Tabak, nach Essen, Schluckauf

Besserung: Nach Aufstehen vom Sitzen, während/fortgesetzte Bewegung, beim Gehen, Berührung, Reiben, Kratzen, Wischen mit der Hand

Empfindungen: Abneigung gegen Bewegung, Verlangen zu Liegen, Brennen/Drücken *äußerer Teile*, Völlegefühl innerer Teile, lähmiger Schmerz, ohnmachtsartige Übelkeit, Frost/Hitze ohne Durst

Besonderes:

Genius

Abneigung gegen Bewegung/Verlangen zu Liegen, Schläfrigkeit, Durstlosigkeit, Aufstoßen/Schluckauf, Übelkeit, Drücken in Knochen/Muskeln/äußeren Teilen, Hautveränderungen schrundig/wie verbrannt, Frost/Hitze ohne Durst.

< Ruhe, > Bewegung/Gehen, < Liegen/Sitzen/Stehen, < fettige Nahrungsmittel, > Berührung/Reiben/Kratzen/Wischen mit der Hand.

Digitalis purpurea

Digitalis purpurea wurde von Hahnemann geprüft und in der *Reinen Arzneimittellehre* (Band 4, 1818) erstmals veröffentlicht. In *Bönninghausens Therapeutischem Taschenbuch 2000* ist das Arzneimittel mit 719 Symptomen aufgeführt, davon sind 102 im dritten bis fünften Grad. Auf diesen basiert die vorliegende Charakterisierung.

Charakteristische Symptome

(polare Symptome blau)

Äußere Befunde: Gesichtsfarbe bläulich/gelb, Zyanose

Gemüt:

Schlaf: Schlaf unruhig, *Träume* von Fallen

Kopf: Pupillen verengt, Lichtscheu, Sehen Schein um das Licht, Farbensehen gelb/grün, Starrsehen, Doppeltsehen, Sehnervenlähmung, Blindheit allgemein/periodisch, Geschmacksveränderung süßlich

Brust: Auswurf dickes/helles Blut, Auswurf stärkeartig/Geschmack wie süße Mandeln, Herzschlag/Puls aussetzend, Puls verändert/groß/hart/langsam, Puls ungleich/langsamer als der Herzschlag

Ernährung und Abdomen: Verlangen nach Bitterem, Übelkeit, Erbrechen schleimig, Durchfall, Stuhl grau

Urogenitaltrakt: Harndrang allgemein/vergeblich, Harnabgang gering, Harnbeschaffenheit dunkel/heiß, Priapismus

Bewegungsapparat: Zerschlagenheitsschmerz in Gelenken, brennendes Stechen in Muskeln

Haut: Allgemeines: Hautfarbe bläulich, Gichtknoten, Nagen, Fressen, Nägel blauwerdend. *Hautgeschwüre* mit Kältegefühl. *Hautschwellung* blauschwarz/ödematös

Modalitäten:

Verschlimmerung: Erhitzung, beim Erwachen, Sitzen krumm, Übereinanderlegen der Glieder, während Bewegung, Gehen, Bewegung der Arme, Musik, Ausatmen, nach Frühstück, narkotische Arzneien, vor/nach Harnen.

Besserung: In der Ruhe, Sitzen aufrecht, beim Aufrichten, Einatmen, nüchtern vor dem Frühstück, Aufstoßen, nach Erbrechen

Empfindungen: Abneigung gegen Bewegung, Ohnmachtsartige Übelkeit, Drücken/Rauhigkeitsgefühl/Zusammenschnüren *innerer Teile*, Kälte und Kältegefühl einzelner/*äußerer Teile*

Besonderes: Schwäche, Ohnmacht, Blutfülle, ödematöse Schwellung äußerer/innerer Teile, Schwarzwerden äußerer Teile, Schweiß schwächend

Genius

Zyanose (Gesicht, Haut, Nägel), Schwäche/Abneigung gegen Bewegung/Ohnmacht, Sehstörungen bis zur Blindheit, blutiger Auswurf, Puls aussetzend/groß/hart/langsam/ungleich, Harndrang allgemein/vergeblich, geringer Harnabgang, ödematöse Schwellungen, Kälte und Kältegefühl.

< Sitzen krumm, > Sitzen aufrecht, < Bewegung/Gehen, > Ruhe, < Ausatmen, > Einatmen, < nach Frühstück, > nüchtern vor Frühstück, > Aufstoßen/nach Erbrechen, < vor/nach Harnen.

Drosera rotundifolia

Drosera rotundifolia wurde von Hahnemann geprüft und in der *Reinen Arzneimittellehre* (Band 6, 1821) erstmals veröffentlicht. In *Bönninghausens Therapeutischem Taschenbuch 2000* ist das Arzneimittel mit 654 Symptomen aufgeführt, davon sind 121 im dritten bis fünften Grad. Auf diesen basiert die vorliegende Charakterisierung.

Charakteristische Symptome

(polare Symptome blau)

Äußere Befunde:

Gemüt: Misstrauen

Schlaf:

Kopf: Weitsichtigkeit, Blenden der Augen, Sehschwäche, Zusammenfließen der Buchstaben beim Lesen, Schwarzwerden vor Augen, Schwerhörigkeit, Geschmacksveränderung bitter, Speichelvermehrung, Wasserzusammenlaufen im Mund, Stimme heiser/hohl/klanglos/mangelnd/tief/unrein

Brust: Erstickungsanfälle, Husten allgemein/mit/ohne Auswurf, Auswurf blutig/eitrig/Gestank wie frische Milch/Gestank wie verbrannt, Auswurf dunkles/helles/schaumiges Blut, Puls unverändert

Ernährung und Abdomen: Brechreiz, Erbrechen allgemein/schleimig/Speisen, Stuhl blutig

Urogenitaltrakt: Regelblutung spät

Bewegungsapparat: Nagen/Stechen/Ziehen in Knochen, lähmiger Schmerz/Nagen/Zerschlagenheitsschmerz in Gelenken, Stechen in Muskeln

Haut: Allgemeines: Nagen in Haut. *Hautausschlag* stechend/wundschmerzend, *Hautjucken* → Kratzen bessert

Modalitäten:

Verschlimmerung: Wärme, Warmwerden im Bett, nach Auskleiden, Ruhe, Liegen, Liegen im Bett, Liegen auf schmerzhafte Seite, Sitzen, Bücken, Alleinsein, Licht, Kunstlicht, Tageslicht, Sprechen, Singen, beim Husten, Niesen, Ausatmen, Nahrungsmittel Fett/Salziges, beim Erbrechen, nach Mitternacht.

Besserung: Kälte, Kaltwerden, nach Aufstehen aus dem Bett/vom Sitzen, Bewegung, fortgesetzte Bewegung, Gehen, Gesellschaft, Dunkelheit, Reiben, Kratzen, Wischen mit der Hand

Empfindungen: Nagen/Prickeln/Schneiden/Stechen in *äußeren Teilen*, Rauhigkeitsgefühl/Zusammenschnüren *innerer Teile*, beißender Schmerz, Drücken von innen heraus/zusammen, Quetschungsschmerz, Zerbrochenheitsschmerz

Besonderes: Schwindsucht, Fallsucht (Epilepsie) mit Starrheit, Erstarrung (Katalepsie), Blutungen aus inneren Teilen, Entzündungen der Schleimhäute, Quetschungen, Einziehen weicher Teile

Genius

Sehstörungen, Speichelvermehrung, Stimme heiser/unrein, Husten, Auswurf blutig/stinkend, Brechreiz/Erbrechen, Nagen und Stechen in Knochen/Muskeln/äußeren Teilen/Haut, Epilepsie mit Starrheit/Katalepsie, Blutungen aus inneren Teilen (allgemein/Lunge/Darm), Quetschungen.

< Wärme, > Kälte, < Warmwerden, > Kaltwerden, < Ruhe, > Bewegung/Gehen, < Liegen, > nach Aufstehen aus dem Bett/vom Sitzen, < Allein, > Gesellschaft, < Licht/Kunstlicht/Tageslicht, > Dunkelheit, < Sprechen/Singen/Husten/Niesen/Ausatmen, > Reiben/Kratzen/Wischen mit der Hand.

Euphorbium officinarum

Euphorbium officinarum wurde von Hahnemann geprüft und in den *Chronischen Krankheiten* (Band 3, 1828) erstmals veröffentlicht. In *Bönninghausens Therapeutischem Taschenbuch 2000* ist das Arzneimittel mit 522 Symptomen aufgeführt, davon sind 71 im dritten bis fünften Grad. Auf diesen basiert die vorliegende Charakterisierung.

Charakteristische Symptome

(polare Symptome blau)

Äußere Befunde: Gesichtsfarbe erysipelartig

Gemüt: Ernsthaftigkeit

Schlaf:

Kopf: Doppeltsehen

Brust: Tiefatmigkeit, Auswurf Geschmack ranzig/wie unreifes Obst, Puls unverändert

Ernährung und Abdomen: Durstlosigkeit

Urogenitaltrakt: Priapismus

Bewegungsapparat: Lähmiger Schmerz in Gelenken, stechendes Ziehen in Muskeln

Haut: Allgemeines: Beißen, Brennen, kalte Gangrän, Furunkel. *Hautausschlag* gelblich/beißend. *Hautgeschwüre* allgemein. *Hautjucken* beißend/Kratzen → Beißen, Schweiß ohne Durst/Unterkörper

Modalitäten:

Verschlimmerung: Erhitzung am Feuer, nach dem Hinlegen, Liegen, Liegen im Bett, Umdrehen im Bett, Lagewechsel, beim Aufstehen vom Sitzen, Sitzen, Stehen, in Ruhe, beginnende Bewegung, beginnendes Gehen, Sehen Feuerschein, Nahrungsmittel Warmes, Berührung

Besserung: Beim Hinsetzen, nach Aufstehen aus dem Bett, nach Aufstehen vom Sitzen, Bewegung, fortgesetzte Bewegung, Bewegung leidender Teile, Gehen, Nahrungsmittel Kaltes

Empfindungen: Hitze äußerlich, Brennen/Hitze *innerer Teile*, Greifen (Raffen), Zersprengungsschmerz, Zwängen

Besonderes:

Genius

Auswurf von üblem Geschmack, Durstlosigkeit, Hautkrankheiten beißend, Hitze äußerlich und innerlich.

< Liegen/Sitzen/Stehen, > nach Aufstehen aus dem Bett/vom Sitzen, < Ruhe, < beginnende Bewegung/beginnendes Gehen/Umdrehen im Bett/Lagewechsel, > Bewegung/fortgesetzte Bewegung/fortgesetztes Gehen, < warme Nahrungsmittel, > kalte Nahrungsmittel.

Euphrasia officinalis

Euphrasia officinalis wurde von Hahnemann geprüft und erstmals in der *Reinen Arzneimittellehre* (Band 5, 1819) veröffentlicht. In *Bönninghausens Therapeutischem Taschenbuch 2000* ist das Arzneimittel mit 341 Symptomen aufgeführt, davon sind 55 im dritten bis fünften Grad. Auf diesen basiert die vorliegende Charakterisierung.

Charakteristische Symptome

(polare Symptome blau)

Äußere Befunde:

Gemüt:

Schlaf: Schläfrigkeit morgens, Schlaf zu lang, zu spätes Erwachen

Kopf: Tränen der Augen, Kurzsichtigkeit, Sehschwäche, Trübsichtigkeit, grauer Star, Lichtscheu, Sehen Bewegungen im Gesichtsfeld, Farbsehen dunkel, Blindheit allgemein/periodisch, Fließschnupfen

Brust: Husten morgens mit – abends ohne Auswurf, Puls unverändert

Ernährung und Abdomen:

Urogenitaltrakt:

Bewegungsapparat: Krampfartige Schmerzen in Muskeln

Haut: Allgemeines: Feigwarzen. *Hautausschlag* Friesel

Modalitäten:

Verschlimmerungen: Im Wind, Gehen im Wind, nach dem Hinlegen, Liegen, nach dem Schlafen, nach langem Schlafen, Sitzen, Stehen, durch Licht, Tageslicht, Sonnenlicht, in der Sonne, Rauch, beim Kauen, Nahrungsmittel Tabak, durch Impfung

Besserung: Dunkelheit, feuchte Umschläge, Wasser und Waschen

Empfindungen: Verlangen zu Sitzen

Besonderes: Entzündungen äußerer Teile

Genius

Augenkrankheiten mit Lichtempfindlichkeit/Sehschwache/Blindheit, Schlafen zu lang/zu spätes Erwachen.

< Wind, < Licht/Tageslicht/Sonnenlicht/in der Sonne, > Dunkelheit, < nach Schlafen/langem, < Rauch/Tabak, > durch feuchte Umschläge/Wasser und Waschen, < Liegen/Sitzen/Stehen.

Ferrum metallicum

Ferrum metallicum wurde von Hahnemann geprüft und in der *Reinen Arzneimittellehre* (Band 2, 1816) erstmals veröffentlicht. In *Bönninghausens Therapeutischem Taschenbuch 2000* ist das Arzneimittel mit 668 Symptomen aufgeführt, davon sind 201 im dritten bis fünften Grad. Auf diesen basiert die vorliegende Charakterisierung.

Charakteristische Symptome

(polare Symptome blau)

Äußere Befunde: Abmagerung, Schwindsucht, Aufgedunsenheit, Fettsucht, Augen eingefallen, Bleichsucht, Gesichtsfarbe blass/erdfahl/gelb/rot/rote Wangen/wechselnd

Gemüt: Nervöse Aufregung, Gereiztheit, wechselnde Stimmung. *Sensorium*: Eingenommenheit

Schlaf: Schlaf unruhig, Einschlafen unmöglich nach Erwachen, Schlaflage auf Rücken

Kopf: Schwindel, Schwarzwerden vor den Augen, Nasenbluten/geronnenes Blut/Blutschnauben, Schnupfen blutig/scharf/schleimig

Brust: Husten mit Auswurf/morgens mit – abends ohne Auswurf, Auswurf blutig/blutig gestreift / dickes / dünnes / dunkles / helles / klumpiges / schaumiges Blut, Auswurf eitrig / eiweißartig / gallertartig / stärkeartig / Geschmack wie Erde, Puls hart

Ernährung und Abdomen: Abneigung gegen Saures, Verlangen nach warmen Speisen/Zucker, Erbrechen allgemein/blutig/Speisen/Würmer, Durchfall schmerzlos, Stuhl blutig/scharf/unverdaut/Madenwürmer, Hämorrhoiden, Gelbsucht

Urogenitaltrakt: Regelblutung lang/stark/spät/unterdrückt, Menstruationsblut geronnen, verzögerte Menarche, Blutsturz, Abort, Ausfluss allgemein/scharf

Bewegungsapparat: Gichtartige Schmerzen/Knarren/Zerschlagenheitsschmerz in Gelenken

Haut: Allgemeines: Empfindlichkeit/ödematöse Schwellung/Welkheit der Haut, Hautfarbe bleich/gelb/schmutzig, Hautflecke gelb/wundschmerzend, Haarausfall am Kopf. *Hautgeschwüre* mit stinkendem Eiter/krebsartig/schwammig/schmerzhaft

Modalitäten:

Verschlimmerung: Warmeinhüllen, Warmeinhüllen des Kopfes, im Freien, in der Ruhe, nach dem Hinlegen, Liegen/im Bett/auf Seite, nach Schlaf, Umdrehen im Bett, Lagewechsel, beim Aufrichten, Sitzen, beim Aufstehen vom Sitzen, Stehen, beginnende Bewegung, beginnendes Gehen, Steigen hinunter, Heben leidender Gliedmaßen, Heben des Armes, Gehen an oder über Wasser, Gehen über einen schmalen Steg, Sehen auf fließendes Wasser, beim Fahren mit dem Schiff, vor Essen, Nahrungsmittel Bier/Essig/Fett/Fleisch/Saures/Tee/kaltes Wasser, nach Trinken, bei Stuhlgang, unterdrückte Regelblutung, Wöchnerinnen, während Fieber, Madenwürmer, Haare berühren, Säfteverlust, nach Mitternacht.

Besserung: Entblößung/des Kopfes, Zimmer, beim Hinsetzen, beim/nach Aufstehen aus dem Bett, nach Aufstehen vom Sitzen, während Bewegung, fortgesetzte Bewegung, Bewegung leidender Teile, beim Gehen, beim Steigen hinauf, Hängenlassen der Gliedmaßen, beim Anlehnen, nach dem Essen

Empfindungen: Verlangen nach Bewegung, Zerschlagenheitsschmerz / Ziehen *äußerer Teile*, Jucken/Krämpfe/Völlegefühl *innerer Teile*, Stechen/Ziehen nach unten, wehenartige Schmerzen, Hitze/Schweiß mit Neigung zu Entblößen, leichtes Schwitzen, Schweiß schwächend

Besonderes: Blutfülle, Blutandrang zu einzelnen Teilen, Schlaganfall, Blutschlaganfall, Blutungen aus inneren Teilen, Blutmangel, Adernanschwellung, Krampfadern, Unruhe körperlich, körperliche Überreiztheit, Schwäche, Ohnmacht, ödematöse Schwellung äußerer Teile, Krummziehen der Glieder

Genius

Abmagerung/Schwindsucht oder Aufgedunsenheit/Fettsucht, Hautfarbe blass, Nervosität/Unruhe körperlich/Verlangen nach Bewegung, Schwäche/Ohnmacht, Blutfülle/Blutandrang zu einzelnen Teilen/Adernanschwellung, Schlaganfall, Blutungen aus inneren Teilen (Nase, Lunge, Magen, Darm, Uterus), Blutmangel, Husten mit blutigem Auswurf, Erbrechen, Gelbsucht, Regelblutung lang/stark/spät, Gelenkschmerzen, Hitze und Schweiß mit Neigung zu Entblößen, Stechen/Ziehen nach unten.

< Einhüllen, > Entblößen, < im Freien, > im Zimmer, < in Ruhe, < beginnende Bewegung/Umdrehen im Bett/Lagewechsel, > (fortgesetzte) Bewegung, < im Liegen, > nach Aufstehen, < Steigen hinunter, >Steigen hinauf, < Heben leidender Gliedmaßen, > Hängenlassen leidender Gliedmaßen, < Gehen an oder über Wasser/Gehen über einen schmalen Steg/Sehen fließendes Wasser, Fahren im Schiff, <vor dem Essen, > nach dem Essen.

Fluoricum acidum

Fluoricum acidum wurde von Hering geprüft und im *Neuen Archiv für homöopathische Heilkunst* (Band 2, 1845) erstmals veröffentlicht. In *Bönninghausens Therapeutischem Taschenbuch 2000* ist das Arzneimittel mit 134 Symptomen aufgeführt, davon sind 55 im dritten bis fünften Grad. Auf diesen basiert die vorliegende Charakterisierung.

Charakteristische Symptome

(polare Symptome blau)

Äußere Befunde:

Gemüt:

Schlaf:

Kopf:

Brust: Auswurf scharf/Geschmack fettig/ Geschmack wie Tinte

Ernährung und Abdomen:

Urogenitaltrakt:

Bewegungsapparat: Knochennekrosen

Haut: Allgemeines: Warzen hart. *Flechten* allgemein. *Hautgeschwüre* allgemein

Modalitäten:

Verschlimmerung: Wetter feucht, Wetter feucht kalt, Erkältung, nach dem Hinlegen, Liegen, Liegen auf die schmerzlose Seite, Druck auf die schmerzlose Seite, beim Aufstehen vom Sitzen, beginnende Bewegung, Gehen, Gehen im Freien, Alleinsein, Einziehen von kalter Luft, vor Essen, periodisch, < vor Mitternacht, alte Menschen.

Besserung: Kaltwerden, während Schlaf, fortgesetzte Bewegung, Nahrungsmittel kaltes Wasser, nach Essen, nach Frühstück, nach Stuhlgang

Empfindungen:

Besonderes: Krampfadern

Genius

Auswurf von absonderlichem Geschmack (fettig/wie Tinte), destruierende Prozesse (Knochennekrosen, Hautgeschwüre).

< Wetter feucht/feucht kalt/Erkältung/Einziehen von kalter Luft, > durch Kaltwerden, > Nahrungsmittel kaltes Wasser, < Liegen auf schmerzlose Seite/Druck auf schmerzlose Seite, > während Schlaf, < beginnende Bewegung, < Gehen/ Gehen im Freien, > durch fortgesetzte Bewegung, < vor Essen, > nach Essen/nach Frühstück.

Graphites naturalis

Graphites naturalis wurde von Hahnemann geprüft und in den *Chronischen Krankheiten* (Band 3, 1828) erstmals veröffentlicht. In *Bönninghausens Therapeutischem Taschenbuch 2000* ist das Arzneimittel mit 1076 Symptomen aufgeführt, davon sind 95 im vierten und fünften Grad. Auf diesen basiert die vorliegende Charakterisierung.

Charakteristische Symptome

(polare Symptome blau)

Äußere Befunde: Abmagerung, Gesichtsfarbe erysipelartig

Gemüt:

Schlaf: Schläfrigkeit morgens, Schlaf komatös morgens, zu spätes Erwachen, Träume ängstlich/von Unglücksfällen

Kopf: Flimmern vor Augen, Schnupfen wässrig, Ohrgeräusche allgemein/Brausen

Brust:

Ernährung und Abdomen: Hunger, Blähungen, Blähungsversetzung, Bandwürmer, Hämorrhoiden

Urogenitaltrakt: Harnabgang gering, Schwäche des Geschlechtsvermögens, Regelblutung schwach/spät/unterdrückt, verzögerte Menarche, Ausfluss allgemein/wässrig

Bewegungsapparat: Zusammenschnüren der Gelenke, Muskeln verkürzt

Haut: Allgemeines: Hautfarbe rot, Erysipel, Geschwürschmerz, Dekubitus, Nässen, Stechen, Haarausfall Kopf, Härte mit schwielenartiger Verdickung, verdickte/verkrüppelte/wundschmerzende Nägel, Geschwürschmerz der Nägel. *Hautausschlag* um sich fressend/Krusten/nässend/nicht heilend/wundschmerzend. *Flechten* allgemein/um sich fressend/krustig/nässend. *Hautjucken* stechend/Kratzen → Nässen/Kratzen → Wundwerden. *Schweiß* gelb färbend

Modalitäten:

Verschlimmerung: Im Zimmer, nach Schlaf, Sitzen, Licht/Sonnenlicht/Tageslicht, Nahrungsmittel Fett/Schweinefleisch, bei Eintritt/während/nach Regelblutung, unterdrückte Regelblutung, Vollmond, Bandwürmer

Besserung: Dunkelheit, Aufstoßen

Empfindungen: Verlangen zu Sitzen, Wundheitsschmerz/Zusammenschnüren *äußerer Teile,* Eingeschlafenheit einiger Teile, Wundheitsschmerz allg., Hitzeüberlaufen

Besonderes: Krummziehen der Glieder

Genius

Schläfrigkeit morgens/zu spätes Erwachen, Träume ängstlich, Ohrgeräusche, Blähungen, Regelblutung schwach/spät/unterdrückt/verzögerte Menarche, Ausfluss, Zusammenschüren in Gelenken und äußeren Teilen, Erysipel, Hautausschläge/Flechten nässend/krustig/um sich fressend, Nägel verdickt/verkrüppelt.

< Licht/Sonnenlicht/Tageslicht, > Dunkelheit, < Nahrungsmittel Fettes, < bei Eintritt/während/nach Regelblutung, < unterdrückte Regelblutung.

Hepar sulphuris calcareum

Hepar sulphuris calcareum wurde durch Hahnemann geprüft und in den *Chronischen Krankheiten* (Band 3, 1828) erstmals veröffentlicht. In *Bönninhausens Therapeutischem Taschenbuch 2000* ist das Arzneimittel mit 1082 Symptomen aufgeführt, davon sind 106 im vierten und fünften Grad. Auf diesen basiert die vorliegende Charakterisierung.

Charakteristische Symptome

(polare Symptome blau)

Äußere Befunde: Gesichtsfarbe erysipelartig

Gemüt: Gereiztheit

Schlaf: Schlaf unerquicklich, Erwachen nachts häufig, *Träume* von Feuer

Kopf: Pupillen erweitert, Trübsichtigkeit, Stimme leise

Brust: Atem rasselnd, Erstickungsanfälle, Husten morgens mit – abends ohne Auswurf, Husten tagsüber mit – nachts ohne Auswurf

Ernährung und Abdomen: Verlangen nach Saurem/Wein/Branntwein, Verstopfung mit Untätigkeit des Darmes

Urogenitaltrakt: Harn heiß/scharf, Prostatasekretion

Bewegungsapparat: Zerschlagenheitsschmerz der Knochen

Haut: Allgemeines: Entzündung, schlechte Wundheilung, Wundheitsgefühl. *Hautausschlag* nesselartig/wundschmerzend. *Hautgeschwüre* eiternd/entzündet/faul/krebsartig/Röte in der Umgebung/speckig/nicht heilend/juckend/juckend ringsherum/schmerzhaft/schmerzhaft an den Rändern/wundschmerzend/schmerzend wie zerschlagen. *Schweiß* allgemein/kalter

Modalitäten:

Verschlimmerung: Kälte, Wetter kalt/kalt-trocken/trocken, Nordwind, Ostwind, Kaltwerden eines Teiles, Entblößung allgemein/des Kopfes, Liegen auf schmerzhafte Seite, während/nach Schlaf, Gehen im Freien, Tageslicht, Schnäuzen, Schlucken allgemein/Speisen, Kauen, beim/nach Harnen, Berührung, Druck äußerer, Verletzungen

Besserung: Wärme, Wetter feucht/warm, Warmeinhüllen allgemein/des Kopfes

Empfindungen: Wundheitsschmerz/Zerschlagenheitsschmerz *äußerer Teile*, Empfindlichkeit *innerer Teile*, Hitze mit Durst

Besonderes: Drüsen Eiterung

Genius

Erwachen nachts häufig, Husten morgens mit – abends ohne Auswurf/tagsüber mit – nachts ohne Auswurf, Verlangen nach Wein/Branntwein, Harn heiß/scharf, Zerschlagenheitsschmerz (äußere Teile/Hautgeschwüre/Knochen), schlechte Wundheilung, Eiterungen (Hautgeschwüre/Drüsen).

<Kälte, > Wärme, <kaltes Wetter, > warmes Wetter, < trockenes Wetter, > feuchtes Wetter, < Nord-/Ostwind, < Entblößung, > Warmeinhüllen, < während/nach Schlaf, < Schlucken allgemein/Speisen/Kauen, < beim/nach Harnen, < Berührung/Druck äußerer.

Hyoscyamus niger

Hyoscyamus niger wurde von Hahnemann geprüft und in der *Reinen Arzneimittellehre* (Band 3, 1817) erstmals veröffentlicht. In *Bönninghausens Therapeutischem Taschenbuch 2000* ist das Arzneimittel mit 818 Symptomen aufgeführt, davon sind 221 im dritten bis fünften Grad. Auf diesen basiert die vorliegende Charakterisierung.

Charakteristische Symptome

(polare Symptome blau)

Äußere Befunde: Augen hervortretend, Gesichtsfarbe bläulich/rot, Mund offen stehend

Gemüt: Angegriffenheit, Boshaftigkeit, Fröhlichkeit, Gereiztheit, Melancholie, Misstrauen, Verliebtheit. *Verstand*: Angegriffenheit, Bewusstlosigkeit, Imbezilität, Gedächtnis lebhaft/schwach/verloren, Delirien, Delirium tremens, Einbildungen, Wahnsinn, Flocken lesen. Sensorium: Benebelung, Betäubung

Schlaf: Schlaf tief/komatös, Schlaflosigkeit, Schlaflosigkeit veranlassende Beschwerden

Kopf: Bewegungen des Kopfes, Pupillen erweitert/unbeweglich, Lichtscheu, Farbensehen hell, Doppelsehen, Sehen wie Feuer/Gestalten/zu groß/zu hell/unrichtiges/Starrsehen/Trübsichtigkeit/Schwarzwerden vor den Augen, Sehnervenlähmung, Blindheit/periodisch, Nasenbluten allgemein/hellrotes/geronnenes Blut, Geruchssinn vermindert, Schwerhörigkeit, Taubheit, Speichelvermehrung, Speichelverminderung, Zähne kariös, Zahnschmerzen, Stimme unrein

Brust: Atem rasselnd, Husten allgemein/ohne Auswurf/tagsüber mit/nachts ohne Auswurf, Auswurf blutig/helles Blut/klumpiges Blut, Puls verändert/groß/hart/klein/schnell/ungleich

Ernährung und Abdomen: Durst/mit Abscheu gegen Getränke, Schluckauf, Erbrechen allgemein/blutig/schleimig/Speisen, Blähungsschmerz, Durchfall allgemein/schmerzlos, Stuhldrang, Stuhl ungenügend

Urogenitaltrakt: Harndrang/vergeblich, Harnabgang gering/selten/verhalten, Regelblutung stark, Blutsturz, Menstruationsblut hell/geronnen, krampfhafte Wehen, Abort

Bewegungsapparat: Gichtartige Schmerzen der Gelenke, Schlaffheit der Muskeln

Haut: Allgemeines: Brennen/Trockenheit der Haut, Scharlach, Sonnenbrand, Frostbeulen. Hautflecke gangränös, Petechien. *Hautausschlag* schmerzlos/Pusteln/Furunkel/Karbunkel. *Hautgeschwüre* schmerzlos

Modalitäten:

Verschlimmerung: Kälte, Wetter kalt, Kaltwerden, Erkältung/des Kopfes, Entblößen des Kopfes, Wärme, Hitze, Sonnenbrand, Fahren im Wagen/mit dem Schiff, nach Bewegung, nach dem Hinlegen, Liegen krumm, während Schlaf, Beugehaltung, Berührung, Eifersucht, Kummer, unglückliche Liebe, Angst/Furcht/Schreck, Sehen glänzender Dinge, Sehen auf fließendes Wasser, Luft einziehen kalte, nach Husten, beim Kauen, beim Trinken, Alkoholiker, Alkoholika, narkotische Arzneien, Schluckauf, beim Erbrechen, Frauenbeschwerden, bei Eintritt/während der Regelblutung, Schwangerschaft, Wöchnerinnen, Kindbettfieber, Kinderbeschwerden, nach Masern, bei Scharlach, Zahnen, beim Schwitzen

Besserung: Wärme, Wetter warm, Warmwerden, Warmeinhüllen des Kopfes, Kälte, Gehen gebückt, beim Bücken, beim Aufrichten

Empfindungen: Überempfindlichkeit gegen Schmerz, Kneifen in *äußeren Teilen*, Gefühllosigkeit allgemein/in *inneren Teilen*, dumpfer/wehenartiger Schmerz, Wasserscheu, Hitze äußerlich, Hitze mit Durst

Besonderes: Erkältungsneigung, Entzündungen/Trockenheit innerer Teile, Schleimabsonderung vermehrt, Unruhe körperlich, konvulsivische/unwillkürliche Bewegungen, Krummziehen/Verdrehen der Glieder, Fallsucht (Epilepsie) allgemein/ohne Bewusstsein/mit Konvulsionen, Taumeln, Ohnmacht, Starrkrampf, Erstarrung (Katalepsie), Krämpfe allgemein/in inneren Teilen/klonische/tonische, Zuckungen, Blutandrang zu einzelnen Teilen, Adernanschwellung, Blutfülle, Blutungen aus inneren Teilen, Schlaganfall/Blutschlaganfall, Lähmungen innerer Teile/der Organe/schmerzlose, Zuschnüren der Körperöffnungen

Genius

Gereiztheit/Misstrauen/Boshaftigkeit, Fröhlichkeit/Verliebtheit, Verstand angegriffen/Gedächtnisschwäche, Delirien/Einbildungen/Wahnsinn, tiefer Schlaf/Schlaflosigkeit, Unruhe körperlich/unwillkürliche Bewegungen, Krummziehen/Verdrehen der Glieder, Epilepsie, Krämpfe/Starrkrampf/Katalepsie, Blutfülle, Schlaganfall, Lähmungen, Taumeln, Ohnmacht, Sehstörungen/zu helles Sehen/Blindheit, Nasenbluten, Schwerhörigkeit, Zähne kariös, Husten mit blutigem Auswurf, Puls verändert, Hitze, Durst allgemein/mit Abscheu gegen Getränke, Erbrechen, Durchfall, Harndrang mit geringem Harnabgang, Trockenheit der Haut und innerer Teile, Pusteln/Furunkel/Karbunkel.

< Kälte, > Wärme, < Wetter kalt, > Wetter warm, < Kaltwerden, > Warmwerden, < Entblößung des Kopfes, > Warmeinhüllen des Kopfes, < Hitze/Sonnenbrand, < Fahren im Wagen/Schiff, < unglückliche Liebe/Eifersucht, < Sehen auf fließendes Wasser/glänzende Dinge, < Alkoholika/narkotische Arzneien, < bei Eintritt/während Regelblutung, Frauenbeschwerden (Schwangerschaft/Wöchnerinnen/Kindbettfieber) < Kinderbeschwerden, < bei Scharlach, < nach Masern.

Ignatia amara

Ignatia amara wurde von Hahnemann geprüft und in der *Reinen Arzneimittellehre* (Band 2, 1816) erstmals veröffentlicht. In *Bönninghausens Therapeutischem Taschenbuch 2000* ist das Arzneimittel mit 1055 Symptomen aufgeführt, davon sind 93 im vierten und fünften Grad. Auf diesen basiert die vorliegende Charakterisierung.

Charakteristische Symptome

(polare Symptome blau)

Äußere Befunde: Gesichtsfarbe wechselnd

Gemüt: Angegriffenheit, Dreistigkeit, Gereiztheit, Hoffnungslosigkeit, Hypochondrie (Hysterie), Traurigkeit, wechselnde Stimmung, Einbildungen

Schlaf: Gähnen, anhaltende/geistig anstrengende *Träume*

Kopf: Geschmacksveränderung fade

Brust: Atemnot

Ernährung und Abdomen: Abneigung gegen Fleisch/Milch, Schluckauf, Blähungen, Blähungsversetzung, Stuhl scharf, Madenwürmer

Urogenitaltrakt:

Bewegungsapparat: Verrenkungsschmerz der Gelenke

Haut: Allgemeines: Wundschmerzende Hühneraugen

Modalitäten:

Verschlimmerung: Zugluft, beim Erwachen, beim Gähnen, Drehen leidender Teile, Anstrengung des Geistes, Gemütsbewegung allgemein, Ärger allgemein/mit Angst/mit Schreck/mit stillem Verdruss, Kummer, Kränkung, unglückliche Liebe, Angst/Furcht/Schreck, Trost, Augen öffnen, Gerüche starke, Nahrungsmittel Alkoholika/Kaffee/Süßes/Tabak, Madenwürmer, während Regelblutung, Kinderbeschwerden, Druck auf die schmerzlose Seite

Besserung: Zimmerwärme, Lagewechsel, beim Einatmen, beim Essen, Schlucken, Aufstoßen

Empfindungen: Abneigung gegen freie Luft, Wundheitsschmerz in *äußeren Teilen*, Kneifen/Krämpfe/krampfartiger Schmerz/Zusammenschnüren/zuckender Schmerz/wie ein Nagel/Stechen/wie eine Kugel/Wundheitsschmerz in *inneren Teilen*, hysterische Krämpfe, Leerheitsgefühl, Ohnmachtsartige Übelkeit, Zerbrochenheitsschmerz, Zersprengungsschmerz

Besonderes: Bewegungen konvulsivisch, Starrkrampf mit Rückwärtsbewegung (Opisthotonus), Greifen (Raffen), Frost einzelner Teile, Hitze äußerlich, Fieber → Frost mit Hitze

Genius

Traurigkeit/Hoffnungslosigkeit/Hypochondrie (Hysterie), wechselnde Stimmung/wechselnde Gesichtsfarbe, Träume, Blähungen, Krämpfe in inneren Teilen/hysterische, Wundheitsschmerz in äußeren und inneren Teilen.

< Gemütsbewegungen (Ärger/Kummer/Kränkung/Angst/unglückliche Liebe/Trost), > Essen/Schlucken.

Iodium purum

Iodium purum wurde von Hahnemann geprüft und in den *Chronischen Krankheiten* (Band 3, 1828) erstmals veröffentlicht. In *Bönninghausens Therapeutischem Taschenbuch 2000* ist das Arzneimittel mit 698 Symptomen aufgeführt, davon sind 147 im dritten bis fünften Grad. Auf diesen basiert die vorliegende Charakterisierung.

Charakteristische Symptome

(polare Symptome blau)

Äußere Befunde: Abmagerung, Schwindsucht, Gesichtsfarbe bräunlich/rot umschriebene Wangen

Gemüt: Nervöse Aufregung, Hypochondrie, Nervenschwäche

Schlaf:

Kopf: Flimmern vor den Augen, Verstopftheit der Ohren, Speichelvermehrung, Geschmacksveränderung salzig/widrig, Kropf

Brust: Atem ungleich, Erstickungsanfälle, Husten allgemein/mit Auswurf, Auswurf schleimig/verhärtet, Auswurf Geschmack wie Fleischbrühe/seifenartig/widrig, Herzklopfen, Puls verändert/klein/schnell

Ernährung und Abdomen: Heißhunger, Sodbrennen

Urogenitaltrakt: Ausfluss scharf

Bewegungsapparat: Muskeln Schlaffheit/Zuckungen

Haut: Allgemeines: Hautfarbe schmutzig, Haut klebrig/rau/schlaff/Schwellung/blass/trocken/welk, Erysipel

Modalitäten:

Verschlimmerung: Wärme, Wetter warm, Warmwerden im Freien/im Bett, Zimmerwärme, Warmeinhüllen allgemein/des Kopfes, Liegen im Bett/auf Rücken/schmerzhafte Seite, während Bewegung, Gehen allgemein/schnell, Ausstrecken der Gliedmaßen, Sprechen, beim Ausatmen, Hunger, Nüchtern vor Frühstück, vor/nach Essen, Nahrungsmittel schwere Speisen, Schlucken Getränke, beim Trinken, während Regelblutung, Sexualleben exzessives, nach Pollutionen, Masturbation, Säfteverlust, Kinderbeschwerden, Impfung, Druck äußerer, Verletzungen/Drüsenverletzungen

Besserung: Kälte, kaltes Wetter, bei Kaltwerden, Entblößung allgemein/des Kopfes, Ruhe, nach dem Hinlegen, Liegen auf schmerzlose Seite, nach Aufstehen aus dem Bett, Sitzen, Stehen, nach Essen/Sattessen/Frühstück

Empfindungen: Verlangen frische Luft, Verlangen zu Sitzen, Jucken *innerer Teile*, hysterische Krämpfe, Wärmegefühl, Hitze/Schweiß mit Neigung zu Entblößen, Schweiß klebrig/sauer/schwächend

Besonderes: Schwäche, Reizlosigkeit körperlich, Bewegungen konvulsivisch, Fallsucht (Epilepsie) mit Konvulsionen, Blutwallung, Pulsieren in den Adern, ödematöse Schwellung/Zittern äußerer Teile, Drüsen schlaff/schmerzhaft/Zusammenziehen, Drüsenschwellung schmerzhaft/wie knotige Stränge, Pulsieren/Zittern innerer Teile

Genius

Abmagerung/Schwindsucht, Nervosität, Hypochondrie, Schwäche/Verlangen zu Sitzen/Verlangen nach frischer Luft, Geschmacksveränderungen, Atemprobleme, Husten mit Auswurf (von widrigem Geschmack), Puls klein/schnell, Hunger, Schlaffheit (Drüsen/Muskeln/Haut), Zittern äußerer und innerer Teile, Konvulsionen, Blutwallung, Drüsenschwellungen, Hitze/Schweiß mit Neigung zu Entblößen.

< Wärme, > Kälte, < warmes Wetter, > kaltes Wetter, < Warmwerden, > Kaltwerden, < Einhüllen, > Entblößen, < Liegen auf schmerzhafte Seite, > Liegen auf schmerzlose < Seite, < Bewegen/Gehen, > Ruhe/Sitzen/Stehen, Hunger/nüchtern vor Frühstück, < Trinken, > nach Frühstück/Sattessen, < exzessives Sexualleben/Pollutionen/Masturbation, < Verletzungen.

Ipecacuanha

Ipecacuanha wurde von Hahnemann geprüft und in der *Reinen Arzneimittellehre* (Band 3, 1817) erstmals veröffentlicht. In *Bönninghausens Therapeutischem Taschenbuch 2000* ist das Arzneimittel mit 635 Symptomen aufgeführt, davon sind 173 im dritten bis fünften Grad. Auf diesen basiert die vorliegende Charakterisierung.

Charakteristische Symptome

(polare Symptome blau)

Äußere Befunde: Abmagerung, Gesichtsfarbe bläulich um die Augen, Gesicht verzogen

Gemüt: Verdrießlichkeit

Schlaf: Gähnen mit Dehnen und Recken

Kopf: Pupillen erweitert, Nasenbluten allgemein/geronnenes Blut, Stockschnupfen, Geruchssinn vermindert, Speichelvermehrung, Stimme hohl

Brust: Atem langsam/schnell/ängstlich/keuchend/rasselnd/seufzend, Atemnot, Erstickungsanfälle, Tiefatmigkeit, Husten allgemein/ohne Auswurf, Auswurf helles Blut/blutig/blutig gestreift/geronnenes Blut, Auswurf Geschmack metallisch/ranzig, Puls unfühlbar

Ernährung und Abdomen: Verlangen nach Süßem, Brechreiz, Brechwürgen, Ekel, Übelkeit allgemein/im Magen, Erbrechen allgemein/blutig/gallig/Getränke/sauer/schleimig/Speisen/übelriechend/wässrig, Durchfall mit Erbrechen, Stuhl blutig/gallig/schleimig

Urogenitaltrakt: Harn blutig/dunkel, Regelblutung früh/stark, Zwischenblutung, Blutsturz, Menstruationsblut geronnen, krampfhafte Wehen, Abort

Bewegungsapparat: Zerschlagenheitsschmerz in Knochen

Haut: Allgemeines: Beißen/Empfindlichkeit/Kälte/Trockenheit/Untätigkeit der Haut. *Hautausschlag* allgemein/fein/Friesel/beißend/masernartig/Scharlach. *Hautjucken* → Kratzen ändert nicht. *Schweiß* einzelner Teile, kalter Schweiß, Schweißgeruch sauer

Modalitäten:

Verschlimmerung: Wetter kalt/trocken, Erkältung, Durchnässung, Hitze, Zimmerwärme, beim Hinsetzen, Liegen auf Seite/linke Seite, während/nach Schlaf, während Bewegung, Gehen, Bücken, Umdrehen, Umsehen, Lärm, Einatmen, Husten, Essen schnell, Zähne zusammenbeißen, Nahrungsmittel Kalbfleisch/Schweinefleisch/Kaffee/Tabak, narkotische Arzneien, Kupferdampf, Magenverderben, beim Erbrechen, beim Harnen, Schwangerschaft, Wöchnerinnen, Kinderbeschwerden, Zahnen, Masern, Scharlach, vor/während Fieber, nach unterdrückten Hautausschlägen, unterdrückter Schnupfen, beim Schwitzen, periodisch

Besserung: Wetter feucht, im Freien, Ruhe, Stehen

Empfindungen: Kneifen in *äußeren Teilen*, Kneifen/Krämpfe/Zusammenschnüren in *inneren Teilen*, beißender Schmerz, Drücken zusammen, Ohnmachtsartige Übelkeit, Frost innerlich, Schüttelfrost, Kälte und Kältegefühl allgemein, leichtes Frieren, Fieber Frost → Hitze → Schweiß

Besonderes: Reizlosigkeit körperlich, Müdigkeit, Schlaganfall, Blutschlaganfall, Starrkrampf, Fallsucht (Epilepsie) allgemein/mit Starrheit, Ohnmacht, Krämpfe allgemein/klonisch/tonisch, Bewegungen konvulsivisch, Ausstrecken der Glieder, Blutungen aus inneren Teilen

Genius

Nasenbluten, Atemnot, Atem keuchend/rasselnd, Husten, Auswurf blutig/übler Geschmack, Brechreiz/Übelkeit/Erbrechen, Regelblutung früh/stark, Kneifen in äußeren und inneren Teilen, Krämpfe (allgemein/tonisch/klonisch), Blutungen aus inneren Teilen (Nase/Lunge/Magen/Darm/Harnblase/Uterus)/geronnenes Blut, Schlaganfall, Epilepsie, Kinderkrankheiten (Masern/Scharlach), Frostigkeit.

< Wetter trocken, > Wetter feucht, < Hitze/Zimmerwärme, > im Freien, < Liegen auf Seite/linke Seite, > im Stehen, < während/nach Schlaf, < während Bewegung/Gehen, > in Ruhe, < schnelles Essen/Magenverderben, < Schwangerschaft/Wöchnerinnen, < Kinderbeschwerden (Masern/Scharlach/Zahnen), < Unterdrückung (Schnupfen/Hautausschläge).

Kali carbonicum

Kali carbonicum wurde von Hahnemann geprüft und in den *Chronischen Krankheiten* (Band 4, 1830) erstmals veröffentlicht. In *Bönninghausens Therapeutischem Taschenbuch 2000* ist das Arzneimittel mit 1163 Symptomen aufgeführt, davon sind 111 im vierten und fünften Grad. Auf diesen basiert die vorliegende Charakterisierung.

Charakteristische Symptome

(polare Symptome blau)

Äußere Befunde: Schwindsucht, Gesichtsschwellung allgemein/der Nase, Hautausschlag an der Oberlippe

Gemüt:

Schlaf: Schläfrigkeit abends, Schlaflosigkeit allgemein/nach Mitternacht, Erwachen zu früh

Kopf: Sehen: Blenden der Augen/wie Feuer/fleckig

Brust: Husten morgens mit – abends ohne Auswurf, Auswurf scharfes Blut/eitrig/Geschmack süßlich

Ernährung und Abdomen: Abneigung Brot, Verlangen Saures/Süßes/Zucker, Ekel, Blähungsversetzung, Verstopfung mit Untätigkeit des Darms, Stuhl zu dick geformt, Hämorrhoiden

Urogenitaltrakt: Regelblutung schwach/spät/unterdrückt, Menstruationsblut scharf, Menarche verzögert, wehenartiger Schmerz, Wehen schwach/aufhörend

Bewegungsapparat: Gichtartige Schmerzen/Kraftlosigkeit/Stechen/Ziehen in den Gelenken, Ziehen/lähmiges Ziehen/Zuckungen in Muskeln

Haut: Allgemeines: Untätigkeit der Haut, Schwellung leidender Teile/Trockenheit, Haarausfall Kopf/Augenbrauen

Modalitäten:

Verschlimmerung: Kälte, Wetter kalt, Kaltwerden, Zugluft, Erhitzung, Liegen Seite, beim Einschlafen, Sitzen aufrecht, Sehen angestrengt, Schreiben, beim/nach Essen, während/unterdrückte Regelblutung, nach Beischlaf, nach Pollutionen, Kinderbeschwerden, nach Mitternacht.

Besserung: Wärme, Wetter warm, Warmwerden, Sitzen krumm, Aufstoßen

Empfindungen: Abneigung gegen frische Luft, Klopfen/Ziehen *äußerer Teile,* Schneiden/zuckender Schmerz in *inneren Teilen*, Eingeschlafenheit einiger Teile

Besonderes: Schwäche, Zittern/ödematöse Schwellung äußerer Teile, Schwellung entzündlich/leidender Teile

Genius

Gesichtsschwellung, Schlaflosigkeit nach Mitternacht, Sehstörungen mit Blenden der Augen, Husten, Auswurf, Verlangen Süßes/Zucker, Verstopfung, Regelblutung schwach/spät/unterdrückt, Wehenschwäche, ziehende Gelenk- und Muskelschmerzen, entzündliche/ödematöse Schwellungen, scharfe, wundmachende Blutungen (Lunge/Uterus).

< Kälte, > Wärme, < Wetter kalt, > Wetter warm, < Kaltwerden, > Warmwerden, < Sitzen aufrecht, > Sitzen krumm, < Sehen angestrengt/Schreiben, < beim/nach Essen, < während/unterdrückte Regelblutung, < nach Beischlaf/Pollutionen.

Kali nitricum

Kali nitricum wurde von Jörg geprüft und in den *Materialien zu einer künftigen Heilmittellehre* (1825) erstmals veröffentlicht. In *Bönninghausens Therapeutischem Taschenbuch 2000* ist das Arzneimittel mit 539 Symptomen aufgeführt, davon sind 69 im dritten bis fünften Grad. Auf diesen basiert die vorliegende Charakterisierung.

Charakteristische Symptome

(polare Symptome blau)

Äußere Befunde:

Gemüt:

Schlaf: Schlaf komatös/unruhig

Kopf: Lichtscheu, Sehen Schein um das Licht, Schwarzwerden vor den Augen, Nasenbluten

Brust: Auswurf dunkles/helles/scharfes Blut, Auswurf eitrig/Gestank sauer riechend, Puls groß/hart

Ernährung und Abdomen: Stuhldrang

Urogenitaltrakt: Harnabgang oft/viel, Harnbeschaffenheit blass, Harnbodensatz wolkig, Menstruationsblut scharf

Bewegungsapparat: Ziehen in Knochen, Ziehen/Stechen/Verrenkungsschmerz in Gelenken, Ziehen in Muskeln

Haut: Allgemeines: Schwellungsgefühl der Haut. *Hautausschlag* blasenartig

Modalitäten:

Verschlimmerung: Wasser und Waschen, feuchte Umschläge, Liegen allgemein/auf Rücken/auf schmerzhafter Seite/Kopf tief, beim Bücken, Steigen hinauf, Atem anhalten, Einatmen, Tiefatmen, Nahrungsmittel Kalbfleisch, nach Frühstück, Verrenkungen, < nach Mitternacht

Besserung: Liegen Kopf hoch, Steigen hinunter

Empfindungen: Krampfartiger Schmerz in *äußeren Teilen*, Schneiden/Spannen in *inneren Teilen*, Abneigung gegen Waschen, Kälte und Kältegefühl allgemein/einzelner Teile, Hitze ohne Durst, Fieber mit innerem Frost und äußerer Hitze

Besonderes: Blutfülle, Entzündungen innerer Teile

Genius

Auswurf blutig, Puls groß/hart, Harnabgang oft/viel, Blutungen mit scharfem Blut (Lunge, Uterus), Ziehen in Knochen/Gelenken/Muskeln, Kälte und Kältegefühl allgemein/einzelner Teile.

< Wasser und Waschen/feuchte Umschläge, < Liegen Kopf tief, > Liegen Kopf hoch, < Steigen hinauf, > Steigen hinunter, < Einatmen/Tiefatmen/Atem anhalten.

schaft, Milchfieber, Kinderbeschwerden, nach Scharlachfieber, Impfung, Berührung Hals, Druck äußerer, Verletzungen/stark blutend/mit Hämatom, Wundfieber, vor Mitternacht

Besserung: Wetter trocken, im Freien, im Zimmer, Liegen im Bett, nach Aufstehen vom Sitzen, Drehen rückwärts, beim Einatmen, beim Tiefatmen, beim Essen, Schlucken, nach Frühstück

Empfindungen: Geschwürschmerz/Zusammenschnüren/Gefühl wie eine Kugel in *inneren Teilen*, Gefühlstäuschungen, Gefühl wie von einem Faden/wie wenn Fleisch von den Knochen losgeschlagen/Ablösungsgefühl der Haut, Wasserscheu, Frost innerlich, Hitze äußerlich, Hitze und trockenes Brennen der Haut, Fieber mit innerem Frost und äußerer Hitze, Hitze ohne Durst

Besonderes: Empfindlichkeit/ödematöse Schwellung/Schwarzwerden äußerer Teile, Empfindlichkeit innerer Teile, Bewegungen unwillkürlich, Gebärde von Kauen, Fallsucht (Epilepsie), Schlaganfall, Lähmungen halbseitig, Ohnmacht, Krampfadern/eiternde, Drüsengeschwüre allgemein/schwammig, bläuliche Drüsenschwellung, Wunden allgemein/stark blutend

Genius

Zyanose, Angegriffenheit, Delirien, Schlaflosigkeit vor Mitternacht, Schläfrigkeit, Träume angenehm, Schnupfen, Auswurf dunkles Blut von üblem Geschmack, Leistenbruch, Geschlechtstrieb stark aber Schwäche des Geschlechtsvermögens, blaue Hautschwellungen und – Ausschläge, bläuliche Drüsenschwellungen, Hautgeschwüre, Hämangiome, Bewegungen/Kauen unwillkürlich, Schlaganfall mit halbseitigen Lähmungen, Blutungen mit dunklem Blut (Nase, Lunge, Uterus), Krampfadern, Hitze äußerlich, stark blutende Wunden.

< Wetter feucht/feucht-kalt/windig, > Wetter trocken, < beim/nach Aufstehen aus dem Bett, < Eifersucht und unglückliche Liebe, < vor/nach Essen, > beim Essen/nach Frühstück, < Schlucken Speisen, < Alkoholika, < Schwangerschaft/Milchfieber, < Kinderbeschwerden/Scharlach/Impfung, < Berührung an Hals/Druck äußerer, < stark blutende Verletzungen/Hämatom.

Laurocerasus

Laurocerasus wurde von Jörg, Nenning, Hartlaub, Trinks und Hartmann geprüft und in der *Reinen Arzneimittellehre von Hartlaub und Trinks*, (Band 1, 1828) erstmals veröffentlicht. In *Bönninghausens Therapeutischen Taschenbuch 2000* ist das Arzneimittel mit 707 Symptomen aufgeführt, davon sind 111 im dritten bis fünften Grad. Auf diesen basiert die vorliegende Charakterisierung.

Charakteristische Symptome

(polare Symptome blau)

Äußere Befunde:

Gemüt: Verstand: Begreifen schweres, Gedächtnis schwach, Imbezilität, Bewusstlosigkeit. *Sensorium:* Benebelung, Betäubung

Schlaf: Gähnen, Schläfrigkeit tagsüber/abends, Schlaf tief

Kopf: Schwindel, Trunkenheit, Pupillen unbeweglich, Schwerhörigkeit, Schnupfen schleimig, Speichelvermehrung

Brust: Atem ungleich/rasselnd, Auswurf blutig gestreift/dünnes Blut/eiweißartig/scharf/schleimig/stärkeartig, Puls verändert/klein/langsam/weich.

Ernährung und Abdomen: Aufstoßen, Verstopfung

Urogenitaltrakt: Harnabgang gering/selten/verhalten. Regelblutung früh

Bewegungsapparat: Stechen in Muskeln

Haut: Allgemeines: Abschuppung, Leberflecke, Untätigkeit, Schwellungsgefühl. *Hautgeschwüre* reizlos, *Schweiß* Oberkörper

Modalitäten:

Verschlimmerung: Liegen auf schmerzhafte Seite, beim Aufstehen vom Sitzen, Nachtschwärmen, Schläfrigkeit/Müdigkeit, Schwindel, vor Essen, nach einem Rausch

Besserung: Im Freien, beim Hinsetzen, nach Essen

Empfindungen: Stechen *äußerer Teile,* Brennen/Jucken/Hitze/Klopfen/Rauhigkeitsgefühl/Schweregefühl/Stechen/Zusammenschnüren *innerer Teile,* Stechen von außen hinein, Dumpfer Schmerz, Gefühllosigkeit, Schwellungsgefühl allgemein, Wärmegefühl, Zwängen, Zwicken, Abneigung gegen Waschen, Gefühl wie von Haarziehen, Kriechen wie ein Tier, Frost innerlich, Kältegefühl innerer Teile, Hitze einzelner Teile, Fieber mit innerem Frost und äußerer Hitze

Besonderes: Abspannung/Reizlosigkeit körperlich, Taumeln, Fallsucht mit Starrheit, Lähmungen innerer Teile/Organe

Genius

Abspannung/Reizlosigkeit körperlich, Begreifen schweres, Benebelung, Schläfrigkeit, Schwindel/Taumeln/Trunkenheitsgefühl, Atembeschwerden, Auswurf, Puls klein/weich/langsam, Harnabgang gering/selten/verhalten, Lähmungen innerer Teile/Organe, innerer Frost und äußere Hitze, Schwellungsgefühl, Stechen (Muskeln/äußere und innere Teile).

< Nachtschwärmen/Schläfrigkeit/Müdigkeit, < beim Aufstehen vom Sitzen, > beim Hinsetzen, < vor Essen, > nach Essen.

Ledum pallustre

Ledum pallustre wurde von Hahnemann geprüft und in der *Reinen Arzneimittellehre* (Band 4, 1818) erstmals veröffentlicht. In *Bönninghausens Therapeutischem Taschenbuch 2000* ist das Arzneimittel mit 686 Symptomen aufgeführt, davon sind 152 im dritten bis fünften Grad. Auf diesen basiert die vorliegende Charakterisierung.

Charakteristische Symptome

(polare Symptome blau)

Äußere Befunde: Gesichtsfarbe wechselnd, Hautausschlag im Gesicht/auf Stirn

Gemüt: Ernsthaftigkeit

Schlaf: Spätes Einschlafen, Schlaflosigkeit vor Mitternacht, Schlaf tief/komatös/komatös morgens

Kopf: Trunkenheit, Tränen, Sehschwäche, Flimmern vor Augen, Pupillen erweitert/verengt, Nasenbluten hellrot, Ohrgeräusche, Schwerhörigkeit, Schnupfen übelriechend, Stimme hohl

Brust: Atem ungleich, Atemversetzung, Husten, Auswurf blutig/schaumig/dunkles/helles Blut

Ernährung und Abdomen: Stuhl blutig

Urogenitaltrakt: Menstruationsblut hell

Bewegungsapparat: Kraftlosigkeit/ziehende/stechende/stechend-ziehende/gichtartige Schmerzen/Knacken/Knarren der Gelenke, Drücken der Muskeln

Haut: Allgemeines: Haut empfindlich/beißend/Gichtknoten/Nagen/trockene Krätze/Schafpocken/Trockenheit/Hitze und trockenes Brennen der Haut. *Hautausschlag* nur an bedeckten Teilen/sich abschälend/Friesel/Furunkel/Knoten/Krusten/Milchschorf/schuppig/trocken/beißend/juckend/stechend. *Flechten* allgemein/trocken/blau. *Hautschwellung* allgemein/hart/ödematös. *Hautflecke* blau/Petechien/wundschmerzend. *Hautgeschwüre* beißend. *Hautjucken* allgemein/beißend/nagend/Kratzen verschlimmert/Kratzen → Beißen, *Schweiß* einzelner Teile/riechend/stinkend

Modalitäten:

Verschlimmerung: Wärme, Warmwerden im Bett, Liegen im Bett, beim Aufstehen vom Sitzen, Bewegung während/fortgesetzt/leidender Teile, beim Gehen/im Freien/schnell, Laufen, Auftreten hartes, Bücken, Heben leidender Gliedmaßen/des Armes, Kopfschütteln, Augen schließen, Ausspucken, Nahrungsmittel Alkoholika/Branntwein, Alkoholiker, Berührung, Reiben, Kratzen, vor Mitternacht

Besserung: Kälte, Kaltwerden, Ruhe, beim/nach Aufstehen aus dem Bett, Hinsetzen, Stehen, Hängenlassen der Gliedmaßen, Augen öffnen, Schlucken

Empfindungen: Schweregefühl *äußerer Teile*, Kälte und Kältegefühl, Fieber Hitze mit Schweiß wechselnd

Besonderes: Abmagerung leidender Teile, Schwindsucht, Greifen, Recken der Glieder, Erstarrung (Katalepsie), Blutungen aus inneren Teilen, ödematöse Schwellung innerer/äußerer Teile, Erschütterung

Genius

Schlaflosigkeit vor Mitternacht, Schlaf tief/komatös, Sehstörungen, Atembeschwerden, Husten mit blutigem Auswurf, stechende/ziehende Gelenkschmerzen, Knacken/Knarren der Gelenke, juckende Hautausschläge, blaue Flecken/Petechien, ödematöse Schwellungen äußerer/innerer Teile, Abmagerung leidender Teile/Schwindsucht.

< Wärme, > Kälte, < Warmwerden, > Kaltwerden, < Liegen im Bett, > beim/nach Aufstehen aus dem Bett, < Bewegung/Gehen/Laufen, > Ruhe/Stehen, < Heben leidender Gliedmaßen/Arme, > Hängenlassen der Gliedmaßen, < Augen schließen, > Augen öffnen, < Alkoholika, < Berührung/Reiben/Kratzen, < Ausspucken, > Schlucken.

Lycopodium clavatum

Lycopodium clavatum wurde von Hahnemann geprüft und in den *Chronischen Krankheiten* (Band 4, 1830) erstmals veröffentlicht. In *Bönninghausens Therapeutischem Taschenbuch 2000* ist das Arzneimittel mit 1361 Symptomen aufgeführt, davon sind 234 im vierten und fünften Grad. Auf diesen basiert die vorliegende Charakterisierung.

Charakteristische Symptome

(polare Symptome blau)

Äußere Befunde: Abmagerung, Bleichsucht, Gesichtsfalten tief/an Stirne, rot umschriebene Wangen, Verzogenheit des Gesichts

Gemüt: Angegriffenheit, Misstrauen, Verdrießlichkeit, Stolz. *Verstand*: Angegriffenheit, Begreifen schweres, Gedächtnis schwach, Wahnsinn

Schlaf: Träume von Unglücksfällen

Kopf: Absonderung der Ohren, Empfindlichkeit des Gehörs, Schwerhörigkeit, Verstopftheit der Ohren, Geruchssinn empfindlich, Schnupfen grau, Wasserzusammenlaufen im Mund

Brust: Atem schnell/rasselnd, Husten mit Auswurf, Auswurf eitrig/grau/schleimig/weißlich/ Geschmack salzig, Schleimbildung in Luftröhre, Herzklopfen/mit Angst

Ernährung und Abdomen: Heißhunger, Abneigung gegen Schwarzbrot, Verlangen nach Süßem, Erbrechen sauer, Leistenbruch, Blähungen, Blähungsgetöse, Blähungsschmerz, Blähungsversetzung, Durchfall schmerzlos, Verstopfung

Urogenitaltrakt: Harnabgang verhalten, Harn mit Bodensatz, Schwäche des Geschlechtsvermögens, Impotenz, Regelblutung lang dauernd/ spät/unterdrückt

Bewegungsapparat: Auflockerung/Eiterung der Knochen, Kraftlosigkeit/Spannen/Ziehen in Gelenken, Krampfartige Schmerzen/Ziehen in Muskeln

Haut: Allgemeines: Hautfarbe bleich/Brennen/ Eiterung/Feigwarzen/Fisteln/Gichtknoten/Klebrigkeit/Leberflecke/nässende Krätze/Nagen/Trockenheit/Sommersprossen/Untätigkeit. *Hautschwellung* blass/brennend/weiß. *Hautausschlag* allgemein/Furunkel/Krusten/nässend/ beißend/schmerzlos/ziehend. *Flechten* allgemein/krustig/nässend/ziehend, *Hautgeschwüre* allgemein/blutend/hart/harte Ränder/krustig/ reizlos/varikös/brennend/brennend an den Rändern/juckend/schmerzlos/ziehend, *Hühneraugen* allgemein/drückend/empfindlich/ziehend. *Hautjucken* allgemein / brennend / kriechend / nagend/Kratzen → Ausschlag/→ Nässen/→ Schorfe, *Schweiß* klebrig/riechend

Modalitäten:

Verschlimmerung: Winter, Wind, Warmwerden im Freien, Warmeinhüllen allgemein/des Kopfes, Ruhe, nach dem Hinlegen, Liegen/im Bett/ auf Seite, vor/während/nach Schlaf, Sitzen, beim Aufstehen vom Sitzen, beginnende Bewegung, beginnendes Gehen, Anstrengung des Körpers, Anstrengung des Geistes, Ärger, Alleinsein, Gesellschaft, Sehen angestrengt, Kunstlicht, starke Gerüche, nach Essen, Essen satt, Nahrungsmittel Wein/Kaltes/Hülsenfrüchte/Kohl/ Muscheln, beim Harnen, vor/bei Eintritt/während/unterdrückte Regelblutung, Berührung, Kleiderdruck, äußerer Druck, Kinderbeschwerden, Impfung, Verrenkungen, Nachmittags 16:00-20:00 Uhr, vor Mitternacht

Besserung: Beim Kaltwerden, Entblößung/des Kopfes, Warmwerden im Bett, während Bewegung, nach Aufstehen vom Sitzen, Gesellschaft, Nahrungsmittel Warmes, Aufstoßen, nach Blähungsabgang, Kleiderlösen, beim/nach Schwitzen

Empfindungen: Überempfindlichkeit gegen Schmerz, Ziehen nach unten, Ziehen/Wundheitsschmerz *äußerer Teile*, Drücken/Kneifen/ Schneiden/Spannen/Wundheitsschmerz/Ziehen *innerer Teile*, Eingeschlafenheit einiger Teile, Gefühllosigkeit, Ohnmachtsartige Übelkeit, Frost allgemein, trockene Hitze/Brennen der Haut, fliegende Hitze

Besonderes: Schwäche, Schwindsucht, Bewegen erschwert, Krummziehen der Glieder, Lähmungen schmerzlos, Blutwallung, Krampfadern eiternd, Drüsen schmerzhaft/Schwellung

Genius

Abmagerung/Schwindsucht/Schwäche, Blässe, Gesichtsfalten, Angegriffenheit von Gemüt und Verstand, Misstrauen/Verdrießlichkeit, Begreifen schweres/Gedächtnis schwach, Empfindlichkeit von Gehör- und Geruchssinn, Husten mit Auswurf, Herzklopfen allgemein/mit Angst, Blähungen, Schwäche des Geschlechtsvermögens, Regelblutung spät/unterdrückt, Ziehen in Gelenken und Muskeln, Ziehen/Wundheitsschmerz in äußeren und inneren Teilen, Eingeschlafenheit/Gefühllosigkeit einiger Teile, schmerzlose Lähmungen, Blutwallung/Krampfadern, Hautaffektionen.

< Warmwerden, >Kaltwerden, < Warmeinhüllen, > Entblößen, < Liegen, < vor/während/nach Schlaf, < beim Aufstehen vom Sitzen, > nach Aufstehen vom Sitzen, < in der Ruhe, < beginnende Bewegung, > während Bewegung, < Anstrengung körperlich und geistig, < nach Essen/Essen satt, < Nahrungsmittel kaltes, > Nahrungsmittel Warmes, > Aufstoßen/Blähungsabgang, < vor/während Regelblutung, < Berührung/äußerer Druck/Kleiderdruck, > Kleiderlösen, > beim/nach Schwitzen, < 16:00-20:00 Uhr/vor Mitternacht.

Magnesia carbonica

Magnesia carbonica wurde von Hahnemann geprüft und in den *Chronischen Krankheiten* (Band 4, 1830) erstmals veröffentlicht. In *Bönninghausens Therapeutischem Taschenbuch 2000* ist das Arzneimittel mit 773 Symptomen aufgeführt, davon sind 113 im dritten bis fünften Grad. Auf diesen basiert die vorliegende Charakterisierung.

Charakteristische Symptome

(polare Symptome blau)

Äußere Befunde: Gesichtsfarbe fettglänzend, Kropf

Gemüt, Sensorium: Eingenommenheit

Schlaf: Schlaflosigkeit veranlassende Beschwerden, Schlaflosigkeit nach Mitternacht, Erwachen zu früh, Gähnen, *Träume* allgemein/ängstlich/Diebe/Feuer/Streit/ängstlich mit Verlegenheit/Wasser/angenehm/von Reisen/geschichtlich/gleichgültig/gleichgültig von Tagesgeschäft/lebhaft

Kopf: Sehen schwarz/fleckig/trüb, Schwerhörigkeit, Schnupfen schleimig, Zahnkaries

Brust: Husten morgens mit – abends ohne Auswurf, Auswurf dunkles Blut/klebriges Blut/wässrig, Puls unverändert

Ernährung und Abdomen: Verlangen nach Butterbrot/Gemüse, Verstopfung mit Kotverhärtung, Stuhl schaumig, Leistenbruch

Urogenitaltrakt: Geschlechtstrieb schwach, Regelblutung schwach/spät, verzögerte Menarche, Menstruationsblut dunkel, Ausfluss schleimig

Bewegungsapparat: Ziehen in Knochen und Muskeln, Spannen in Gelenken

Haut: Allgemeines: Abschuppung, Empfindlichkeit, Trockenheit, Hautflecken rot, *Hautausschlag* Knoten/schuppig/trocken/schmerzhaft, *Flechten* rot, *Schweiß* gelb färbend/fettig/riechend/sauer, Schweiß mit Abneigung gegen Entblößung

Modalitäten:

Verschlimmerung: Kälte, Zimmer, nach dem Hinlegen, Liegen auf schmerzhafte Seite, beim Erwachen, beim Hinsetzen, Drehen leidender Teile, menschenüberfüllte Räume, beim Atmen, während Regelblutung, Berührung, Druck äußerer, nach Mitternacht.

Besserung: Wärme, im Freien, Gehen im Freien, nach Aufstehen aus dem Bett, beim Aufstehen vom Sitzen

Empfindungen: Verlangen nach frischer Luft, Müdigkeit, Überempfindlichkeit gegen Schmerz, Zerschlagenheitsschmerz *äußerer Teile*, Rauhigkeitsgefühl/Schweregefühl/Stechen *innerer Teile*, beklemmender Schmerz, Hitze mit Abneigung gegen Entblößen

Besonderes: Fallen leichtes, Fallsucht (Epilepsie) mit Bewusstsein

Genius

Schlaflosigkeit nach Mitternacht, Träume, Sehstörungen, Husten mit blutigem Auswurf, Regelblutung schwach/spät, Ziehen in Knochen und Muskeln, Haut und Hautausschlag trocken/Abschuppung, Schweiß/Hitze mit Abneigung gegen Entblößung.

< Kälte, > Wärme, < Zimmer, > im Freien,
< nach Hinlegen > nach Aufstehen aus dem Bett,
< beim Hinsetzten, > Aufstehen vom Sitzen,
< Berührung/Druck äußerer.

Magnesia muriatica

Magnesia muriatica wurde von Hahnemann geprüft und in den *Chronischen Krankheiten* (Band 4, 1830) erstmals veröffentlicht. In *Bönninghausens Therapeutischem Taschenbuch 2000* ist das Arzneimittel mit 646 Symptomen aufgeführt, davon sind 92 im dritten bis fünften Grad. Auf diesen basiert die vorliegende Charakterisierung.

Charakteristische Symptome

(polare Symptome blau)

Äußere Befunde:

Gemüt: Hypochondrie (Hysterie). *Sensorium*: Benebelung

Schlaf: Schlaflosigkeit veranlassende Beschwerden, Schlaf zu lang, Schläfrigkeit morgens, Träume ängstlich/von Feuer

Kopf: Fließschnupfen, Schnupfen wässrig, Geruchssinn vermindert, Geschmack verloren, Geschmacksveränderung bitter, Speichelvermehrung, Zahnschmerzen

Brust: Auswurf Blut/dunkel/hell/klumpig/nicht geronnen, Auswurf wässrig/Geschmack fettig/Geschmack nach dem zuvor Genossenen

Ernährung und Abdomen: Hunger ohne Appetit, Stuhldrang, Verstopfung mit Untätigkeit des Darmes/mit Kotverhärtung, Stuhl schafskotartig/schleimig/ungenügend

Urogenitaltrakt: Priapismus, Uteruskrämpfe

Bewegungsapparat: Krampfartige Schmerzen/Ziehen in Muskeln

Haut: *Hautauschlag* schmerzhaft. *Hautjucken* → Kratzen ändert nicht

Modalitäten:

Verschlimmerung: Zimmer, nach dem Hinlegen, Liegen allgemein/auf rechte Seite/auf schmerzhafte Seite, Sitzen, beim Bücken, in der Ruhe, Auftreten hartes, Augen schließen, Sehen ins Helle, Lesen, Sprechen, beim Essen, Nahrungsmittel Obst/Fett, nach Stuhlgang, < während Regelblutung, Berührung.

Besserung: Im Freien, Liegen auf linke Seite, Aufstehen vom Sitzen, während Bewegung, Bewegen leidender Teile, beim Gehen, Gehen im Freien, Augen öffnen, Druck äußerer

Empfindungen: Empfindlichkeit/Schweregefühl/Stechen *innerer Teile*, hysterische Krämpfe, Eingeschlafenheit einiger Teile, Verbrennungsschmerz

Besonderes: Krämpfe innerer Teile, Verhärtungen nach Entzündungen

Genius

Hypochondrie, Schlafen zu lang, ängstliche Träume, Schnupfen, Geruchs- und Geschmackssinn vermindert, Auswurf blutig/von üblem Geschmack, Verstopfung, Krämpfe, auch hysterische.

< im Zimmer, > im Freien, < Liegen auf rechte Seite, > Liegen auf linke Seite, < Sitzen, > Aufstehen vom Sitzen, < in Ruhe, > während Bewegung, < Augen schließen, > Augen öffnen, < Sehen ins Helle/Lesen, < Berührung, > äußerer Druck.

Magnetis poli ambo

Magnetis poli ambo wurde von Hahnemann geprüft und in der *Reinen Arzneimittellehre* (Band 2, 1816) erstmals veröffentlicht. In *Bönninghausens Therapeutischem Taschenbuch 2000* ist das Arzneimittel mit 574 Symptomen aufgeführt, davon sind 67 im dritten bis fünften Grad. Auf diesen basiert die vorliegende Charakterisierung.

Charakteristische Symptome

(polare Symptome blau)

Äußere Befunde:

Gemüt:

Schlaf: Schläfrigkeit morgens, Schlaf tief, zu spätes Erwachen, Schlaftrunkenheit, Träume angenehm/verliebt/geschichtlich/lebhaft

Kopf: Tränen der Augen, Geruchstäuschungen, Speichelvermehrung

Brust: Puls unverändert

Ernährung und Abdomen: Blähungen allgemein/heiß/stinkend, Blähungsgetöse, Blähungsversetzung, Stuhl übelriechend, Hämorrhoiden

Urogenitaltrakt: Regelblutung früh/lang dauernd

Bewegungsapparat: Verrenkungsschmerz/Zerschlagenheitsschmerz der Gelenke, Rucke/brennendes Stechen in Muskeln

Haut: Hautjucken nicht besser durch Kratzen

Modalitäten:

Verschlimmerung: Warmeinhüllen allgemein/des Kopfes, in Ruhe, Liegen/im Bett/auf schmerzlose Seite, während/nach/nach langem Schlaf, beim Aufstehen aus dem Bett, Sitzen, Nahrungsmittel Tabak, Druck auf schmerzlose Seite, Verletzungen stark blutend

Besserung: Entblößung allgemein/des Kopfes, nach Aufstehen aus dem Bett, nach Aufstehen vom Sitzen, während Bewegung, beim Gehen

Empfindungen: Gefühlstäuschungen, Gefühllosigkeit, Klopfen/Verrenkungsschmerz in *äußeren Teilen*, Gefühl wie ein Nagel in *inneren Teilen*, Schlagschmerz, Stöße, Hitze mit Neigung zu Entblößen

Besonderes: Unruhe körperlich, Ohnmacht, stark blutende Wunden, Zuschnüren der Körperöffnungen

Genius

Zu spätes Erwachen, Schläfrigkeit/Schlaftrunkenheit, angenehme Träume, Blähungen, Regelblutung früh/lang dauernd, Verrenkungschmerz der Gelenke und äußerer Teile, stark blutende Wunden/Verletzungen.

< Warmeinhüllen, > Entblößen, < Liegen, < Druck/Liegen auf schmerzlose Seite, < während/nach/nach langem Schlaf, < beim Aufstehen aus dem Bett, > nach Aufstehen, < Sitzen, > nach Aufstehen vom Sitzen, < in Ruhe, > durch Bewegung/Gehen.

Magnetis polus arcticus

Magnetis polus arcticus wurde von Hahnemann geprüft und in der *Reinen Arzneimittellehre* (Band 2, 1816) erstmals veröffentlicht. In *Bönninghausens Therapeutischem Taschenbuch* 2000 ist das Arzneimittel mit 627 Symptomen aufgeführt, davon sind 82 im dritten bis fünften Grad. Auf diesen basiert die vorliegende Charakterisierung.

Charakteristische Symptome

(polare Symptome blau)

Äußere Befunde: Gesichtsschwellung der Wangen

Gemüt: Dreistigkeit, Gereiztheit, Nervenschwäche

Schlaf: Erwachen nachts häufig, Schlaf komatös, schlaf-wachender Zustand, Gähnen allgemein/krampfhaft/ohne Schläfrigkeit, Träume allgemein

Kopf: Geruchstäuschungen, Zähne kariös, Zahnschmerzen

Brust: Erstickungsanfälle, Puls unverändert

Ernährung und Abdomen: Blähungsschmerz, Blähungsversetzung, Verstopfung mit Kotverhärtung, Stuhl zu dickgeformt

Urogenitaltrakt: Priapismus, Regelblutung schwach

Bewegungsapparat: Schmerzhaftigkeit/Ziehen in Knochenhaut, Krämpfe/Rucke/Stechen in Muskeln

Haut: Allgemeines: Hühneraugen empfindlich, *Schweiß* kalt, Schweiß mit Neigung zu Entblößung

Modalitäten:

Verschlimmerung: Warmeinhüllen des Kopfes, nach dem Hinlegen, Liegen im Bett, beim Erwachen, Bewegung der Augen, beim Gähnen, Luft einziehen

Besserung: Entblößung allgemein/des Kopfes, nach Aufstehen aus dem Bett

Empfindungen: Verlangen nach Bewegung, Verlangen nach freier Luft, Brummen im Körper, Drücken von innen heraus, Drücken wie von einer Last, Eingeschlafenheit einzelner Teile, Pochen/Schweregefühl/Stechen in *äußeren Teilen*, Stöße, Frostigkeit, Hitze ohne Durst, Hitze mit Neigung zu Entblößung

Besonderes: Körperliche Überreiztheit, Empfindlichkeit/Zittern äußerer Teile, Erstarrung (Katalepsie)

Genius

Dreistigkeit/Gereiztheit, körperliche Überreiztheit, Verlangen nach Bewegung/nach frischer Luft, Schlafstörungen, Gähnen, Zahnschmerzen, Blähungen, Verstopfung mit Kotverhärtung, Muskeln und Knochenhaut schmerzhaft, Drücken von innen heraus/wie von einer Last, Hitze/Schweiß mit Neigung zu Entblößung.

< Warmeinhüllen des Kopfes, > Entblößung des Kopfes, < nach Hinlegen/Liegen/Erwachen, > nach Aufstehen aus dem Bett.

Magnetis polus australis

Magnetis polus australis wurde von Hahnemann geprüft und in der *Reinen Arzneimittellehre* (Band 2, 1816) erstmals veröffentlicht. In *Bönninghausens Therapeutischem Taschenbuch 2000* ist das Arzneimittel mit 582 Symptomen aufgeführt, davon sind 65 im dritten bis fünften Grad. Auf diesen basiert die vorliegende Charakterisierung.

Charakteristische Symptome

(polare Symptome blau)

Äußere Befunde:

Gemüt:

Schlaf: Einschlafen spät, Schlaflos vor Mitternacht, Gähnen ohne Schläfrigkeit

Kopf:

Brust: Atem langsam, Auswurf helles Blut/nicht geronnenes Blut

Ernährung und Abdomen: Blähungen, Blähungsschmerz

Urogenitaltrakt: Harnabgang tropfenweise/unterbrochen, Regelblutung früh/stark, Menstruationsblut hell

Bewegungsapparat: Leichtes Verrenken/gichtartige Schmerzen der Gelenke

Haut: Allgemeines: Kältegefühl, Nägel allgemein/eingewachsen/empfindlich/schmerzhaft

Modalitäten:

Verschlimmerung: Warmeinhüllen, Liegen/Druck auf schmerzlose Seite, während Bewegung, beim Gehen, Nahrungsmittel Warmes, Verrenkungen

Besserung: In der Ruhe, Nahrungsmittel kaltes

Empfindungen: Abneigung gegen freie Luft, Gefühl von kaltem Anwehen/von Wind, Pochen/Kältegefühl/Klopfen/zuckender Schmerz *äußerer Teile*, Gefühllosigkeit/Kribbeln/zuckender Schmerz *innerer Teile*, Eingeschlafenheit einiger Teile, Schlagschmerz, Ziehen nach unten, Schauder

Besonderes: Krampfadern, zusammengesetzte Fieber, Fieber mit Frost → Schweiß/Schauder → Schweiß

Genius

Schlaflosigkeit vor Mitternacht, blutiger Auswurf, Blähungen, Harnabgang tropfenweise/unterbrochen, Regelblutung früh/stark, Nägel eingewachsen/schmerzhaft, Kältegefühl äußerer Teile/Haut, Gefühl von kaltem Anwehen/Wind, Gefühllosigkeit/Eingeschlafenheit, Pochen/Klopfen/zuckende Schmerzen Schauder.

< Liegen/Druck auf schmerzlose Seite, < Bewegung, > in Ruhe, < Nahrungsmittel warmes, > Nahrungsmittel kaltes.

Manganum aceticum

Manganum aceticum wurde von Hahnemann geprüft und in den *Chronischen Krankheiten* (Band 4, 1830) erstmals veröffentlicht. In *Bönninghausens Therapeutischem Taschenbuch 2000* ist das Arzneimittel mit 647 Symptomen aufgeführt, davon sind 88 im dritten bis fünften Grad. Auf diesen basiert die vorliegende Charakterisierung.

Charakteristische Symptome

(polare Symptome blau)

Äußere Befunde: Gesichtsfarbe blass

Gemüt:

Schlaf:

Kopf: Sehschwäche, Schwarzwerden vor Augen, Verstopftheit der Ohren, Geschmacksveränderung fettig, Stimme heiser/unrein

Brust: Husten morgens mit – abends ohne Auswurf, Auswurf grau/Auswurf Geschmack wie Erde/fettig/wie Öl

Ernährung und Abdomen: Durstlosigkeit

Urogenitaltrakt: Harn Bodensatz, Regelblutung früh

Bewegungsapparat: Nagen/Wühlen in Knochen, Spannen/Stechen in Gelenken, Ziehen/stechendes Ziehen in Muskeln

Haut; Allgemeines: Geschwürschmerz, Krätze, Rhagaden. *Hautausschlag* Knoten/Geschwürschmerz/wundschmerzend. *Hautjucken* Kratzen bessert

Modalitäten:

Verschlimmerung: Kälte, Wetter kalt/feucht/feucht-kalt/Nebel, Wetterwechsel, Erkältung, Liegen im Bett, im Federbett, beim Bücken, Ausstrecken der Gliedmaßen, Sprechen anderer, Sprechen, Lachen, laut Lesen, Nahrungsmittel Kaltes, beim Schwitzen, vor/nach Mitternacht

Besserung: Wärme, Wetter trocken/warm, nach Aufstehen aus dem Bett, Heranziehen der Gliedmaßen, nach Schnäuzen, Schlucken, Nahrungsmittel Warmes, Berührung, Druck äußerer, Kratzen

Empfindungen: Geschwürschmerz in *äußeren Teilen*, Wärmegefühl, wandernde Schmerzen, Hitze ohne Durst

Besonderes: Anfälle von Unwohlsein, Trockenheit sonst feuchter Teile

Genius

Sehschwäche, Stimme verändert, Husten mit Auswurf von fettigem Geschmack, Durstlosigkeit, Stechen in Gelenken und Muskeln, Geschwürschmerz in Haut und äußeren Teilen.

< Kälte, > Wärme, < Wetter kalt, > Wetter warm, < Wetter feucht, > Wetter trocken, < Liegen im Bett, > nach Aufstehen aus den Bett, < Ausstrecken der Gliedmaßen, > Heranziehen der Gliedmaßen, < Sprechen/Lachen/Lesen laut, < kalte Nahrungsmittel, > warme Nahrungsmittel, > Berührung/Druck/Kratzen, < vor/nach Mitternacht.

Menyanthes trifoliata

Menyanthes trifoliata wurde von Hahnemann geprüft und in der *Reinen Arzneimittellehre* (Band 5, 1819) erstmals veröffentlicht. In *Bönninghausens Therapeutischem Taschenbuch 2000* ist das Arzneimittel mit 468 Symptomen aufgeführt, davon sind 61 im dritten bis fünften Grad. Auf diesen basiert die vorliegende Charakterisierung.

Charakteristische Symptome

(polare Symptome blau)

Äußere Befunde:

Gemüt, Verstand: Begreifen schweres. *Sensorium*: Eingenommenheit

Schlaf: Gähnen

Kopf: Ohrgeräusch Klingen, Verstopftheit der Ohren, Geruchstäuschungen allgemein/faul, Stimme rauh

Brust:

Ernährung und Abdomen: Durstlosigkeit, Verstopfung, Stuhl unverdaut

Urogenitaltrakt:

Bewegungsapparat: Gichtartige Schmerzen/Stechen in Gelenken, Krämpfe/Stechen/Ziehen/Zuckungen in Muskeln

Haut: Allgemeines: Nagen

Modalitäten:

Verschlimmerung: Hitze, in Ruhe, nach Hinlegen, Liegen, Sitzen, Bücken, Gähnen, Einatmen, Kauen

Besserung: Während Bewegung, Gehen, Gehen im Freien, nach Aufstehen vom Sitzen, Ausatmen, Berührung, Handauflegen, Druck äußerer

Empfindungen: Kneifen/Nagen/Stechen/zuckender Schmerz in *äußeren Teilen*, Kneifen/Kältegefühl in *inneren Teilen*, Hitze/Schweiß ohne Durst, Fieber mit innerem Frost und äußerer Hitze

Besonderes: Zuckungen

Genius

Begreifen schweres/Eingenommenheit, Geruchstäuschungen, Durstlosigkeit, Stechen in Gelenken/Muskeln/äußeren Teilen, Nagen in Haut/äußere Teilen, Zuckungen, Hitze/Schweiß ohne Durst.

< in Ruhe, > während Bewegung/Gehen/Gehen im Freien, < Einatmen, > Ausatmen, > Berührung/Handauflegen/Druck äußerer.

Mercurius solubilis

Mercurius solubilis wurde von Hahnemann geprüft und in der *Reinen Arzneimittellehre* (Band 1, 1811) erstmals veröffentlicht. In *Bönninghausens Therapeutischem Taschenbuch 2000* ist das Arzneimittel mit 1443 Symptomen aufgeführt, davon sind 215 im vierten und fünften Grad. Auf diesen basiert die vorliegende Charakterisierung.

Charakteristische Symptome

(polare Symptome blau)

Äußere Befunde: Gesichtsfarbe erdfahl, Schwellung der Nase

Gemüt, Sensorium: Eingenommenheit

Schlaf: Einschlafen spät, Schlaflosigkeit allgemein/vor Mitternacht, Schlaflosigkeit veranlassende Beschwerden

Kopf: Schwarzwerden vor den Augen, Absonderung der Ohren allgemein/Schleim, Nasenbluten, Schnupfen scharf, Zunge belegt, Mundgeruch, Geschmacksveränderung bitter/salzig/widrig, Speichelvermehrung, Stimme unrein

Brust: Husten tagsüber mit – nachts ohne Auswurf, Puls schnell, Herzklopfen

Ernährung und Abdomen: Durst, Abneigung gegen Fleisch, Verlangen nach Bier/Milch, Aufsteigen, Aufstoßen, Erbrechen gallig, Durchfall, Stuhldrang allgemein/vergeblich, Stuhl blutig/eitrig/schafskotartig/scharf/zäh

Urogenitaltrakt: Harnabgang oft, Harn dunkel/scharf/trüb, Priapismus, Ausfluss allgemein/scharf

Bewegungsapparat: Auflockerung/Eiterung/Entzündung/Neigung zu Brüchen/Rachitis/Stechen/Ziehen der Knochen, gichtartige Schmerzen/Kraftlosigkeit/Stechen/Ziehen in Gelenken, Krämpfe/Stechen/Ziehen in Muskeln

Haut: Allgemeines: Hautfarbe rot, Entzündung, Erysipel, Kältegefühl, fette Krätze, trockene Krätze, Zoster, Pocken, Scharlach, Leberflecke. *Schwellung* allgemein/leidender Teile/blass/brennend/heiß/entzündet. *Hautjucken* allgemein/Kratzen → Blutigwerden/Kratzen → Erysipel. *Hautausschlag* eitrig/Friesel/Schwellung/brennend. *Flechten* allgemein/eiternd/brennend. *Hautgeschwüre* allgemein/eiternd, nicht/Eiter blutig/dünn/jauchig/scharf/wässrig/wenig/entzündet/geschwollen/geschwollene Ränder/harte Ränder/speckig/zackige Ränder/brennend/brennend an den Rändern/pochend/schmerzhaft/stechend/stechend an den Rändern, *Schweiß* allgemein/gelb färbend

Modalitäten:

Verschlimmerung: Erkältung, beim Gehen, beim Einschlafen, Liegen im Bett/Seite rechte, beim Warmwerden im Bett, beim Erwachen, Kunstlicht, Schnupfen, Schnäuzen, Einziehen von kalter Luft, Mundöffnen, Nahrungsmittel Brot, vor/bei Stuhlgang, beim/nach Harnen, bei Ausfluss, Kinderbeschwerden, Pocken, bei Scharlach, beim Schwitzen

Besserung:

Empfindungen: Anfressen, Frost, Schauder, Kältegefühl/Hitze/Stechen *äußerer Teile*, Brennen/Hitze/Schneiden/Ziehen *innerer Teile*, Eingeschlafenheit einiger Teile, Pochen/Schmerzhaftigkeit/Stechen in Drüsen, Hitze allgemein/einzelner Teile, Hitze mit Angst, Hitze mit Durst, Fieber Frost mit Hitze wechselnd/Hitze mit Schauder wechselnd

Besonderes: Unruhe körperlich, körperliche Überreiztheit, Blasswerden roter Teile, Schwarzwerden/Zittern *äußerer Teile*, Entzündungen *innerer Teile*, Schwellung allgemein/entzündlich/leidender Teile, Blutungen aus inneren Teilen, Entzündungen der Schleimhäute, Schleimabsonderung vermehrt, Skorbut, Verengungen nach Entzündungen, Zurückziehen weicher Teile, Drüsen Entzündung, Drüsen Schwellung allgemein/entzündlich/heiß

Mezereum

Mezereum wurde von Hahnemann geprüft und in den *Chronischen Krankheiten* (Band 4,1830) erstmals veröffentlicht. In *Bönninghausens Therapeutischem Taschenbuch 2000* ist das Arzneimittel mit 810 Symptomen aufgeführt, davon sind 157 im dritten bis fünften Grad. Auf diesen basiert die vorliegende Charakterisierung.

Charakteristische Symptome

(polare Symptome blau)

Äußere Befunde: Abmagerung einzelner/leidender Teile

Gemüt, Verstand: Begreifen schweres. *Sensorium*: Eingenommenheit, Benebelung.

Schlaf:

Kopf: Trunkenheit, Pupillen verengt, Schnupfen zäh, Geruchssinn vermindert, Zähne kariös, Zahnschmerzen, Wasserzusammenlaufen im Mund

Brust: Atemnot, Auswurf zäh, Auswurf Geschmack wie Eiter/Pfeffer/alter Schnupfen

Ernährung und Abdomen:

Urogenitaltrakt: Harnbeschaffenheit blutig/flockig, Harn Bodensatz allgemein/faserig, Ausfluss schleimig

Bewegungsapparat: Auflockerung/Eiterung/Geschwulst/Schmerzhaftigkeit der Knochen, Schmerzhaftigkeit der Knochenhaut, gichtartige/lähmige Schmerzen/Zerschlagenheitsschmerz/Spannen in Gelenken, brennendes Stechen und Zuckungen in Muskeln

Haut: Allgemeines: Kälte, Stechen brennend, Abschuppung, Beißen, Brennen, pendelnde Fibrome, Leberflecke. *Hautflecke* rot, brennend. *Hautausschlag* sich abschälend/Friesel/Knoten/kupferig/nesselartig/beißend/brennend/juckend. *Hautgeschwüre* brennend, *Hautjucken* allgemein/beißend/brennend/→ Kratzen verschlimmert/→ bessert/ → ändert die Stelle/ → Beißen/→ Wundheitsschmerz

Modalitäten:

Verschlimmerung: Im Zimmer, Schläfrigkeit, Sitzen aufrecht, Nahrungsmittel Warmes, Mundschließen, vor/nach Stuhlgang, Berührung, Reiben, Kratzen, vor Mitternacht

Besserung: Im Freien, Sitzen krumm, beim Essen, Nahrungsmittel kaltes

Empfindungen: Abneigung gegen Bewegung, Verlangen nach freier Luft, Krankheitsgefühl, Zittern/Prickeln / Schweregefühl / Spannen / Verrenkungsschmerz/Wundheitsschmerz *äußerer Teile*, Angewachsenheitsgefühl/Brennen/Drücken/krampfartiger Schmerz/Wundheitsschmerz *innerer Teile*, beißender/betäubender/lähmiger Schmerz, Stechen von innen heraus, Stöße, Zwängen, Abneigung gegen Waschen, Frost allgemein, Frostigkeit, Kälte und Kältegefühl einzelner Teile, Hitze einzelner/innerer Teile

Besonderes: Krämpfe klonisch, Taumeln, Verengungen nach Entzündungen

Genius

Benebelung/Taumeln/Trunkenheit, Verlangen frische Luft/Abneigung gegen Bewegung, Zahnkaries, Auswurf von üblem Geschmack, Harn mit Bodensatz, Knochen-, Gelenk- und Muskelschmerzen, Abmagerung einzelner Teile, brennende/schuppende Hauterkrankungen, Wundheitsschmerz äußerer und innerer Teile.

< im Zimmer, > im Freien, < Sitzen aufrecht, > Sitzen krumm, < Nahrungsmittel warmes, > Nahrungsmittel kaltes, < vor/nach Stuhlgang, < Berührung/Reiben/Kratzen.

Millefolium

Millefolium wurde von Schreter und Nenning geprüft und in den *Annalen der homöopathischen Klinik* (Band 4, 1833) erstmals veröffentlicht. In *Bönninghausens Therapeutischem Taschenbuch 2000* ist das Arzneimittel mit 36 Symptomen aufgeführt, davon sind 9 im dritten bis fünften Grad. Eine Charakterisierung ist jedoch nicht möglich, da lediglich Lokalisationen und Arzneimittelbeziehungen vorliegen.

Charakteristische Symptome

(polare Symptome blau)

Äußere Befunde:

Gemüt:

Schlaf:

Kopf:

Brust:

Ernährung und Abdomen:

Urogenitaltrakt:

Bewegungsapparat:

Haut:

Modalitäten:

Verschlimmerung:

Besserung:

Empfindungen:

Besonderes:

Genius

Moschus

Moschus wurde von Hahnemann geprüft und in der *Reinen Arzneimittellehre* (Band 1, 1811) erstmals veröffentlicht. In *Bönninghausens Therapeutischem Taschenbuch 2000* ist das Arzneimittel mit 530 Symptomen aufgeführt, davon sind 74 im dritten bis fünften Grad. Auf diesen basiert die vorliegende Charakterisierung.

Charakteristische Symptome

(polare Symptome blau)

Äußere Befunde:

Gemüt: Hypochondrie. *Sensorium:* Eingenommenheit, Betäubung, Ohnmacht

Schlaf: Schläfrigkeit vormittags/tagsüber, ärgerliche Träume/mit Beschämung

Kopf: Nasenbluten

Brust: Auswurf heiß, Puls groß/schnell

Ernährung und Abdomen: Übelkeit

Urogenitaltrakt: Harngeruch ammoniakalisch, Geschlechtstrieb stark, Schwäche des Geschlechtsvermögens, wehenartiger Schmerz

Bewegungsapparat: Muskeln straff, Drücken in Muskeln

Haut: Allgemeines: Empfindlichkeit, Kältegefühl

Modalitäten:

Verschlimmerung: Kälte, Wetter kalt, Winter, Kaltwerden, Ruhe, Liegen, Liegen auf schmerzhafte Seite, Sitzen, Bewegen Kopf, Schwindel, Druck äußerer, nach Ohnmacht.

Besserung: Wärme, Wetter warm, Warmwerden, Aufstehen vom Sitzen, während Bewegung, Bewegen leidender Teile, beim Gehen

Empfindungen: Abneigung gegen freie Luft, beklemmender Schmerz, Drängen, Drücken zusammen, Gefühllosigkeit, Krämpfe hysterisch, Ohnmachtsartige Übelkeit, Zwicken/nicht, Kältegefühl *äußerer Teile*, Kältegefühl/Krämpfe/Spannen/Völlegefühl/Zusammenschnüren in *inneren Teilen*, Fieber mit äußerem Frost und innerer Hitze

Besonderes: Fallsucht (Epilepsie) mit Starrheit/tonisch, Starrkrampf

Genius

Eingenommenheit/Betäubung/Ohnmacht, Hypochondrie, Schläfrigkeit, ärgerliche Träume, Puls groß/schnell, Geschlechtstrieb stark, aber Schwäche des Geschlechtsvermögens, Kältegefühl äußerer und innerer Teile/Haut, Epilepsie mit Starrheit/Starrkrampf.

< Kälte, > Wärme, < Wetter kalt, > Wetter warm, < Kaltwerden, > Warmwerden, < Liegen/Sitzen, > Aufstehen vom Sitzen, < Ruhe, > Bewegung/Gehen.

Muriaticum acidum

Muriaticum acidum wurde von Hahnemann geprüft und in den *Chronischen Krankheiten* (Band 4, 1830) erstmals veröffentlicht. In *Bönninghausens Therapeutischem Taschenbuch 2000* ist das Arzneimittel mit 700 Symptomen aufgeführt, davon sind 84 im dritten bis fünften Grad. Auf diesen basiert die vorliegende Charakterisierung.

Charakteristische Symptome

(polare Symptome blau)

Äußere Befunde:

Gemüt, Verstand: Bewusstlosigkeit

Schlaf: Einschlafen spät, Schlaf unruhig, Schlaflos vor Mitternacht, Erwachen zu früh, Gähnen

Kopf: Pupillen verengt, Halbsehen vertikal, Starrsehen (starrer Blick)

Brust: Auswurf Geschmack wie faule Eier/fettig/wie unreifes Obst/ranzig

Ernährung und Abdomen: Abneigung gegen Fleisch, Stuhl unwillkürlich abgehend, Hämorrhoiden

Urogenitaltrakt: Harndrang allgemein, Harnabgang oft/viel, Geschlechtstrieb schwach

Bewegungsapparat: Zerschlagenheitsschmerz der Gelenke, stechendes Drücken/krampfartige Schmerzen/Stechen/drückendes Stechen/Ziehen/krampfartiges Ziehen in Muskeln

Haut: Hautausschlag Furunkel/Krusten. *Hautgeschwüre* faul. *Hautjucken* stechend/Kratzen bessert

Modalitäten:

Verschlimmerung: Hitze, windiges Wetter, Liegen, während Schlaf, beim Aufrichten, Sitzen, beim Gähnen, beim Atmen, vor Mitternacht

Besserung: nach Aufstehen vom Sitzen, Berührung, Druck äußerer, Reiben, Kratzen

Empfindungen: Brennen/Geschwürschmerz/Kneifen/Schneiden/Stechen *äußerer Teile*, Kneifen/Schneiden/Schweregefühl *innerer Teile*, Drücken von innen heraus, Leerheitsgefühl, Stöße, Frost/Hitze ohne Durst, Hitze/Schweiß mit Neigung zu Entblößung

Besonderes: Skorbut

Genius

Schlaflosigkeit vor Mitternacht, Sehstörungen, Auswurf von üblem Geschmack, Harndrang, Harnabgang oft/viel, Gelenk- und Muskelschmerzen, Kneifen und Schneiden in inneren und äußeren Teilen, Frost/Hitze ohne Durst, Hitze/Schweiß mit Neigung zu Entblößung.

< Liegen/während Schlaf, < Aufrichten/Sitzen, > nach Aufstehen vom Sitzen, < Gähnen/Atmen, > Berührung/Druck äußerer/Reiben/Kratzen.

Natrium cabonicum

Natrium carbonicum wurde von Hahnemann geprüft und in der *Reinen Arzneimittellehre* (Band 4, 1818) erstmals veröffentlicht. In *Bönninghausens Therapeutischem Taschenbuch 2000* ist das Arzneimittel mit 1057 Symptomen aufgeführt, davon sind 259 im dritten bis fünften Grad. Auf diesen basiert die vorliegende Charakterisierung.

Charakteristische Symptome

(polare Symptome blau)

Äußere Befunde: Gesichtsfarbe fleckig, Komedonen, Schwellung der Nase, Hautausschlag an Oberlippe/um den Mund/an der Nase

Gemüt: Angegriffenheit, Nervenschwäche, Hoffnungslosigkeit, Hypochondrie, Verdrießlichkeit, Fröhlichkeit, Habsucht. *Verstand:* Angegriffenheit, Begreifen schweres, Imbezilität. *Sensorium:* Eingenommenheit

Schlaf: Schläfrigkeit morgens/vormittags/Tagsüber, Schlaf zu lang/unruhig, Schlaflosigkeit allgemein/nach Mitternacht/mit Schläfrigkeit, Erwachen zu früh, *Träume* allgemein/angenehm/von Reisen/schwärmerisch/verliebte/anhaltende/fortdauernd nach Erwachen/lebhafte/verworrene

Kopf: Trunkenheit, Lichtscheu, Sehen Blitze/wie Feuer, Schwerhörigkeit, Schnupfen dick/eitrig/gelb/übelriechend/verhärtet, Speichelvermehrung, Wasserzusammenlaufen im Mund, Geschmacksveränderungen allgemein/bitter/salzig, Zähne kariös, Zahnschmerzen, Stimme heiser

Brust: Atem schnell, Auswurf helles Blut/eitrig/gelb/scharf/verhärtet, Auswurf Geschmack metallisch/salzig/stinkend, Herzklopfen, Puls unverändert

Ernährung und Abdomen: Abneigung gegen Milch, Verlangen nach Bier/Brot/Süßem, Aufstoßen, Ohnmachtsartige Übelkeit, Blähungen allgemein/sauer riechend, Blähungsversetzung, Stuhldrang vergeblich, Verstopfung mit Untätigkeit des Darmes, Stuhl sauer riechend/ungenügend

Urogenitaltrakt: Harnabgang oft, Harngeruch stinkend, Geschlechtstrieb stark, Priapismus, Pollutionen, Prostatasekretion, Ausfluss gelb

Bewegungsapparat: Gichtartige Schmerzen/leichtes Verrenken der Gelenke, Stechen/Ziehen/krampfartigartige Schmerzen/Zuckungen in Muskeln

Haut: Allgemeines: Trockenheit, Schneiden, Komedonen (= schwarze Schweißlöcher), Hautflecke gelb, Leberflecke, Sommersprossen. *Hautauswüchse:* entzündete Wülste, Warzen allgemein/mit Geschwürkreis ringsherum. *Hautausschlag* blasenartig/eitrig/rosenrote Knoten/nicht heilend. *Flechten* allgemein/eiternd/gelbbraun/Ringflechten. *Hautgeschwüre* schneidend. *Hautjucken* Kratzen bessert. *Schwitzen* leichtes

Modalitäten:

Verschlimmerungen: Wetter feucht-kalt, Zugluft, Gewitter, Vollmond, im Sommer, in der Sonne, durch Sonnenbrand, Liegen allgemein/auf linke Seite, beim Erwachen, Sitzen, Auftreten hartes, Reiten, Drehen Kopf, Heben, Nichtstun, Licht, Sonnenlicht, Sehen angestrengt, Geräusch, Sprechen, Sprechen anderer, Musik, Klavierspielen, vor/beim/nach Essen, nach Frühstück, Nahrungsmittel Alkoholika/Wein/Schweinefleisch/Gemüse/Milch/Obst/Trockenes/kaltes Wasser, Magenverderben, nach Harnen, exzessives Sexualleben, nach Beischlaf, Säfteverlust, beim Schwitzen, durch Verrenkungen, nach unterdrückten Hautausschlägen

Besserung: Liegen auf rechte Seite, nach Aufstehen vom Sitzen, während Bewegung, Anstrengung geistig, Dunkelheit, Sehen angestrengt, Lesen, Nahrungsmittel Brot, nach Essen, Aufstoßen, äußerer Druck, Reiben, Kratzen, Bohren mit dem Finger, Wischen mit der Hand

Empfindungen: Abneigung gegen freie Luft, Brennen/Empfindlichkeit/Zittern/Kribbeln/Klopfen/Schneiden/Schweregefühl/Stechen/Zerschlagenheitsschmerz/Ziehen/zuckender Schmerz *äußerer Teile*, Brennen/Empfindlichkeit/Kneifen/Stechen *innerer Teile*, Überempfindlichkeit gegen Schmerz, Bohren, Drücken wie von einer Last, Schlagschmerz, Stechen von innen heraus, Ohnmachtsartige Übelkeit, Wühlen, Ziehen nach oben/nach unten, Zwängen, Schauder, fliegende Hitze

Besonderes: Erkältungsneigung, Schwellung allgemein, Schwerfälligkeit des Körpers, Drüsenschwellung, Wunden mit Muskelverdrehung

Genius

Nervenschwäche, Hoffnungslosigkeit/Verdrießlichkeit/Hypochondrie, Begreifen schweres, Schläfrigkeit, Schlaflosigkeit nach Mitternacht, angenehme Träume, Sehstörungen mit Lichtscheu/Sehen Blitze/Feuer, dickflüssiger Schnupfen, Speichelvermehrung, Geschmacksveränderungen, Zähne kariös, Auswurf von üblem Geschmack, Blähungen, Stuhldrang vergeblich/Verstopfung mit Untätigkeit des Darmes, Geschlechtstrieb stark, Ziehen in Muskeln, Brennen/Empfindlichkeit/Stechen innerer und äußerer Teile.

< in der Sonne/Sonnenbrand/Sonnenlicht/Licht, > Dunkelheit, < Liegen auf linke Seite, > Liegen auf rechte Seite, < Sprechen anderer/Musik/Klavierspielen, < vor/bei Essen, < Alkohol, < exzessives Sexualleben/nach Beischlaf, > äußerer Druck/Reiben/Kratzen/Bohren/Wischen.

Natrium muriaticum

Natrium muriaticum wurde von Hahnemann geprüft und in den *Chronischen Krankheiten* (Band 4, 1830) erstmals veröffentlicht. In *Bönninghausens Therapeutischem Taschenbuch 2000* ist das Arzneimittel mit 1106 Symptomen aufgeführt, davon sind 355 im dritten bis fünften Grad. Auf diesen basiert die vorliegende Charakterisierung.

Charakteristische Symptome

(polare Symptome blau)

Äußere Befunde: Abmagerung, Gesichtsfarbe blass/fettglänzend, Hautausschlag im Gesicht/an Oberlippe/an Unterlippe/um den Mund/Mundwinkel/Schläfen/Stirn/Wangen, Gesichtsschwellung Lippen/Oberlippe

Gemüt: Angegriffenheit, Traurigkeit, Melancholie, Verliebtheit, Gereiztheit, Hypochondrie, Boshaftigkeit, Gleichgültigkeit. *Verstand:* Bewusstlosigkeit, Gedächtnis schwach/verloren. *Sensorium:* Eingenommenheit, Betäubung

Schlaf: Schlaf unerquicklich, Schlaflosigkeit/Schläfrigkeit veranlassende Beschwerden, Einschlafen unmöglich nach Erwachen, *Träume* allgemein/angenehm/schwärmerisch/geistig anstrengend

Kopf: Schwindel, Tränen der Augen, Weitsichtigkeit, Trübsichtigkeit, Sehen wie Feuer/fleckig/zu groß/Nebel/Zusammenfließen der Buchstaben beim Lesen, Farbensehen streifig/Doppelsehen, Schwarzwerden vor den Augen, Sehnervenlähmung, Blindheit allgemein/periodisch, Ohrgeräusche allgemein/Brausen/Klingen, versagendes Niesen, Schnupfen dick/schleimig, Stockschnupfen, Speichelvermehrung, Wasserzusammenlaufen im Mund, Geschmacksveränderungen allgemein/bitter/fade/sauer, Geschmack verloren, Stimme heiser/mangelnd

Brust: Atem schnell/heiß/laut, Husten morgens mit – abends ohne Auswurf, Auswurf wässrig/Geschmack metallisch, Herzklopfen allgemein/mit Angst, Herzschlag aussetzend, Puls ungleich/aussetzend

Ernährung und Abdomen: Heißhunger, Hunger ohne Appetit, Appetitlosigkeit, Durst, Abneigung gegen Brot/fette Speisen/Kaffee, Verlangen nach Bitterem/Brot, Aufstoßen, Sodbrennen, Übelkeit, Erbrechen Speisen, Blähungen allgemein/Blähungsgetöse/Blähungsversetzung, Durchfall, Stuhl unwillkürlich abgehend, Verstopfung mit Untätigkeit des Darmes, Spulwürmer, Hämorrhoiden

Urogenitaltrakt: Harnabgang unwillkürlich, Harnbeschaffenheit schleimig, Bodensatz allgemein/rötlich/schleimig, Geschlechtstrieb stark, Priapismus, Schwäche des Geschlechtsvermögens, Impotenz, Regelblutung lang/schwach/spät/stark/unterdrückt, verzögerte Menarche, Wehen schwach/aufhörend, Nachwehen

Bewegungsapparat: Gichtartige Schmerzen/Kraftlosigkeit/Spannen/Stechen/leichtes Verrenken/Verrenkungsschmerz/Zerschlagenheitsschmerz/Zusammenschnüren in Gelenken, Stechen/Ziehen/Verkürzung der Muskeln

Haut: Allgemeines: Empfindlichkeit, Hautfarbe bleich, Haut fettig, Risse, Geschwürsschmerz, Jucken stechend, Wundheitsgefühl. *Nägel* blauwerdend/Geschwürschmerz/Nietnägel. *Hautausschlag* an behaarten Teilen/Furunkel/Knötchen/Knoten/nesselartig/wundschmerzend, *Hautgeschwüre* zuckend. *Haarausfall:* am ganzen Körper/Kopf/Schläfen/Vorderkopf/Backenbart/Schamberg. *Schwitzen* leichtes, Schweiß allgemein/schwächend

Modalitäten:

Verschlimmerungen: Hitze, Erkältung, Anfassen kalter Dinge, Schläfrigkeit, während/nach Schlaf, Liegen Seite links, Umdrehen im Bett, beim Aufrichten, beim/nach Aufstehen aus dem Bett, beim Aufstehen vom Sitzen, während Bewegung, Gehen allgemein/schnell, Laufen, hartes Auftreten, Anstrengung körperlich, Drehen allgemein/leidender Teile/seitwärts/Kopf, Schreiben, Handarbeit, Nähen, Gemütsbewegung, Kränkung, Schreck/Angst/Furcht, Trost, Anstrengung geistig, Sehen angestrengt, Lesen, beim Sprechen, beim Atmen, beim Husten, beim/nach Essen, beim Kauen, nach Trinken, nach Frühstück, Nahrungsmittel Alkoholika/Wein/Brot/Fett/Schweinefleisch/Milch/Tabak, Alkoholiker, bei Stuhlgang, Spulwürmer, nach Harnen, vor/bei Eintritt/nach Regelblutung, unterdrückte Regelblutung, bei Ausfluss, Masturbation, Säfteverlust, Druck äußerer, während Fieber, Verrenkungen, periodisch

Besserung: Nach Hinlegen, Liegen allgemein/auf rechte Seite, beim Hinsetzen, in Ruhe, nüchtern vor Frühstück

Empfindungen: Abneigung gegen Bewegung, Verlangen zu Sitzen, lähmiger Schmerz, Gefühl wie ein Band darum, Drücken zusammen, Eingeschlafenheit einiger Teile, Geschwürsschmerz/Kribbeln/Klopfen/Pulsieren/Schweregefühl/Stechen/Verrenkungsschmerz/Wundheitsschmerz/Zerschlagenheitsschmerz/zuckender Schmerz in *äußeren Teilen*, Drücken/Kneifen/Klopfen/Schweregefühl/Wundheitsschmerz/Ziehen/Zittern in *inneren Teilen*, Stechen/zuckender Schmerz in Drüsen, Frost allgemein, Frostigkeit, Frost/Schweiß/Hitze mit Durst

Besonderes: Schwäche, Anfälle von Unwohlsein, Haltlosigkeit des Körpers, Bewegung erschwert, Schwerfälligkeit des Körpers, Lähmungen der Gliedmaßen, Fallsucht (Epilepsie), Krämpfe klonisch/tonisch, Zuckungen, Erschütterungen, Krampfadern, Skorbut, entzündliche Schwellung allgemein/leidender Teile, Entzündungen der Schleimhäute, Blutfülle/Wallung, Wunden wieder aufbrechend

Genius

Traurigkeit/Melancholie/Hypochondrie, Gereiztheit/Boshaftigkeit, Gedächtnisschwäche, Schwäche/Anfälle von Unwohlsein/Abneigung gegen Bewegung/Verlangen zu Sitzen, Haltlosigkeit/Schwerfälligkeit des Körpers, Schlaflosigkeit und Schläfrigkeit veranlassende Beschwerden, angenehme Träume, Sehstörungen bis zur Blindheit, Ohrgeräusche, Schnupfen dick, Speichelvermehrung, Geschmacksveränderungen, Stimme heiser, Atem schnell/laut, Auswurf, Herzklopfen, Puls aussetzend, Hunger, Durst, Aufstoßen/Sodbrennen, Übelkeit/Erbrechen, Blähungen, Stuhl und Harn unwillkürlich abgehend, Harn mit Bodensatz, Geschlechtstrieb stark, Schwäche des Geschlechtsvermögens, Regelblutung lang/spät, Wehenschwäche, Stechen in Gelenken und Muskeln, Haarausfall, entzündliche Schwellungen, Blutfülle/Wallungen, Krämpfe tonisch/klonisch, Frost/Schweiß/Hitze mit Durst.

< Liegen auf linker Seite, > Liegen auf rechter Seite, < während/nach Schlaf, < beim Aufrichten/Aufstehen aus dem Bett/vom Sitzen, < Bewegung/Gehen/Laufen/Anstrengung körperlich, < Drehen, > Ruhe, < Schreiben/Handarbeit/Nähen, < Kränkung, < Trost, < Anstrengung geistig/Sehen angestrengt/Lesen, < beim/nach Essen, < Nahrungsmittel Fettes/Alkoholika, > nüchtern vor Frühstück, < vor/bei Eintritt/nach Regelblutung.

Nitri acidum

Nitri acidum wurde von Hahnemann geprüft und in den *Chronischen Krankheiten* (Band 4, 1830) erstmals veröffentlicht. In *Bönninghausens Therapeutischem Taschenbuch 2000* ist das Arzneimittel mit 1075 Symptomen aufgeführt, davon sind 320 im dritten bis fünften Grad. Auf diesen basiert die vorliegende Charakterisierung.

Charakteristische Symptome

(polare Symptome blau)

Äußere Befunde: Abmagerung, Gesicht bräunlich/erdfahl/gelb/gelb um die Augen, Hautausschlag/Schwellung der Nase, Schweißlöcher

Gemüt: Verdrießlichkeit

Schlaf: Schlaflosigkeit allgemein, Erwachen nachts häufig, Schlaf unerquicklich/unruhig

Kopf: Tränen der Augen, Pupillen unbeweglich/verwachsen, Kurzsichtigkeit, Farbensehen dunkel, Sehen fleckig/trüb, Mouches volantes, Absonderung allgemein/blutig/feucht aus Ohren, Schwerhörigkeit, Taubheit. Nasenbluten, Blutschnauben, Stockschnupfen, Gestank aus Nase allgemein/süßlich, Geruchstäuschungen allgemein/faul, Mundgeruch, Speichelvermehrung/Speichelverminderung, Wasserzusammenlaufen im Mund

Brust: Husten morgens mit – abends ohne Auswurf/tagsüber mit – nachts ohne Auswurf, Auswurf blutig/dunkles Blut/klumpiges Blut/körnig/Geschmack wie faules Fleisch, Herzklopfen

Ernährung und Abdomen: Durst, Abneigung: Brot/Fleisch, Verlangen nach Kalk, Übelkeit, Blähungen allgemein/faul riechend/stinkend, Blähungsversetzung, Durchfall, Verstopfung, Stuhl blutig/übelriechend, Hämorrhoiden, Leistenbruch allgemein/eingeklemmt

Urogenitaltrakt: Harnabgang gering, Harngeruch ammoniakalisch/stinkend, Priapismus, Menstruation stark, dunkles Menstruationsblut, Blutsturz, Ausfluss blutartig/braun

Bewegungsapparat: Eiterung/Entzündung/Geschwulst/Rachitis/Schmerzhaftigkeit/Zusammenschnüren der Knochen, Knacken/Kraftlosigkeit/Spannen/leichtes Verrenken/Zerschlagenheitsschmerz/Zusammenschnüren der Gelenke, Krampfartige Schmerzen/Stechen/Straffheit/Ziehen/brennendes Ziehen in Muskeln

Haut: Allgemeines: Hautfarbe bleich, Stechen, Straffheit, Trockenheit, Untätigkeit, Eiterung, Entzündlichkeit, Entzündung, Erysipel, Pocken, Rhagaden, Fisteln, Schwellung leidender Teile/stechend, Frostbeulen allgemein/blasenartig/schmerzhaft. *Warzen* allgemein/groß/stechend/Feigwarzen. *Hautflecke* rot/rotbräunlich, Leberflecken/Sommersprossen. *Hautjucken* Kratzen → Knötchen. *Hautauschlag* allgemein/um sich fressend/nicht heilend/juckend/stechend/wundschmerzend/Furunkel/große Furunkel/Knötchen. *Hautauswüchse:* Atherome/Hämangiome. *Flechten*: juckend/stechend. *Hautgeschwüre* allgemein/blutend/eitrig/Eiter blutig/Eiter jauchig/Eiter scharf/speckig/tief/nicht heilend/stechend. *Nägel* allgemein/spröde/fleckig/gelb/Panaritium/Splitterschmerz unter Nägeln/verfärbt/verkrüppelt. *Schweiß* allgemein/riechend/stinkend/sauer/Oberkörper, Schweißgeruch urinartig

Modalitäten:

Verschlimmerungen: Erkältung, Erfrierung, Baden, kaltes Baden, Wasser und Waschen, Liegen auf schmerzhafter Seite, nach Schlaf, Schläfrigkeit, Aufrichten, Aufstehen vom Sitzen, Drehen rückwärts, Anlehnen, Fahren im Wagen, Denken an Beschwerden, unterdrückter Schnupfen, Atmen, Schlucken allgemein/Speisen, beim/nach Essen, nach Trinken allgemein/schnell, Nahrungsmittel Brot/Milch/Butter/Butterbrot/Fett, bei/nach Stuhlgang, beim Harnen, vor Regelblutung, Wundfieber, Berührung, Druck äußerer, Pocken, Impfung, beim Schwitzen, Splitterverletzungen, Stichverletzungen, Verrenkungen

Besserungen: Fahren im Wagen, Schlucken Getränke, Aufstoßen

Empfindungen: Verlangen zu Sitzen, Dröhnen, Drücken von außen hinein, Gefühl wie ein Band darum, Gefühl wie ein Band um Knochen, Gefühl wie Fleisch losgeschlagen von den Knochen, Gefühl von einem eingestossenen Splitter, Weichheitsgefühl harter Teile, Ziehen nach oben, Klopfen / Stechen / zuckender Schmerz / Zusammenschnüren *äußerer Teile,* Stechen/Wundheitsschmerz/zuckender Schmerz/Zusammenschnüren *innerer Teile,* Frostigkeit, leichtes Frieren, Kälte und Kältegefühl allgemein/einzelner Teile, Hitze allgemein/mit Angst, Hitzeüberlaufen

Besonderes: Erfrierungen, Erkältungsneigung, Reizlosigkeit körperlich, Bleichsucht, Blasswerden roter Teile, Blutfülle, Blutandrang zu einzelnen Teilen, Blutungen aus inneren Teilen, Fallsucht (Epilepsie), Lähmungen der Organe, Entzündungen äußerer Teile, Schwellung allgemein/entzündlich/ödematös äußerer und innerer Teile, Trockenheit sonst feuchter Teile, Drüsen Eiterung/Schlaffheit/Schwellung, Stichwunden, Fieber äußerer Frost mit innerer Hitze/Frost mit Hitze

Genius

Gesicht erdfahl, Schlaf unerquicklich/unruhig, Sehstörungen mit fleckigem Sehen, Ohrabsonderungen, Schwerhörigkeit, Nasenbluten, Geruchstäuschungen, Speichelvermehrung, blutiger Auswurf von üblem Geschmack, Blähungen, Gestank (Nase/Mund/Blähungen/Stuhl/Urin/Schweiß), Leistenbruch, Menstruation stark/Blutsturz, Ausfluss, Knochenentzündungen, Gelenk- und Muskelschmerzen, um sich fressende Hautausschläge, eiternde Hautgeschwüre, Furunkel, Rhagaden/Fisteln, Warzen, Frostigkeit/Erfrierungen/Erkältungsneigung, Blutfülle/Blutandrang zu einzelnen Teilen, Blutungen aus inneren Teilen, Schwellungen, Stechen/zuckende Schmerzen/Zusammenschnüren äußerer und innerer Teile, Gefühl wie ein Band darum.

< Erkältung/Erfrierung, < Baden/kaltes Baden/Wasser und Waschen, < Aufrichten/Aufstehen vom Sitzen, < Schlucken allgemein/Speisen, < beim/nach Essen, > Schlucken Getränke, < nach Trinken, < Nahrungsmittel Fett/Butter, < bei/nach Stuhlgang, < Berührung/Druck äußerer, < Splitter- und Stichverletzungen.

Nux moschata

Nux moschata wurde von Helbig geprüft und in *Heraklides* (1833) erstmals veröffentlicht. In *Bönninghausens Therapeutischem Taschenbuch 2000* ist das Arzneimittel mit 581 Symptomen aufgeführt, davon sind 118 im dritten bis fünften Grad. Auf diesen basiert die vorliegende Charakterisierung.

Charakteristische Symptome

(polare Symptome blau)

Äußere Befunde:

Gemüt: Hypochondrie, wechselnde Stimmung. *Verstand:* Begreifen schweres, Bewusstlosigkeit, Gedächtnis schwach. *Sensorium*: Betäubung, Eingenommenheit

Schlaf: Schläfrigkeit tagsüber, Schläfrigkeit veranlassende Beschwerden, Schlaf tief/komatös, Schlafsucht, Schlaftrunkenheit

Kopf: Nasenbluten mit dunklem Blut, Stockschnupfen, Zahnschmerzen, Geschmacksveränderungen erdig, Speichelverminderung

Brust: Atemversetzung, Auswurf Blut dunkel/hell/dick/dünn, Auswurf Geschmack wie Erde/wie Hering

Ernährung und Abdomen: Hunger, Durstlosigkeit, Blähungen allgemein, Blähungsschmerz, Blähungsversetzung, Verstopfung mit Untätigkeit des Darmes

Urogenital-Bereich: Pollutionen, Regelblutung stark

Bewegungsapparat: Drücken in Muskeln

Haut: Allgemeines: Empfindlichkeit, Kälte, Trockenheit

Modalitäten:

Verschlimmerung: Kälte, Wetter kalt, Wetter feucht/feucht-kalt/windig Nebel, Wetterwechsel, Winter, Nasswerden, Wasser und Waschen, im Freien, Entblößung, Entblößung des Kopfes, Liegen auf schmerzhafte Seite, Warmwerden im Bett, Schläfrigkeit, Gehen im Freien, Fahren im Wagen, Kopfschütteln, Einziehen von kalter Luft, Saugen an Zahnfleisch, Nahrungsmittel Alkoholika/Wein/Kaltes, Alkoholiker, Frauenbeschwerden, Schwangerschaft, Kinderbeschwerden, nach unterdrückten Hautausschlägen.

Besserung: Wärme, Wetter warm/trocken, im Zimmer, Warmeinhüllen allgemein/des Kopfes, Liegen auf schmerzlose Seite, nüchtern vor Frühstück, Nahrungsmittel Warmes

Empfindungen: Abneigung gegen frische Luft, Brummen im Körper, Krämpfe allgemein/hysterisch, Quetschungsschmerz, Schlagschmerz, Stöße, Wärmegefühl, wandernde Schmerzen, Rucke/Schweregefühl/Trockenheitsgefühl/Völlegefühl/Zusammenschnüren in *inneren Teilen*, Frost allgemein, Frostigkeit, Frost/Hitze/Schweiß ohne Durst, Hitze/Schweiß mit Abneigung gegen Entblößen

Besonderes: Schwäche, Taumeln, Ohnmacht, Fallsucht (Epilepsie) mit Bewusstsein, Schlaganfall, Lähmungen innerer Teile, ödematöse Schwellung äußerer Teile, Trockenheit sonst feuchter Teile

Genius

Hypochondrie/wechselnde Stimmung, Begreifen schweres/Gedächtnis schwach, Schwäche/Taumeln/Ohnmacht, Schläfrigkeit, Schlaf tief, blutiger Auswurf von üblem Geschmack, Durstlosigkeit, Blähungen, Krämpfe allgemein/hysterisch, Quetschungsschmerz/Schlagschmerz, Fallsucht, Schlaganfall, Blutungen aus inneren Teilen (Nase/Lunge/Uterus), Trockenheit (Haut/innere Teile), Frost/Hitze/Schweiß ohne Durst, Hitze/Schweiß mit Abneigung gegen Entblößen.

< Kälte, > Wärme, < Wetter kalt, > Wetter warm, < Wetter feucht, > Wetter trocken, < im Freien, > im Zimmer, < Entblößung, > Warmeinhüllen, < Nasswerden/Wasser und Waschen, < Liegen auf schmerzhafter Seite, > Liegen auf schmerzlose Seite, < Nahrungsmittel Kaltes, > Nahrungsmittel Warmes, < Alkohol, < Frauenbeschwerden/Schwangerschaft.

Nux vomica

Nux vomica wurde von Hahnemann geprüft und in der *Reinen Arzneimittellehre* (Band 1, 1811) erstmals veröffentlicht. In *Bönninghausens Therapeutischem Taschenbuch 2000* ist das Arzneimittel mit 1429 Symptomen aufgeführt, davon sind 272 im vierten und fünften Grad. Auf diesen basiert die vorliegende Charakterisierung.

Charakteristische Symptome

(polare Symptome blau)

Äußere Befunde: Abmagerung, Gesichtsfarbe gelb/rot

Gemüt: Aufregung nervös, Boshaftigkeit, Gereiztheit, Hypochondrie, Nervenschwäche, Ängstlichkeitsgefühl im Körper. *Sensorium:* Eingenommenheit

Schlaf: Erwachen zu früh, Schläfrigkeit tagsüber/morgens/nachmittags/abends, Gähnen allgemein/mit Dehnen und Recken, Schlaf komatös morgens, Schlafen zu lang, Schlaflos nach Mitternacht, Träume allgemein/ängstlich/von Krankheiten/Streit/Unglücksfällen/Verliebtheit/geistig anstrengend

Kopf: Schwindel, Lichtscheu, Ohrgeräusch Brausen, Nasenbluten mit dunklem Blut, Stockschnupfen, Geruchssinn empfindlich, Speichelvermehrung, Geschmacksveränderung bitter/kräuterartig/sauer

Brust: Atemnot, Auswurf dunkles Blut, Auswurf Geschmack sauer

Ernährung und Abdomen: Appetitlosigkeit, Heißhunger, Abneigung gegen Kaffee/Wasser, Verlangen nach Bier/Branntwein/Kalk, Aufstoßen, Schluckauf, Sodbrennen, Übelkeit und Erbrechen allgemein/sauer/schwarz/gallig/Speisen, Blähungen allgemein, Blähungsgetöse, Blähungsschmerz, Blähungsversetzung, Stuhldrang vergeblich, Verstopfung allgemein/mit Untätigkeit des Darmes, Stuhl blutig/schleimig/ungenügend, Leistenbruch

Urogenitaltrakt: Harndrang, Geschlechtstrieb stark, Priapismus, Menstruationsblut dunkel, Regelblutung früh/lang dauernd/stark, Blutsturz

Bewegungsapparat: Trockenheitsgefühl der Gelenke, Straffheit und brennendes Stechen der Muskeln

Haut: Hautfarbe gelb, Hitze und trockenes Brennen der Haut, *Schweiß* allgemein/halbseitig

Modalitäten:

Verschlimmerung: Kälte, Kaltwerden, Wetter kalt/trocken/kalt-trocken, Wind/Ostwind, im Freien, Frost, Hitze, Erkältung, nach Ausziehen, Entblößung des Kopfes, Liegen auf Rücken, beim Erwachen, Schlafmangel, Gähnen, Bewegung, Aufrichten, Gehen/im Freien/im Wind, Kopfschütteln, Schwindel, Anstrengung des Geistes, durch Gemütsbewegung allgemein, Ärger allgemein/mit Angst/mit Heftigkeit, Kränkung, Zorn, Tageslicht, Lärm, Musik, Einziehen von kalter Luft, starke Gerüche, Schnupfen allgemein/unterdrückter, beim Husten, Schlucken von Speisen, nach Essen/Frühstück, nach Trinken, Nahrungsmittel Alkoholika/Branntwein/Wein/Kaffee/Kaltes/Tabak, Alkoholiker, nach einem Rausch, Magenverderben, narkotische Arzneien, nach Stuhlgang, vor Harnen, nach Regelblutung, nach Pollutionen, Masturbation, Säfteverlust, Kindbettfieber, Berührung allgemein/leise, Kleiderdruck, nach Mitternacht.

Besserung: Wärme, Wetter warm/feucht, im Zimmer, Warmeinhüllen der Kopfes, Warmwerden allgemein/im Bett, Sitzen, nach dem Hinlegen, Liegen/im Bett/auf Seite, durch Ruhe, nach Schlaf, Nahrungsmittel Warmes, Kleiderlösen, Blähungsabgang

Empfindungen: Abneigung gegen frische Luft, Abneigung gegen Bewegung, Verlangen zu Liegen, zu Sitzen, Drängen, Krankheitsgefühl, Drücken wie von einer Last, Kleidung ist unerträglich, lähmiger Schmerz, zuckendes Stechen, Zerreissungsschmerz, Zusammenfahren, Zwängen, Brennen/Empfindlichkeit/Kribbeln/Schweregefühl/Wundheitsschmerz/zuckender Schmerz *äußerer Teile*, Brennen/Jucken/Krämpfe/Rauhigkeitsgefühl/

Schweregefühl/Spannen/Ziehen/Zusammenschnüren ***innerer Teile***, Hitze allgemein/innerlich/mit Angst, Hitze/Schweiß mit Abneigung gegen Entblößung, Frost einzelner Teile/innerlicher/mit Durst, Frostigkeit, zusammengesetzte Fieber, Fieber innerer Frost mit äußerer Hitze

Besonderes: Schwäche, Taumeln, Ohnmacht, Erkältungsneigung, große körperliche Reizbarkeit, Blutungen aus inneren Teilen, Gelbsucht, Skorbut, Entzündungen innerer Teile/der Schleimhäute, Schleimabsonderung vermehrt, Schwellung allgemein, Verengungen nach Entzündungen

Genius

Boshaftigkeit/Gereiztheit, Hypochondrie/Nervenschwäche, Reizbarkeit körperlich (Überreiztheit), Erwachen zu früh/Schlaflos nach Mitternacht, Schlaf komatös morgens/Schlafen zu lang, Schläfrigkeit tagsüber, Träume ängstlich, Abneigung gegen frische Luft/Abneigung gegen Bewegung/Verlangen zu Liegen/Verlangen zu Sitzen, Geschmacksveränderungen, Verlangen nach Bier/Branntwein, Aufstoßen/Sodbrennen, Übelkeit/Erbrechen, Blähungen, Verstopfung mit Untätigkeit des Darmes, Geschlechtstrieb stark, Regelblutung früh/lang/stark, Hitze/Schweiß mit Abneigung gegen Entblößung, Frostigkeit, Frost mit Durst.

< Kälte, > Wärme, < Wetter kalt/kalt-trocken/trocken, > Wetter warm/feucht, < Wind/Ostwind, < Kaltwerden, > Warmwerden, < im Freien, > im Zimmer, < Entblößung des Kopfes, > Einhüllen der Kopfes, < Bewegung/Gehen, > Ruhe, < Schlafmangel, > nach Schlaf, < Ärger/Zorn/Kränkung, <Licht/Lärm/Gerüche, < Schnupfen allgemein/unterdrückter, < Schlucken, < nach Essen/nach Frühstück, < Nahrungsmittel kaltes, >Nahrungsmittel warmes, < Alkoholika, < Pollutionen/Masturbation, < Berührung allgemein/leise/Kleiderdruck, > Kleiderlösen.

Oleander

Oleander wurde von Hahnemann geprüft und in der *Reinen Arzneimittellehre* (Band 1, 1811) erstmals veröffentlicht. In *Bönninghausens Therapeutischem Taschenbuch 2000* ist das Arzneimittel mit 604 Symptomen aufgeführt, davon sind 129 im dritten bis fünften Grad. Auf diesen basiert die vorliegende Charakterisierung.

Charakteristische Symptome

(polare Symptome blau)

Äußere Befunde: Gesichtsfarbe bläulich um die Augen, Aufgedunsenheit

Gemüt, Verstand: Begreifen schweres, Gedächtnis schwach

Schlaf: Gähnen, Träume verliebt/geistig anstrengend

Kopf: Sehen Bewegungen im Gesichtsfeld, Doppeltsehen/horizontales, Schwarzwerden vor Augen, Schwerhörigkeit

Brust: Atem langsam, Puls unverändert

Ernährung und Abdomen: Heißhunger, Hunger, Hunger ohne Appetit, Durstlosigkeit, Blähungen faul riechend/stinkend, Stuhl übelriechend/unverdaut

Urogenitaltrakt: Harn Bodensatz weißlich

Bewegungsapparat: Drücken in Knochen, krampfartiges Ziehen in Gelenken, Drücken/brennendes Stechen in Muskeln

Haut: Allgemeines: Abschuppung, Ameisenlaufen, Beißen, Nagen, Fressen, Trockenheit, Untätigkeit, Gefühllosigkeit. *Hautausschlag* allgemein/schuppig/beißend/juckend/schmerzlos. *Hautgeschwüre* schmerzlos. *Hautjucken* allgemein / beißend / kriechend / nagend / Kratzen → Ausschlag/Beißen/Brennen/Nässen/Nagen/Röte/Taubheitsgefühl/Wundheitsschmerz/Wundwerden

Modalitäten:

Verschlimmerung: Nach Ausziehen, beim/nach Aufstehen aus dem Bett, beim Aufstehen vom Sitzen, Bücken, Gehen schnell, Laufen, Steigen hoch, Anstrengung des Geistes, Sehen geradeaus/hinab, Lesen, Schreiben, Ausatmen, Tiefatmen, Gähnen, Kauen, Druck äußerer

Besserung: Beim Hinsetzen, nach dem Hinlegen, Sehen seitwärts, beim Einatmen, nach Schwitzen

Empfindungen: Betäubender Schmerz, Brummen im Körper, Drücken von außen hinein, Leerheitsgefühl, Gefühllosigkeit allgemein/leidender Teile, Schlagschmerz, Stöße, Drücken/Klopfen/Pulsieren/Spannen *äußerer Teile*, Pulsieren/Schwellungsgefühl/Schweregefühl *innerer Teile*, Hitze ohne Durst, Fieber → Frost mit Hitze

Besonderes: Schwäche, Taumeln, Lähmungen der Gliedmaßen/schmerzlose/der Organe, ödematöse Schwellungen äußerer Teile, Quetschungen, Quetschungsschmerz, Reizlosigkeit körperlich

Genius

Schwäche / körperliche Reizlosigkeit / Taumeln, Begreifen schweres/Gedächtnis schwach, Träume, Sehstörungen, Hunger, Durstlosigkeit, Blähungen und Stuhl stinkend, Drücken in Muskeln/Knochen/äußeren Teilen, Gefühllosigkeit, Lähmungen der Gliedmaßen/der Organe, Quetschungen.

< beim/nach Aufstehen vom Bett, > nach dem Hinlegen, < beim Aufstehen vom Sitzen, > beim Hinsetzen, < Gehen schnell/Laufen/Steigen hoch, < Sehen geradeaus/hinab, > Sehen seitwärts, < Lesen/Schreiben, < Ausatmen/Tiefatmen/Gähnen, > beim Einatmen.

Opium

Opium wurde von Hahnemann geprüft und in der *Reinen Arzneimittellehre* (Band 1, 1811) erstmals veröffentlicht. In *Bönninghausens Therapeutischem Taschenbuch 2000* ist das Arzneimittel mit 635 Symptomen aufgeführt, davon sind 187 im dritten bis fünften Grad. Auf diesen basiert die vorliegende Charakterisierung.

Charakteristische Symptome

(polare Symptome blau)

Äußere Befunde: Hervortretende Augen, Gesichtsfarbe bläulich/gelb/rot/rotbläulich, Miene verändert, Mund offen stehend, Verzogenheit des Gesichtes

Gemüt: Angegriffenheit, Dreistigkeit, Fröhlichkeit. *Verstand:* Angegriffenheit, Aufgeregtheit, Begreifen leichtes/schweres, Zerstreutheit, Gedächtnis lebhaft, Bewusstlosigkeit, Imbezilität. Delirien, Delirium tremens, Einbildungen, Sehen Gestalten, Haschen mit den Händen, Ekstasen, Wahnsinn. *Sensorium*: Benebelung, Betäubung, Eingenommenheit, Trunkenheit

Schlaf: Somnambulismus, schlaf-wachender Zustand, Schlummersucht, Schlaftrunkenheit, Gähnen, Schläfrigkeit tagsüber, Schlaf tief/komatös/unerquicklich, Schlaflosigkeit, *Träume* angenehm/lustig/von Reisen/schwärmerisch/verliebt

Kopf: Pupillen erweitert/unbeweglich, Trübsichtigkeit, Starrsehen, Sehnervenlähmung, Blindheit, Schwerhörigkeit, Taubheit, Geruchssinn vermindert, Speichelverminderung

Brust: Atem langsam/laut/rasselnd/seufzend/ungleich, Atemnot, Erstickungsanfälle, Tiefatmigkeit, Auswurf schaumiges Blut/schaumig, Herzschlag aussetzend, Puls verändert/klein/langsam/unfühlbar/ungleich/aussetzend

Ernährung und Abdomen: Appetitlosigkeit, Hunger, Hunger ohne Appetit, Verlangen nach Branntwein, Erbrechen kotig/übelriechend, Durchfall schmerzlos, Stuhldrang vergeblich, Verstopfung/mit Untätigkeit des Darmes/mit Kotverhärtung, Stuhl schafskotartig, Leistenbruch allgemein/eingeklemmt

Urogenitaltrakt: Harnabgang gering/selten/unwillkürlich nachts/verhalten, wehenartiger Schmerz/Wehen schwach/aufhörend, Geschlechtstrieb stark, Priapismus

Bewegungsapparat:

Haut: Allgemeines: Hautfarbe bläulich/gelb/rot, Trockenheit, Brennen, Schwellung blauschwarz. *Hautgeschwüre* reizlos/schmerzlos

Modalitäten:

Verschlimmerung: Hitze, Erhitzung, beim Schwitzen, Schläfrigkeit, während/nach Schlaf, beim Aufrichten, Fahren im Wagen/mit dem Schiff, Gemütsbewegung allgemein, Ärger/mit Angst/mit Schreck, Kummer, Schreck/Angst/Furcht, nach Vorwürfen, Bewegung der Augen, Nahrungsmittel Alkoholika/Wein/Branntwein, im Vollrausch, nach einem Rausch, Alkoholiker, narkotische Arzneien, vor Stuhlgang, während Fieber, nach Ohnmacht

Besserung: durch Wein

Empfindungen: Behaglichkeitsgefühl, Kraftigkeitsgefühl, Leichtigkeitsgefühl in den Gliedern, Drücken wie von einer Last, wehenartiger Schmerz, Gefühllosigkeit allgemein, Gefühllosigkeit/Schweregefühl/Verstopftheitsgefühl *innerer Teile*, Hitze äußerlich/trockene/mit Neigung zu Entblößen, Fieber Frost → Hitze mit Schweiß, Fieber Hitze mit Schweiß

Besonderes: Abspannung/Reizlosigkeit/Unruhe körperlich, Gelbsucht, Zyanose, Schwarzwerden/Schwellung ödematös/Zittern äußerer Teile, Bewegungen konvulsivisch/unwillkürlich, Krämpfe allgemein/klonisch/tonisch, Verdrehen der Glieder, Taumeln, Fallsucht (Epilepsie) mit Starrheit, Starrkrampf, Blutwallung, Schlaganfall, Lähmungen der Organe, Ohnmacht, Scheintod

Genius

Gemüt/Verstand angegriffen, Behaglichkeitsgefühl / Kräftigkeitsgefühl / Leichtigkeitsgefühl, Trunkenheit / Delirien / Einbildungen, Schlummersucht/Schlafwandeln/Schlaf komatös, angenehme Träume, Pupillen erweitert/unbeweglich, Sehstörungen, Schwerhörigkeit, Atemnot/ Erstickungsanfälle, schaumiger Auswurf, Zyanose, Puls klein/langsam/unfühlbar/aussetzend, Erbrechen, Verstopfung, Leistenbruch, Gelbsucht, Harnabgang gering/selten/verhalten, Geschlechtstrieb stark, Wehenschwäche, Bewegungen konvulsivisch/unwillkürlich, Taumeln, Krämpfe allgemein/tonisch/klonisch, Epilepsie mit Starrheit, Starrkrampf, Gefühllosigkeit, Hitze mit Neigung zu Entblößen, Betäubung/ Bewusstlosigkeit/Ohnmacht/Scheintod.

< Hitze/Erhitzung/beim Schwitzen, < während/ nach Schlaf, < Fahren im Wagen/Schiff, < durch Gemütsbewegungen (Ärger/Angst/Kummer/nach Vorwürfen), < alkoholische Getränke, < narkotische Arzneien.

Paris quadrifolia

Paris quadrifolia wurde von Hahnemann geprüft und im *Archiv für die homöopathische Heilkunst* (Band 8, 1829) erstmals veröffentlicht. In *Bönninghausens Therapeutischem Taschenbuch 2000* ist das Arzneimittel mit 562 Symptomen aufgeführt, davon sind 82 im dritten bis fünften Grad. Auf diesen basiert die vorliegende Charakterisierung.

Charakteristische Symptome

(polare Symptome blau)

Äußere Befunde:

Gemüt: Imbezilität

Schlaf: Gähnen

Kopf: Fließschnupfen, Schnupfen grünlich/schleimig/zäh, Geruchstäuschungen allgemein/faul, Geschmackssinn schwach, Wasserzusammenlaufen im Mund, Speichelvermehrung/Speichelverminderung

Brust: Husten morgens mit – abends ohne Auswurf, Auswurf grünlich/schleimig/zäh/Geschmack fade, Puls unverändert

Ernährung und Abdomen:

Urogenitaltrakt: Harnbeschaffenheit mit schillernder Fetthaut/scharf

Bewegungsapparat: Lähmiger Schmerz in Gelenken, Stechen in Muskeln

Haut: Allgemeines: Schwellungsgefühl. *Hautausschlag* juckend/wundschmerzend. *Hautjucken* mit Kratzen → Blutigwerden

Modalitäten:

Verschlimmerung: Liegen auf Seite/linke Seite/schmerzhafte Seite, Lesen laut, Nahrungsmittel Tabak, nach Harnen, Berührung

Besserung: Liegen auf rechte Seite, Druck äußerer

Empfindungen: Drücken von innen heraus/wie von einer Last, Gefühlstäuschungen, Schwellungsgefühl allgemein, Zersprengungsschmerz, Trockenheit sonst feuchter Teile, Nagen/Stechen in *äußeren Teilen*, Kältegefühl/Kneifen/Rauhigkeitsgefühl/Schneiden/Schwellungsgefühl in *inneren Teilen*, Frost einzelner Teile

Besonderes: Müdigkeit, Entzündungen der Schleimhäute, Schleimabsonderung vermehrt, Fieber mit innerem Frost und äußerer Hitze

Genius

Schnupfen und Auswurf grünlich/schleimig/zäh, Geruchstäuschungen, Speichelvermehrung, Frost (innerer/einzelner Teile), Schwellungsgefühl (allgemein/innere Teile/Haut).

< Liegen auf Seite/linke Seite/schmerzhafte Seite, > Liegen auf rechte Seite, < Berührung, > Druck.

Petroleum

Petroleum wurde von Hahnemann geprüft und in den *Chronischen Krankheiten* (Band 4, 1830) erstmals veröffentlicht. In *Bönninghausens Therapeutischem Taschenbuch 2000* ist das Arzneimittel mit 922 Symptomen aufgeführt, davon sind 182 im dritten bis fünften Grad. Auf diesen basiert die vorliegende Charakterisierung.

Charakteristische Symptome

(polare Symptome blau)

Äußere Befunde: Abmagerung allgemein

Gemüt: Aufregung nervös. *Verstand:* Gedächtnis schwach/verloren. *Sensorium:* Eingenommenheit

Schlaf: Schlaf unerquicklich/unruhig, lebhafte Träume

Kopf: Schwindel, Tränen der Augen, Kurzsichtigkeit/Weitsichtigkeit, Flimmern vor Augen, Absonderung der Ohren, Gehör empfindlich, Ohrgeräusche allgemein/Brausen/Klingen, Schwerhörigkeit, Taubheit, Stockschnupfen, Geschmacksveränderung allgemein/fade/sauer, Wasserzusammenlaufen im Mund

Brust: Husten trocken, Auswurf Geschmack fettig/ranzig/wie Knoblauch

Ernährung und Abdomen: Heißhunger, Verlangen nach Bier, Abneigung gegen fette Speisen/Fleisch, Aufstoßen, Erbrechen gallig/schwarz, Durchfall allgemein/schmerzhaft, Verstopfung mit Untätigkeit des Darmes/mit Kotverhärtung, Stuhl schleimig, Bandwürmer

Urogenitaltrakt: Harnabgang tropfenweise/unwillkürlich, Harn mit Bodensatz allgemein/weißlich, Menstruation spät, verzögerte Menarche

Bewegungsapparat: Bewegung erschwert, Ungelenkigkeit/Knacken/Kraftlosigkeit/leichtes Verrenken/Verrenkungsschmerz/Zusammenschnüren der Gelenke, krampfartige Schmerzen/krampfartiges Ziehen in Muskeln, Wunden mit Knochenverletzung

Haut: Allgemeines: Empfindlichkeit der Haut/Entzündlichkeit/schlechte Heilungstendenz, Nässen, Wundheitsgefühl, Dekubitus, Rhagaden, Furunkel, Knoten, Frostbeulen allgemein/schmerzhaft, Haarausfall am Kopf/Hinterkopf, Warzen brennend. *Hautausschlag* allgemein/um sich fressend/nässend/nesselartig/trocken/nicht heilend/schmerzhaft/wundschmerzend. *Flechten* allgemein/um sich fressend. *Hautgeschwüre* nicht heilend/mit Wildfleisch/stechend. *Hautjucken* Kratzen → Ausschlag/ → Geschwüre/ → Nässen/ → Quaddeln/ → Schmerz/ → Wundheitsschmerz/ → Wundwerden

Modalitäten:

Verschlimmerung: Kälte, Wetter kalt, Winter, im Freien, Liegen auf linke Seite/schmerzhafte Seite, Aufstehen vom Sitzen, beim Bücken, beim Fahren im Wagen/im Schiff, Schlucken allgemein/Speisen, nach Essen, Nahrungsmittel blähende Speisen/Hülsenfrüchte/Kohl/Sauerkraut, Bandwürmer, nach Beischlaf, Verrenkungen.

Besserung: Wärme, Wetter warm, im Zimmer, beim Hinsetzen

Empfindungen: Abneigung gegen freie Luft, Überempfindlichkeit gegen Schmerzen, Eingeschlafenheit einiger Teile, Zerren, Verrenkungsschmerz/zuckender Schmerz *äußerer Teile*, Krampfartige Schmerzen/Kneifen in *inneren Teilen*, Hitze allgemein/mit Angst, fliegende Hitze

Besonderes: Blutwallung, Krämpfe tonisch, Fallsucht (Epilepsie) mit Starrheit, Starrkrampf, Ohnmacht, Drüsen Quetschung/Quetschungsschmerz

Genius

Gedächtnisschwäche, Sehstörungen, Ohrgeräusche, Schwerhörigkeit, Geschmacksveränderungen, Auswurf von üblem Geschmack, Erbrechen, Durchfall, Verstopfung, Harn mit Bodensatz, Menstruation spät/verzögerte Menarche, tonische Krämpfe, Fallsucht mit Starrheit, Starrkrampf, Verrenkungsschmerzen in Gelenken und äußeren Teilen, krampfartige Schmerzen in Muskeln, erschwerter Beweglichkeit, Wunden mit Knochenverletzungen / Drüsenquetschungen, Nässen/schlechte Heilungstendenz der Haut, um sich fressende Hautausschläge und Flechten, Kratzen führt zu Verschlimmerungen, Frostbeulen, Haarausfall, Hitzegefühl.

< Kälte, > Wärme, < Wetter kalt, > Wetter warm, < im Freien, > im Zimmer, < Liegen auf linke/schmerzhafte Seite, < beim Aufstehen vom Sitzen, > beim Hinsetzen, < Fahren im Wagen/Schiff, < Schlucken allgemein/Speisen/nach Essen, < blähende Speisen.

Phosphorus

Phosphorus wurde von Hahnemann geprüft und in den *Chronischen Krankheiten* (Band 5, 1839) erstmals veröffentlicht. In *Bönninghausens Therapeutischem Taschenbuch 2000* ist das Arzneimittel mit 1469 Symptomen aufgeführt, davon sind 210 im vierten und fünften Grad. Auf diesen basiert die vorliegende Charakterisierung.

Charakteristische Symptome

(polare Symptome blau)

Äußere Befunde: Schwindsucht, rot umschriebene Wangen, Gesichtsfarbe wechselnd, Schwellung unter den Augen

Gemüt: Angegriffenheit, Gleichgültigkeit, Verliebtheit, Ekstasen

Schlaf: Einschlafen spät/verhindert durch Beschwerden, Erwachen nachts häufig, schlaflos vor Mitternacht, Schlaflosigkeit mit Schläfrigkeit, Schläfrigkeit tagsüber, Träume allgemein/ängstlich/lebhaft

Kopf: Kurzsichtigkeit, Sehen fleckig/schwarz/Nebel/Schein um das Licht/Trüb/Schwarzwerden vor Augen, Sehnervenlähmung, Schnupfen schleimig, Nasenbluten, Geruchssinn empfindlich, Wasserzusammenlaufen im Mund, Geruchstäuschung faul, Speichelvermehrung/Speichelverminderung, Geschmacksveränderung salzig/sauer/süßlich, Schleimbildung in Kehlkopf und Luftröhre, Stimme heiser/mangelnd/rauh

Brust: Atem schnell/ängstlich/leise, Atemnot, Husten mit/ohne Auswurf/morgens mit – abends ohne Auswurf, Auswurf blutig/helles Blut/eitrig/gelb/schleimig, Auswurf Geschmack salzig/sauer/süßlich, Herzklopfen allgemein/mit Angst, Puls verändert/schnell

Ernährung und Abdomen: Verlangen nach Saurem, Aufstoßen, Erbrechen blutig/sauer, Blähungen, Blähungsgetöse, Durchfall allgemein/schmerzlos, Stuhl grün/schleimig/unwillkürlich abgehend

Urogenitaltrakt: Harn Bodensatz weißlich, Geschlechtstrieb stark, Priapismus, Regelblutung früh, Zwischenblutung, Ausfluss allgemein/scharf

Bewegungsapparat: Verrenkungsschmerz in Gelenken, Straffheit der Muskeln

Haut: Allgemeines: Brennen, Klebrigkeit, Straffheit, Trockenheit, trockene Hitze, Hitze und trockenes Brennen der Haut, Hämangiome, Gefühl wie eine loshängende Haut, pendelnde Fibrome, Hautflecke rot, Sommersprossen, Haarausfall an Kopf. *Hautausschlag* blasenartig/schuppig, Hautjucken Kratzen bessert, *Hautschwellung* brennend heiß/hart, *Schweiß* klebrig

Modalitäten:

Verschlimmerung: Erhitzung, Erkältung, im Wind, Wetterwechsel, im Zimmer, Liegen Rücken/Seite/linke Seite, vor/während/nach Schlaf, beim Aufstehen vom Sitzen, Schwindel, Licht/Kunstlicht/Tageslicht, starke Gerüche, Lachen, Singen, lautes Lesen, vor/nach Essen, nach Frühstück, Nahrungsmittel Warmes, Schlucken Getränke, beim Husten, nach Stuhlgang, Masturbation, bei Eintritt/während Regelblutung, stark blutende Verletzungen, Wasser und Waschen

Besserung: Liegen rechte Seite, nach Schlaf, beim Erwachen, Stehen, Dunkelheit, Nahrungsmittel Kaltes/kaltes Wasser, Reiben, Kratzen, Mesmerismus

Empfindungen: Überempfindlichkeit gegen Schmerz, ohnmachtsartige Übelkeit, Verlangen zu Sitzen, Zerbrochenheitsschmerz, Brennen/Hitze/Schweregefühl/Spannen *äußerer Teile*, Brennen/Empfindlichkeit/Hitze/Jucken/Klopfen/Rauhigkeitsgefühl/Stechen/Völlegefühl *innerer Teile*, Frost allgemein, Frostigkeit, Hitze allgemein/einzelner/Teile/mit Angst, Hitzeüberlaufen, Hitze einzelner Teile

Besonderes: Blutungen aus inneren Teilen, Entzündungen innerer Teile, Schleimabsonderung vermehrt, Trockenheit sonst feuchter Teile, Drüsen Empfindlichkeit/Entzündung Geschwüre/Geschwürschmerz/Schwellung/heiße Schwellung/Spannen, Wunden stark blutend/wieder aufbrechend

Genius

Verliebtheit/Ekstasen, Schlaflosigkeit vor Mitternacht, Schläfrigkeit, Träume, Sehstörungen, Speichelvermehrung, Geschmacksveränderungen, Stimme heiser, Atemnot, Husten, Auswurf blutig/von üblem Geschmack, Herzklopfen, schneller Puls, Aufstoßen, Erbrechen/Blähungen/Durchfall, starker Geschlechtstrieb, Ausfluss, Hitze und trockenes Brennen der Haut, Brennen/Hitze in äußeren und inneren Teilen, Blutungen aus inneren Teilen (Nase/Lunge/Magen/Uterus/allgemein), Drüsenschwellungen, Wunden stark blutend/wiederaufbrechend.

< Liegen linke Seite, > Liegen auf rechte Seite, < vor/während Schlaf, < Licht/Kunstlicht/Tageslicht, > Dunkelheit, < Lachen/Singen/lautes Lesen, < nach Essen/nach Frühstück, < Nahrungsmittel Warmes, > Nahrungsmittel Kaltes/kaltes Wasser, < bei Eintritt/während Regelblutung, > durch Reiben/Kratzen/Mesmerimus.

Phosphoricum acidum

Phosphoricum acidum wurde von Hahnemann geprüft und in den *Chronischen Krankheiten* (Band 5, 1839) erstmals veröffentlicht. In *Bönninghausens Therapeutischem Taschenbuch 2000* ist das Arzneimittel mit 1105 Symptomen aufgeführt, davon sind 77 im vierten und fünften Grad. Auf diesen basiert die vorliegende Charakterisierung.

Charakteristische Symptome

(polare Symptome blau)

Äußere Befunde: Gesichtsfarbe blass, Hautausschlag an der Nase, Schwellung der Nase

Gemüt: Gleichgültigkeit. *Verstand:* Angegriffenheit, Begreifen schweres, Imbezilität, Einbildungen. *Sensorium:* Betäubung

Schlaf: Schläfrigkeit tagsüber

Kopf:

Brust: Herzschlag aussetzend, Puls schnell/verändert/aussetzend/ungleich

Ernährung und Abdomen: Abneigung gegen Brot, Verlangen nach Saftigem, Übelkeit im Hals, Blähungsgetöse, Durchfall allgemein/schmerzlos, Stuhl unwillkürlich abgehend

Urogenitaltrakt: Harndrang allgemein, Harn blass/milchfarbig/trübe werdend, Harn Bodensatz allgemein/blutig, Pollutionen

Bewegungsapparat: Schmerzhaftigkeit/Eiterung/Geschwulst in Knochen, Schmerzhaftigkeit und Geschwulst der Knochenhaut

Haut: Allgemeines: Empfindlichkeit/Untätigkeit der Haut, Hautflecke brennend. *Hautausschlag* schmerzhaft. *Hautgeschwüre* schmerzlos/mit stinkendem Eiter

Modalitäten:

Verschlimmerung: Hitze, Sitzen, Gemütsbewegung allgemein, Sonnenlicht, Musik, Sprechen, beim Harnen, Säfteverlust, Sexualleben exzessives, Masturbation, nach Schwitzen, nach unterdrückten Hautausschlägen, Impfungen

Besserung:

Empfindungen: Ängstlichkeitsgefühl im Körper, Gefühllosigkeit, Hitze innerlich/einzelner Teile, Brennen/Hitze *äußerer Teile*, krampfartige Schmerzen in *inneren Teilen*

Besonderes: Abspannung/Reizlosigkeit körperlich

Genius

Abspannung und Reizlosigkeit körperlich, Verstand angegriffen/schweres Begreifen, Gleichgültigkeit und Betäubung, Puls aussetzend, Durchfall/Stuhl unwillkürlich abgehend, Harn milchfarbig/trübe werdend, Harn Bodensatz, Knochen und Knochenhaut schmerzhaft/geschwollen, Hitzegefühl.

< Hitze/Sonnenlicht, < Musik/Sprechen, < Säfteverluste/Schwitzen, < exzessives Sexualleben/Masturbation.

Platinum metallicum

Platinum metallicum wurde von Hahnemann geprüft und in den *Chronischen Krankheiten* (Band 5, 1839) erstmals veröffentlicht. In *Bönninghausens Therapeutischem Taschenbuch 2000* ist das Arzneimittel mit 778 Symptomen aufgeführt, davon sind 78 im vierten und fünften Grad. Auf diesen basiert die vorliegende Charakterisierung.

Charakteristische Symptome

(polare Symptome blau)

Äußere Befunde: Gesichtsfarbe wechselnd, Bleichsucht

Gemüt: Angegriffenheit, Hypochondrie, Stolz, Verliebtheit, wechselnde Stimmung

Schlaf: krampfhaftes Gähnen, Gähnen ohne Schläfrigkeit

Kopf: Nasenbluten mit geronnenem Blut

Brust:

Ernährung und Abdomen: Aufsteigen (Aufdämmen), Bandwürmer

Urogenitaltrakt: Geschlechtstrieb stark, Menstruationsblut geronnen, Regelblutung lang dauernd/stark, wehenartige Schmerzen

Bewegungsapparat: Krampfartige Schmerzen in Gelenken, Krämpfe/krampfartiges Ziehen in Muskeln

Haut: Allgemeines: Hautfarbe bleich, Kältegefühl, Nagen, Prickeln. *Hautjucken* kribbelnd/nagend/wundschmerzend

Modalitäten:

Verschlimmerung: Zimmer, nach dem Hinlegen, Liegen, Sitzen, Ärger, Angst/Schreck/Furcht, Trost, Bandwürmer, bei Eintritt der Regelblutung, Wöchnerinnen, Frauenbeschwerden.

Besserung: Nach Aufstehen vom Sitzen

Empfindungen: Gefühllosigkeit leidender Teile, Schlagschmerz, Stöße, Gefühl wie eine Band darum, Drücken von außen hinein, Drücken zusammen, Kältegefühl/krampfartiger Schmerz/Nagen/Kribbeln/Prickeln/Spannen/Wundheitsschmerz/Zittern in *äußeren Teilen*, Krämpfe/krampfartiger Schmerz/Gefühllosigkeit/Kribbeln/Rucke/Zusammenschnüren in *inneren Teilen*

Besonderes: Fallsucht (Epilepsie) mit Starrheit, Starrkrampf, Krämpfe tonisch, Verdrehen der Glieder

Genius

Blässe, Angegriffenheit/Hypochondrie, Stolz/Verliebtheit, Gähnen, Blutungen mit geronnenem Blut (Nase/Uterus), Regelblutung lang/stark, krampfartige Schmerzen in Gelenken und Muskeln, Nagen in Haut und äußeren Teilen, Hautjucken, Epilepsie mit Starrheit, Starrkrampf, tonische Krämpfe, krampfartige Schmerzen/Kribbeln in inneren und äußeren Teilen, Gefühllosigkeit leidender Teile, Drücken von außen hinein/zusammen/wie ein Band darum.

< nach dem Hinlegen, < Liegen, < Sitzen, > nach dem Aufstehen vom Sitzen, < Ärger/Angst/Trost, < Frauenbeschwerden.

Plumbum metallicum

Plumbum metallicum wurde von Hartlaub und Trinks geprüft und in der *Reinen Arzneimittellehre von Hartlaub und Trinks* (Band 1, 1828) erstmals veröffentlicht. In *Bönninghausens Therapeutischem Taschenbuch 2000* ist das Arzneimittel mit 795 Symptomen aufgeführt, davon sind 123 im dritten bis fünften Grad. Auf diesen basiert die vorliegende Charakterisierung.

Charakteristische Symptome

(polare Symptome blau)

Äußere Befunde: Abmagerung allgemein/leidender Teile, Bleichsucht, Gesichtsfarbe gelb, Schwellung der Nase

Gemüt: Imbezilität

Schlaf: Schlummersucht

Kopf: Schwerhörigkeit, Geruchssinn empfindlich/vermindert, Zähne kariös, Speichelverminderung, Geschmacksveränderung süßlich, Zunge belegt

Brust: Auswurf bläulich/kleine runde Klümpchen/schaumig/Geschmack schwefelartig/Geschmack süßlich, Puls ungleich

Ernährung und Abdomen: Verlangen nach Brot, Aufstoßen, Erbrechen allgemein/blutig/gallig/schwarz, Blähungen allgemein/stinkend, Blähungsgetöse, Blähungsschmerz, Blähungsversetzung, Verstopfung allgemein/mit Kotverhärtung, Stuhl schafskotartig/übelriechend, Leistenbruch allgemein/eingeklemmt, Gelbsucht

Urogenitaltrakt: Harndrang vergeblich, Harnabgang gering/selten/verhalten, Menstruation Zwischenblutung

Bewegungsapparat: Kribbeln in Knochen, lähmiger Schmerz in Gelenken

Haut: Allgemeines: Hautfarbe bleich/gelb, kalte Gangrän. *Hautgeschwüre* schwarzwerdend. Hautjucken → Kratzen bessert. *Schweiß* klebrig

Modalitäten:

Verschlimmerung: Nach dem Hinlegen, Liegen auf Rücken, beim Bücken, Gesellschaft, Dunkelheit, Lachen, vor Essen, Nahrungsmittel Fisch, beim Erbrechen, periodisch

Besserung: Alleinsein, nach Blähungsabgang, äußerer Druck, Reiben, Kratzen, Wischen mit der Hand

Empfindungen: Abreissungsgefühl, Gefühlstäuschungen, Stechen von außen hinein, Zuschnüren der Körperöffnungen, Zwicken, Angewachsenheitsgefühl/Gefühl wie eine Kugel/Pulsieren/Schweregefühl/Stechen/Zusammenschnüren in *inneren Teilen*

Besonderes: Bewegungen konvulsivisch, Zuckungen, Fallsucht (Epilepsie) allgemein/ohne Bewusstsein/mit Konvulsionen, Unbeweglichkeit leidender Teile, Lähmungen der Gliedmaßen/Organe, Schwellung allgemein/ödematös äußerer Teile, Schwarzwerden äußerer Teile, Einziehen weicher Teile, Zuschnüren der Körperöffnungen, Verhärtungen nach Entzündungen

Genius

Abmagerung, Bleichsucht, Auswurf von üblem Geschmack, Erbrechen, schmerzhafte Blähungen, Verstopfung, Gelbsucht, Harnabgang gering/selten/verhalten, Hautgeschwüre und äußeren Teile schwarzwerdend, Bewegungen konvulsivisch/Zuckungen, Epilepsie mit Konvulsionen, Unbeweglichkeit/Lähmungen leidender Teile, Schwellungen, Abreißungs- oder Angewachsenheitsgefühl.

< nach Hinlegen, < Liegen auf Rücken, < Gesellschaft, > Allein, > Druck äußerer/Reiben/Kratzen/Wischen mit der Hand.

Psorinum

Psorinum wurde von Hahnemann geprüft und im *Archiv für die homöopathische Heilkunst* (Band 13, 1833) erstmals veröffentlicht. In *Bönninghausens Therapeutischem Taschenbuch 2000* ist das Arzneimittel mit 31 Symptomen aufgeführt, davon sind 9 im dritten bis fünften Grad. Das Mittel kann aufgrund der spärlichen Symptomatik, die vor allem Lokalisationen enthält, nicht charakterisiert werden.

Charakteristische Symptome

(polare Symptome blau)

Äußere Befunde:

Gemüt:

Schlaf:

Kopf:

Brust:

Ernährung und Abdomen:

Urogenitaltrakt:

Bewegungsapparat:

Haut: Läusebefall

Modalitäten:

Verschlimmerung:

Besserung:

Empfindungen:

Besonderes:

Genius

< Wärme, > Kälte, < warmes Wetter, > kaltes Wetter, < Warmwerden, > Kaltwerden, < im Zimmer, > im Freien, < in der Sonne/Hitze, < Liegen Kopf tief, > Liegen Kopf hoch, < Liegen auf linke Seite, > Liegen auf rechte Seite, < zu Beginn/während/nach Schlaf, > nach Aufstehen aus dem Bett/vom Sitzen, < Ruhe, < beginnende Bewegung/Gehen, > Bewegung (während/fortgesetzt), > Gehen/im Freien, < Gemütsbewegung allgemein (Kränkung/Angst/in Gewölben/Dämmerung), < Nahrungsmittel Warmes/Fettes, > Nahrungsmittel Kaltes, < vor/beim Harnen, < Frauenbeschwerden (Regelblutung/Schwangerschaft/Wöchnerinnen/Kindbettfieber/Stillen/Milchfieber), < Kinderkrankheiten (Masern/Röteln/Windpocken), < Reiben/Kratzen/Rasieren.

Ranunculus bulbosus

Ranunculus bulbosus wurde von Franz geprüft und im *Archiv für die homöopathische Heilkunst* (Band 7, 1828) erstmals veröffentlicht. In *Bönninghausens Therapeutischem Taschenbuch 2000* ist das Arzneimittel mit 570 Symptomen aufgeführt, davon sind 106 im dritten bis fünften Grad. Auf diesen basiert die vorliegende Charakterisierung.

Charakteristische Symptome

(polare Symptome blau)

Äußere Befunde: Gesichtsfarbe rot

Gemüt; Verstand: Begreifen schweres

Schlaf: Einschlafen spät/unmöglich nach Erwachen, Erwachen nachts häufig/zu früh, Schlaflosigkeit allgemein/vor Mitternacht

Kopf: Speichelvermehrung, Wasserzusammenlaufen im Mund, Geschmacksveränderung metallisch

Brust: Atemnot, Tiefatmigkeit, Auswurf klebriges Blut/Geschmack metallisch/Geschmack verbrannt

Ernährung und Abdomen: Schluckauf

Urogenitaltrakt:

Bewegungsapparat:

Haut: Allgemeines: Brennen, Härte allgemein/mit Verdickung/mit schwielenartiger Verdickung, hornartige Hautauswüchse, Brandblasen. *Hautausschlag* blasenartig/blau/gangränös/Krusten/brennend/stechend. *Jucken* kribbelnd/Kratzen → Blasen. *Hautgeschwüre* mit scharfem Eiter/wässrigem Eiter/schmerzend

Modalitäten:

Verschlimmerung: Kälte, Eintritt in die Kälte, Schläfrigkeit/Müdigkeit, nach Aufstehen aus dem Bett, Recken, während Bewegung, Gehen, Bewegung der Arme, Denken an Beschwerden, beim Einatmen, Schnäuzen, nüchtern vor dem Frühstück, Nahrungsmittel Alkoholika/Wein/Branntwein, Alkoholiker, Berührung, Druck äußerer, Impfung, vor Mitternacht

Besserung: Wärme, Stehen, beim Bücken, in Ruhe, nach Frühstück, Nahrungsmittel Speck

Empfindungen: Unerträglichkeit der Kleidung, beißender Schmerz, Wundheitsschmerz, Zersprengungsscherz, Kribbeln in *äußeren Teilen,* Brennen/Kneifen/Wundheitsschmerz/Zerschlagenheitsschmerz *innerer Teile,* Frost allgemein, Frostigkeit, Kälte und Kältegefühl allgemein

Besonderes: Blutandrang zu einzelnen Teilen, Zuckungen, Fiebererscheinungen rechts

Genius

Schlaflosigkeit vor Mitternacht, Erwachen zu früh, Speichelvermehrung, Atemnot, blutiger Auswurf von üblem Geschmack, Härte der Haut mit Verdickung, blasenartige Hautausschläge, eitrige Hautgeschwüre, Wundheitsschmerz in äußeren und inneren Teilen, Frostigkeit.

< Kälte, > Wärme, < Schläfrigkeit/Müdigkeit, < Recken, > Bücken, < Bewegung/Gehen, > Ruhe, < nüchtern vor dem Frühstück, > nach Frühstück, < Alkoholika, < Berührung/Druck äußerer.

Ranunculus scleratus

Ranunculus scleratus wurde von Franz geprüft und im *Archiv für die homöopathische Heilkunst* (Band 7, 1828) erstmals veröffentlicht. *In Bönninghausens Therapeutischem Taschenbuch 2000* ist das Arzneimittel mit 350 Symptomen aufgeführt, davon sind 52 im dritten bis fünften Grad. Auf diesen basiert die vorliegende Charakterisierung.

Charakteristische Symptome

(polare Symptome blau)

Äußere Befunde:

Gemüt:

Schlaf: Schlaflos nach Mitternacht, Schlaflosigkeit veranlassende Beschwerden

Kopf: Zahnschmerzen

Brust: Puls unverändert

Ernährung und Abdomen:

Urogenitaltrakt:

Bewegungsapparat: Stechen in Knochen und Muskeln, Nagen in Gelenken

Haut: Allgemeines: Beißen/Nagen/Prickeln, Hühneraugen allgemein/bohrend/empfindlich/stechend. *Hautausschlag* blasenartig. *Hautgeschwüre* mit jauchigem/scharfem/wässrigem Eiter/nagend. *Hautjucken* Kratzen ändert nicht

Modalitäten:

Verschlimmerung: Im Zimmer, beim Tiefatmen, Druck äußerer, vor/nach Mitternacht.

Besserung: Im Freien

Empfindungen: Verlangen zu Sitzen, beißender Schmerz, Bohren, Stechen in Drüsen, Empfindlichkeit/Nagen/Prickeln/Stechen in *äußeren Teilen*, Nagen/Völlegefühl in *inneren Teilen*, Hitze mit Durst

Besonderes: Fieber → Hitze dann Schweiß

Genius

Stechen in Knochen/Muskeln/Drüsen/äußeren Teilen, eitrige Hautgeschwüre, Hühneraugen, nagende Schmerzen (Gelenke/Haut/Hautgeschwüre/innere und äußere Teile), Hitze.

< im Zimmer, > im Freien, < vor/nach Mitternacht.

Rheum palmatum

Rheum palmatum wurde von Hahnemann geprüft und in der *Reinen Arzneimittellehre* (Band 2, 1816) erstmals veröffentlicht. In *Bönninghausens Therapeutischem Taschenbuch 2000* ist das Arzneimittel mit 422 Symptomen aufgeführt, davon sind 59 im dritten bis fünften Grad. Auf diesen basiert die vorliegende Charakterisierung.

Charakteristische Symptome

(polare Symptome blau)

Äußere Befunde:

Gemüt, Sensorium: Benebelung, Betäubung

Schlaf:

Kopf:

Brust: Muttermilch verdorben, Puls unverändert

Ernährung und Abdomen: Glucksen, Blähungen sauer riechend, Blähungsschmerz, Blähungsversetzung, Durchfall allgemein/schmerzhaft, Stuhldrang allgemein/vergeblich, Stuhl sauer riechend/schleimig

Urogenitaltrakt: Harnbeschaffenheit grünlich

Bewegungsapparat:

Haut: Schweiß allgemein/einzelner Teile/Oberkörper/kalter

Modalitäten:

Verschlimmerung: Liegen / ausgestreckt / auf schmerzhafte Seite, während/nach Schlaf, Sitzen aufrecht, Anstrengung des Körpers, während Bewegung, beim Gehen, nach Stuhlgang, Kinderbeschwerden

Besserung: Liegen krumm, Sitzen allgemein/krumm, in Ruhe

Empfindungen: Müdigkeit, betäubender Schmerz, Zwängen, Gefühl von Knistern/Quellen, Schneiden/Spannen in *inneren Teilen*

Besonderes: Konvulsivische Bewegungen, Schwerfälligkeit des Körpers

Genius

Müdigkeit/Benebelung/Betäubung, Blähungen schmerzhaft, Stuhldrang allgemein/vergeblich, Durchfall, Stuhl und Blähungen sauer riechend. Schweiß einzelner Teile.

< Liegen ausgestreckt, > Liegen krumm, < während/nach Schlaf, < Sitzen aufrecht, > Sitzen krumm, <Bewegung/Gehen/Anstrengung körperlich, > in der Ruhe.

Rhododendron chrysanthum

Rhododendron chrysanthum wurde von Seidel geprüft und im *Archiv für die homöopathische Heilkunst* (Band 10, 1831) erstmals veröffentlicht. In *Bönninghausens Therapeutischem Taschenbuch 2000* ist das Arzneimittel mit 664 Symptomen aufgeführt, davon sind 121 im dritten bis fünften Grad. Auf diesen basiert die vorliegende Charakterisierung.

Charakteristische Symptome

(polare Symptome blau)

Äußere Befunde:

Gemüt, Sensorium: Eingenommenheit

Schlaf: Schlaf fest/tief, Schlaflosigkeit nach Mitternacht, Schlaflosigkeit veranlassende Beschwerden

Kopf: Stockschnupfen, Geschmackssinn schwach/verloren, Wasserzusammenlaufen im Mund

Brust: Atemnot, Auswurf Geschmack ranzig

Ernährung und Abdomen: Blähungen allgemein, Blähungsschmerz, Stuhldrang

Urogenitaltrakt: Geschlechtstrieb schwach

Bewegungsapparat: Schmerzhaftigkeit/Ziehen in Knochen und Knochenhaut, Spannen/Stechen/Verrenkungsschmerz in Gelenken, Ziehen in Muskeln

Haut: Allgemeines: Ameisenlaufen, Gichtknoten. *Jucken* kriechend

Modalitäten:

Verschlimmerung: Kälte, Wetter kalt/Nebel/windig, Wetterwechsel, Gewitter, feuchte Wohnung, Ruhe, Schläfrigkeit/Müdigkeit, Liegen allgemein/im Bett, beim Aufstehen aus dem Bett, Bücken, Sitzen, Gehen schnell, Laufen, Steigen hinunter, Sehen angestrengt, Lesen, Schreiben, kalte Luft einziehen, Nahrungsmittel Kaltes/kaltes Wasser/Obst/Alkoholika, Alkoholiker, Berührung, periodisch

Besserung: Wärme, Wetter warm, Warmeinhüllen, nach Aufstehen aus dem Bett/vom Sitzen, Bewegung, Bewegung leidender Teile, Gehen, Steigen hinauf, nach Blähungsabgang

Empfindungen: Müdigkeit, Bewegungsgefühl, Bohren, Eingeschlafenheit einiger Teile, Trockenheit sonst feuchter Teile, Wühlen, Kneifen/Wühlen in Drüsen, Kneifen/Kribbeln/Klopfen/Schweregefühl/Verrenkungsschmerz/Ziehen in *äußeren Teilen*, Kneifen/Ziehen in *inneren Teilen*

Besonderes: Reizlosigkeit körperlich, Schwäche allgemein/lähmige

Genius

Schwäche, Müdigkeit, Schlaflosigkeit nach Mitternacht, Geschmackssinn schwach/verloren, Blähungen, Ziehen in Knochen/Knochenhaut und Muskeln, Bewegungsgefühl (allgemein/Jucken kriechend/Wühlen in Drüsen), Kneifen in Drüsen/äußeren/inneren Teilen, Verrenkungsschmerz in Gelenken/äußeren Teilen.

< Kälte, > Wärme, < Wetter kalt/neblig/windig, < Wetterwechsel, > Wetter warm, < Schläfrigkeit/Müdigkeit, < Ruhe, > Bewegung/Gehen/Laufen, < Liegen/Sitzen, > nach Aufstehen aus dem Bett/vom Sitzen, < schnelles Gehen/Laufen, < Steigen hinunter, > Steigen hinauf, < angestrengtes Sehen/Lesen/Schreiben, < Nahrungsmittel Kaltes/kaltes Wasser/Alkohol.

Rhus toxicodendron

Rhus toxicodendron wurde von Hahnemann geprüft und in der *Reinen Arzneimittellehre* (Band 2, 1816) erstmals veröffentlicht. In *Bönninghausens Therapeutischem Taschenbuch 2000* ist das Arzneimittel mit 1440 Symptomen aufgeführt, davon sind 305 im vierten und fünften Grad. Auf diesen basiert die vorliegende Charakterisierung.

Charakteristische Symptome

(polare Symptome blau)

Äußere Befunde: Gesichtsfarbe bläulich um die Augen/erysipelartig/fleckig, Hautausschlag im Gesicht (Kinn/um den Mund/um die Nase/Stirn/Wangen), Schwellung der Nase

Gemüt, Sensorium: Betäubung, Eingenommenheit

Schlaf: Gähnen/mit Dehnen und Recken/krampfhaftes/ohne Schläfrigkeit, Einschlafen spät/verhindert durch Beschwerden, Schlaflosigkeit vor Mitternacht, Schläfrigkeit nachmittags/veranlassende Beschwerden, Schlaf unruhig, Schlaflage auf Rücken, *Träume* allgemein/lebhafte

Kopf: Schwindel, Lichtscheu, Nasenbluten/geronnenes Blut, Niesen, Fließschnupfen, Speichelvermehrung, Wasserzusammenlaufen im Mund, Geschmacksveränderungen allgemein/metallisch

Brust: Auswurf klumpiges Blut/Geschmack metallisch, Puls verändert

Ernährung und Abdomen: Appetitlosigkeit, Hunger ohne Appetit, Abneigung gegen Fleisch, Aufstoßen, Brechreiz, Übelkeit, Durchfall allgemein/schmerzhaft, Stuhldrang vergeblich

Urogenitaltrakt: Harnabgang oft/viel/unwillkürlich/unwillkürlich nachts, Harn-Bodensatz weißlich. Menstruation früh, Menstruationsblut geronnen, Zwischenblutung, Nachwehen

Bewegungsapparat: Schaben auf der Knochenhaut, gichtartige Schmerzen/Kraftlosigkeit/Stechen/leichtes Verrenken/Verrenkungsschmerz/Ziehen der Gelenke, Stechen/Brennen in Muskeln

Haut: Allgemeines: Hautfarbe rot, Erysipel/mit Blasen/mit Schwellung, blasenartige Frostbeulen, Geschwürschmerz, Haarausfall am Kopf, Härte der Haut/mit Verdickung, Hühneraugen stechend, Kälte, Kältegefühl, Nässen, Petechien, Pocken, schwarze Pocken, Schwellungsgefühl Stechen, Zoster, Zusammenziehen. *Hautausschlag* allgemein/an behaarten Teilen/blasenartig/eitrig/Knoten/Krusten/Milchschorf/nässend/nesselartig/Pusteln/Schwellung/brennend/juckend/spannend. *Flechten* allgemein/eiternd/krustig/nässend/brennend/zuckend. *Hautgeschwüre* eiternd/Eiter jauchig/scharf/stinkend/viel/brennend/kribbelnd. *Hautjucken* allgemein/kribbelnd/stechend, Kratzen → Ausschlag/Blasen/Erysipel/Geschwürsschmerz/Hautverdickung/Nässen/Pusteln/Quaddeln/Röte/Schorfe/Stechen. *Hautschwellung* allgemein/leidender Teile/hart/gespannt/kribbelnd. *Schweiß* allgemein/riechend

Modalitäten:

Verschlimmerung: Kälte, Wetter kalt/feucht/feucht-kalt, Nebel, Wetterwechsel, Frühjahr, Herbst, Winter, Frost, Erkältung, Kaltwerden, Baden, Baden kaltes, Durchnässung, beim Schwitzen, Nasswerden allgemein/beim Schwitzen, Wasser und Waschen, feuchte Umschläge, nach Auskleiden, Entblößung allgemein/des Kopfes, Ermüdung, nach dem Hinlegen, beim Einschlafen, Liegen, Liegen auf schmerzlose Seite, beim Erwachen, beim Aufrichten, nach Aufstehen aus dem Bett, Sitzen, beim/nach Aufstehen vom Sitzen, in Ruhe, nach Bewegung, Anstrengung des Körpers, Auftreten hartes, Heben, Heranziehen der Gliedmaßen, Dämmerung, Einatmen, Tiefatmen, Gähnen, Husten, Sprechen, Kauen, Nahrungsmittel kaltes/kaltes Wasser, nach Essen, nach Trinken, Wöchnerinnen, Kindbettfieber, Rheumatische Fieber, Pocken, Verletzungen, Verrenkungen, nach Mitternacht

Sabadilla officinalis

Sabadilla officinalis wurde von Stapf geprüft und im *Archiv für die homöopathische Heilkunst* (Band 4, 1825) erstmals veröffentlicht. In *Bönninghausens Therapeutischem Taschenbuch 2000* ist das Arzneimittel mit 817 Symptomen aufgeführt, davon sind 207 im dritten bis fünften Grad. Auf diesen basiert die vorliegende Charakterisierung.

Charakteristische Symptome

(polare Symptome blau)

Äußere Befunde: Gesichtfarbe fleckig/rot/bläulich um Augen, Schweißlöcher im Gesicht

Gemüt: Imbezilität, Einbildungen. *Sensorium:* Eingenommenheit

Schlaf: Schläfrigkeit vormittags, Schläfrigkeit veranlassende Beschwerden, unruhiger Schlaf, *Träume* allgemein/lebhaft/verliebt/geistig anstrengend

Kopf: Tränen der Augen, Niesen, Ohrgeräusche allgemein, Geschmacksveränderungen bitter/süßlich, Wasserzusammenlaufen im Mund

Brust: Atem heiß, Husten tagsüber mit – nachts ohne Auswurf, Auswurf helles Blut/heiß, Auswurf Geschmack fettig/unreifes Obst/süßlich/verbrannt

Ernährung und Abdomen: Hunger, Heißhunger, Appetitlosigkeit, Durstlosigkeit, Abneigung gegen Fleisch/Säuerliches/Wein/Knoblauch, Verlangen nach Bier/Mehlspeisen/Milch/Süßem, Aufstoßen, Brechreiz, Erbrechen Würmer, Verstopfung, Stuhl ungenügend, Bandwürmer, Spulwürmer

Urogenitaltrakt: Harndrang allgemein, Harnbeschaffenheit trüb, Regelblutung schwach, unterdrückt

Bewegungsapparat: Schaben auf Knochenhaut/in der Knochenröhre, Knacken in Gelenken, Drücken/Stechen/brennendes Stechen in Muskeln

Haut: Allgemeines: Ameisenlaufen, Stechen, Trockenheit, Nägel allgemein/verdickt/verkrüppelt, Läusebefall. *Hautflecke* rot/blasswerdend in der Kälte. *Hautausschlag* juckend. Hautgeschwüre eitrig/mit Maden. *Hautjucken* allgemein/kitzelnd/kribbelnd/kriechend/stechend/Kratzen → Flecken/Kitzeln/Schorfen/Stechen/rote Striemen. *Schweiß* allgemein/ohne Durst

Modalitäten:

Verschlimmerungen: Kälte, Wetter kalt/kalt-trocken/trocken, Winter, Kaltwerden, beim Eintritt in die Kälte, Warmwerden im Freien, nach Hinlegen, Liegen, Liegen auf schmerzhafte Seite, nach Schlaf, Schläfrigkeit, Sitzen, Stehen, Ruhe, beginnende Bewegung, beginnendes Gehen, hartes Auftreten, Anstrengung des Geistes, Sehen in die Höhe, Atmen, Einatmen, Tiefatmen, kalte Luft einziehen, Niesen, Schnupfen, Gähnen, Mundöffnen, vor Essen, nüchtern vor dem Frühstück, Nahrungsmittel Wein, vor Stuhlgang, Würmer allgemein/Bandwürmer/Spulwürmer, unterdrückte Regelblutung, Impfung, beim Schwitzen, periodisch/zur selben Stunde, vor Mitternacht

Besserung: Wärme, Wetter warm/feucht, Warmwerden, Warmwerden im Bett, Kopf auf den Tisch legen, nach Aufstehen vom Sitzen, während Bewegung/fortgesetzt/leidender Teile, beim Gehen, Sehen hinab, nach Essen/Frühstück

Empfindungen: Betäubender Schmerz, Blutstockungsgefühl, Drehen, Gefühl wie eine loshängende Haut, Klopfen in Drüsen, Stechen kribbelnd, Stechen innen heraus, Verbrennungsschmerz, Wärmegefühl, Kneifen/Kribbeln/Klopfen/Schweregefühl/Stechen/Zittern in *äußeren Teilen*, Brennen/Hitze/Kneifen/Kribbeln/Klopfen/Schweregefühl/Stechen/Zittern *innerer Teile*, Frost/Hitze ohne Durst/mit Gänsehaut, Schüttelfrost, Kälte und Kältegefühl allgemein, Schauder, Hitze innerlich/einzelner Teile

Besonderes: Zusammengesetzte Fieber allgemein/Fieber Frost → Hitze → Schweiß

Genius

Schläfrigkeit, Träume, Geschmacksveränderungen, Husten mit Auswurf von üblem Geschmack, Hunger, Durstlosigkeit, Brechreiz/Erbrechen, Verstopfung, Band- und Spulwürmer, Regelblutung schwach/unterdrückt, Schaben auf Knochenhaut/in Knochenröhre, Kneifen/Kribbeln/Klopfen/Schweregefühl/Stechen/Zittern in inneren und äußeren Teilen, Frost/Hitze/Schweiß ohne Durst, Nagelbeschwerden.

< Kälte, > Wärme,< kaltes Wetter, > warmes Wetter, < trockenes Wetter, > feuchtes Wetter, < Kaltwerden, > Warmwerden, < Warmwerden im Freien, > Warmwerden im Bett, < Liegen/Sitzen/Stehen, < Ruhe, < beginnende Bewegung, > Bewegung allgemein/fortgesetzt/Gehen, < Sehen hinauf, > Sehen hinab, < Atmen/Einatmen/Tiefatmen, < Gähnen/Mundöffnen, < vor Essen/vor Frühstück, > nach Essen/Frühstück, < Würmer, < periodisch.

Sabina

Sabina wurde von Hahnemann geprüft und im *Archiv für die homöopathische Heilkunst* (Band 5, 1826) erstmals veröffentlicht. In *Bönninghausens Therapeutischem Taschenbuch 2000* ist das Arzneimittel mit 749 Symptomen aufgeführt, davon sind 151 im dritten bis fünften Grad. Auf diesen basiert die vorliegende Charakterisierung.

Charakteristische Symptome

(polare Symptome blau)

Äußere Befunde:

Gemüt: Hypochondrie

Schlaf: Schlaf unruhig, Schlaflosigkeit veranlassende Beschwerden, Träume geistig anstrengend

Kopf: Nasenbluten allgemein/hellrotes Blut/geronnenes Blut, Schnupfen schleimig, Zähne kariös, Geschmacksveränderungen

Brust: Auswurf blutig/dünnes Blut/helles Blut/klumpiges Blut/schaumig/Geschmack fettig/Geschmack wie alter Schnupfen/Gestank wie übelriechendes Blut, Brustkrebs, Herzschlag zitternd, Puls groß/zitternd

Ernährung und Abdomen: Erbrechen blutig, Stuhl blutig, Hämorrhoiden

Urogenitaltrakt: Harndrang, Harnbeschaffenheit eitrig, Geschlechtstrieb stark, Regelblutung früh/lang dauernd/spät/stark/verzögert, Blutsturz, Zwischenblutung, Menstruationsblut hell/geronnen/übelriechend, Abort, Nachwehen, wehenartiger Schmerz, Ausfluss allgemein/dick/eitrig/gelb/übelriechend

Bewegungsapparat: Drücken/Schmerzhaftigkeit/Ziehen in Knochen, Knochennekrose, gichtartiger Schmerz/lähmiger Schmerz/Stechen/ziehendes Stechen in Gelenken, Stechen/Ziehen/lähmiges Ziehen in Muskeln

Haut: Allgemeines: Eysipel allgemein/gangränös, heiße Gangrän, Brandblasen, Feigwarzen. *Hautausschlag* blasenartig/blasenartig gangränös/stechend. *Hautschwellung* allgemein/hart/ödematös/weiß

Modalitäten:

Verschlimmerung: Hitze, Zimmerwärme, im Zimmer, Warmwerden im Bett, Temperaturwechsel, Sitzen krumm, Hängenlassen der Gliedmaßen, beim Aufstehen aus dem Bett, körperliche Anstrengung, Steigen hinunter, Einatmen, Tiefatmen, Luft einziehen, beim Kauen, Frauenbeschwerden, verzögerte Regelblutung, Schwangerschaft, Wöchnerinnen, Kindbettfieber, Berührung

Besserung: im Freien, Kaltwerden, beim Aufrichten, Sitzen aufrecht, Gehen im Freien, Heben leidender Gliedmaßen, Ausatmen

Empfindungen: Drängen, lähmiger Schmerz, Stechen von außen hinein, wandernde Schmerzen, wehenartige Schmerzen, Zersprengungsschmerz, Spannen/Stechen in *äußeren Teilen,* Schweregefühl/Völlegefühl *innerer Teile*

Besonderes: Blutungen aus inneren Teilen, ödematöse Schwellung äußerer Teile, Pulsieren in den Adern

Genius

Nasenbluten, blutiger Auswurf von üblem Geschmack, Herzschlag/Puls zitternd, Regelblutung lang/stark, Zwischenblutung, Blutsturz, wehenartige Schmerzen/Nachwehen, Ausfluss, Blutungen aus inneren Teilen (Nase/Lunge/Magen/Darm/Uterus), Schmerzen in Knochen/Gelenken/Muskeln, gangränöse Hautentzündungen.

< Hitze/Zimmerwärme, < im Zimmer, > im Freien, < Warmwerden im Bett, > Kaltwerden, < Sitzen krumm, > Sitzen aufrecht, < Hängenlassen leidender Gliedmaßen, > Heben leidender Gliedmaßen, < Einatmen/Tiefatmen, > Ausatmen, < Frauenbeschwerden (verzögerte Regelblutung/Schwangerschaft/Wöchnerinnen/Kindbettfieber).

Sambucus nigra

Sambucus nigra wurde von Hahnemann geprüft und in der *Reinen Arzneimittellehre* (Band 5, 1819) erstmals veröffentlicht. In *Bönninghausens Therapeutischem Taschenbuch 2000* ist das Arzneimittel mit 457 Symptomen aufgeführt, davon sind 80 im dritten bis fünften Grad. Auf diesen basiert die vorliegende Charakterisierung.

Charakteristische Symptome

(polare Symptome blau)

Äußere Befunde: Gesichtsfarbe bläulich/rot/rotbläulich, Zyanose

Gemüt:

Schlaf:

Kopf: Stockschnupfen, Schnupfen zäh, Stimme hohl

Brust: Atem ängstlich/laut, Atemnot, Erstickungsanfälle, Husten ohne Auswurf, Auswurf klebriges Blut/zäh, Herzschlag aussetzend, Puls verändert/leer/aussetzend/ungleich

Ernährung und Abdomen: Durstlosigkeit

Urogenitaltrakt:

Bewegungsapparat:

Haut: Allgemeines: Kälte, trockene Hitze und trockenes Brennen der Haut. *Hautschwellung* allgemein/leidender Teile/hart gespannt/ödematös, *Hautausschlag* mit Schwellung, *Schweiß* allgemein/Kopf ausgenommen/schwächend.
Schweiß ohne Durst/mit Abneigung gegen Entblößung

Modalitäten:

Verschlimmerung: Erkältung, Entblößung allgemein/des Kopfes, beim Hinsetzen, nach dem Hinlegen, Liegen, während/nach Schlaf, Lagewechsel, in der Ruhe, beim Aufstehen aus dem Bett, Sitzen krumm, Stehen, Anlehnen/an eine scharfe Kante, beginnende Bewegung, beginnendes Gehen, Schreck/Angst/Furcht, Kinderbeschwerden, nach Mitternacht

Besserung: Warmeinhüllen allgemein/des Kopfes, Aufrichten, beim Aufstehen aus dem Bett, Sitzen aufrecht, Bewegung allgemein/fortgesetzt/leidender Teile, beim Gehen

Empfindungen: Drücken wie von einer Last, Schneiden in *äußeren Teilen*, Hitze ohne Durst/mit Abneigung gegen Entblößung

Besonderes: Unruhe körperlich, Blutwallung, Blutschlaganfall, Schwellung leidender Teile, Schwarzwerden/ödematöse Schwellung äußerer Teile, Schüttelfrost

Genius

Gesichtsfarbe bläulich/Zyanose, Schupfen und Auswurf zäh, Atemnot, Herzschlag/Puls aussetzend, Durstlosigkeit, Blutwallung/Blutschlaganfall, Schwellung leidender Teile, Hitze/Schweiß ohne Durst/mit Abneigung gegen Entblößung.

< Entblößung, > Warmeinhüllen, < Liegen, > Aufrichten, < während/nach Schlaf, < Sitzen krumm, > Sitzen aufrecht, < in Ruhe, < beginnende Bewegung/beginnendes Gehen, > durch Bewegung/Gehen, < Anlehnen.

Sarsaparilla officinalis

Sarsaparilla officinalis wurde von Hahnemann geprüft und in der *Reinen Arzneimittellehre* (Band 4, 1818) erstmals veröffentlicht. In *Bönninghausens Therapeutischem Taschenbuch 2000* ist das Arzneimittel mit 696 Symptomen aufgeführt, davon sind 102 im dritten bis fünften Grad. Auf diesen basiert die vorliegende Charakterisierung.

Charakteristische Symptome

(polare Symptome blau)

Äußere Befunde: Abmagerung

Gemüt: Verdrießlichkeit

Schlaf: Einschlafen verhindert durch Beschwerden/unmöglich nach Erwachen, Schlaflosigkeit veranlassende Beschwerden, Gähnen, Träume ängstlich/von Unglücksfällen

Kopf: Geschmacksveränderungen

Brust: Auswurf scharfes Blut, Auswurf Geschmack kräuterartig/metallisch, Herzklopfen

Ernährung und Abdomen: Aufstoßen, Blähungsgetöse, Verstopfung, Stuhl zäh

Urogenitaltrakt: Harndrang allgemein/vergeblich, Harnabgang oft, Harn blass, Bodensatz allgemein/sandig, Regelblutung schwach

Bewegungsapparat: Stechen in Knochen, Stechen/Ziehen/gichtartige Schmerzen in Gelenken, Stechen/Stechen ziehend/Stechen drückend/lähmiges Ziehen in Muskeln

Haut: Allgemeines: Rhagaden/tief-blutig, ödematöse Schwellung/Welkheit der Haut, Haarausfall am Kopf, kleine Warzen. *Hautausschlag* allgemein/frieselartig/Krusten/Milchschorf/trocken/schrundig. *Hautflechten* schrundig. *Hautjucken* Kratzen → Ausschlag

Modalitäten:

Verschlimmerung: Durchnässung, Wasser und Waschen, beim Einschlafen, beim Gähnen, Bewegung, beim Gehen, Sehen angestrengt, Sprechen, Nahrungsmittel Brot, beim Erbrechen, beim Harnen, Kleiderdruck, Impfung.

Besserung: Ruhe, Kleiderlösen

Empfindungen: Drücken zusammen, Unerträglichkeit der Kleidung, Leerheitsgefühl, Abneigung gegen Waschen, Drücken/Stechen *äußerer Teile*, Brennen/Rauhigkeitsgefühl/Stechen/Zusammenschnüren *innerer Teile*, Frost

Besonderes: Blutwallung, Lähmungen halbseitig

Genius

Einschlafstörung, ängstliche Träume, Auswurf von üblem Geschmack, Aufstoßen, Verstopfung, Harndrang allgemein/vergeblich, Harn mit Bodensatz, Stechen in Knochen/Gelenken/Muskeln/inneren und äußeren Teilen, Hautausschlag krustig/schrundig/Rhagaden.

< Durchnässung/Wasser und Waschen, < Bewegung/Gehen, > Ruhe, < Kleiderdruck, > Kleiderlösen.

Materia medica

Scilla maritima

Scilla maritima wurde von Hahnemann geprüft und in der *Reinen Arzneimittellehre* (Band 3, 1817) erstmals veröffentlicht. In *Bönninghausens Therapeutischem Taschenbuch 2000* ist das Arzneimittel mit 552 Symptomen aufgeführt, davon sind 107 im dritten bis fünften Grad. Auf diesen basiert die vorliegende Charakterisierung.

Charakteristische Symptome

(polare Symptome blau)

Äußere Befunde: Mund offen stehend, Verzogenheit des Gesichtes

Gemüt:

Schlaf:

Kopf: Pupillen erweitert/verengt, Fließschnupfen, Schnupfen schleimig, Geschmackssinn schwach, Geschmacksveränderungen allgemein/süßlich

Brust: Atem ängstlich/laut, Husten mit Auswurf, Husten morgens mit – abends ohne Auswurf, Auswurf klebriges Blut/schleimig, Auswurf Geschmack süßlich/verbrannt

Ernährung und Abdomen: Verlangen Saures, Aufstoßen, Glucksen, Blähungen allgemein/stinkend, Blähungsschmerz, Blähungsversetzung, Blähungsgetöse, Stuhl übelriechend, Madenwürmer

Urogenitaltrakt: Harndrang allgemein, Harnabgang oft/viel, Harn blass/heiß

Bewegungsapparat:

Haut: Allgemeines: Brennen, Hitze und trockenes Brennen der Haut, Empfindlichkeit, kalte Gangrän, Hautschwellung ödematös, Trockenheit, Nägel allgemein/abfallend/aufspaltend. *Hautausschlag* um sich fressend/nicht heilend/wundschmerzend/juckend/Knötchen. *Hautgeschwüre* mit scharfem Eiter. Hautjucken allgemein/brennend/Kratzen → Brennen/Stechen. *Schweiß* mit Abneigung gegen Entblößung

Modalitäten:

Verschlimmerungen: Entblößung allgemein/des Kopfes, Sitzen krumm, beim Aufrichten, während Bewegung, beim Gehen, Einatmen, Tiefatmen, Husten, Madenwürmer, Säfteverlust, nach Mitternacht

Besserung: Warmeinhüllen, Warmeinhüllen des Kopfes, in Ruhe, nach Hinlegen, Liegen allgemein/im Bett, Sitzen, Sitzen aufrecht, Stehen, Beugehaltung, Drehen leidender Teile, Ausatmen

Empfindungen: Verlangen zu Sitzen, Empfindlichkeit *innerer Teile*, Hitze mit Abneigung gegen Entblößung, Hitze ohne Durst, Frost innerlich, Hitze äußerlich

Besonderes: Blutmangel, konvulsivische Bewegungen, Entzündungen innerer Teile/der Schleimhäute, ödematöse Schwellung äußerer/innerer Teile, kalte Gangrän, Fieber mit innerem Frost und äußerer Hitze

Genius

Schnupfen, Geschmacksveränderungen, Husten mit Auswurf von üblem Geschmack, Aufstoßen/Glucksen, schmerzhafte Blähungen, Harndrang/Harnabgang oft/viel, kalte Gangrän, Hautausschlag nicht heilend, Hitze/Schweiß mit Abneigung gegen Entblößen, innerer Frost und äußere Hitze.

< Entblößung, > Einhüllen, < Sitzen krumm, > Sitzen aufrecht, < Bewegung/Gehen, > in Ruhe, > Liegen, < Einatmen/Tiefatmen, > Ausatmen.

Secale cornutum

Secale cornutum wurde von Hartlaub und Trinks geprüft und in den *Annalen der homöopathischen Klinik* (1832) erstmals veröffentlicht. In *Bönninghausens Therapeutischem Taschenbuch 2000* ist das Arzneimittel mit 567 Symptomen aufgeführt, davon sind 164 im dritten bis fünften Grad. Auf diesen basiert die vorliegende Charakterisierung.

Charakteristische Symptome

(polare Symptome blau)

Äußere Befunde: Abmagerung, Augen eingefallen, Gesichtsfarbe blass/bläulich um die Augen, Zyanose, Verzogenheit des Gesichts

Gemüt, Verstand: Bewusstlosigkeit, Delirien, Einbildungen. *Sensorium:* Eingenommenheit, Betäubung

Schlaf: Schlaf tief/komatös

Kopf: Pupillen erweitert, Starrsehen, Doppeltsehen, Sehen neblig, Sehnervenlähmung, Blindheit, Schwerhörigkeit, Taubheit, Nasenbluten allgemein/helles Blut, Geruchssinn vermindert, Geschmack schwach/verloren, Zunge belegt, Stimme leise

Brust: Atem ängstlich/schluchzend/seufzend/, Auswurf blutig, Auswurf Blut dunkles/helles/dünnes/klumpiges/nicht geronnenes/übelriechendes, Herzklopfen mit Angst, Puls verändert/unverändert/klein/unfühlbar/ungleich/aussetzend, Herzschlag aussetzend

Ernährung und Abdomen: Hunger, Durst, Erbrechen allgemein/gallig/schleimig/Würmer, Stuhl mit Spulwürmern

Urogenitaltrakt: Harnbeschaffenheit blass/blutig, Menstruationsblut hell, Regelblutung früh/lang dauernd/stark, Zwischenblutung, Blutsturz, Abort, wehenartige Schmerzen, Wehen schwach/aufhörend, Ausfluss allgemein

Bewegungsapparat: Krampfartige Schmerzen der Gelenke, Zuckungen in Muskeln

Haut; Allgemeines: Kältegefühl, Ameisenlaufen, Gefühllosigkeit, Petechien, Pocken, Brandblasen, Brandwunden, gangränöses Erysipel, heiße/kalte Gangrän, Falten, Welkheit, Trockenheit, Untätigkeit, Hitze und trockenes Brennen der Haut. *Hautausschlag* blasenartig/blutgefüllte Blasen/Blutblasen/gangränöse Blasen/Furunkel/Knoten/schwärzlich/schmerzlos. *Hautjucken* kribbelnd/kriechend. *Hautgeschwüre* mit wässrigem Eiter/schwarzwerdend. *Schweiß* am Oberkörper, Schweiß mit Durst

Modalitäten:

Verschlimmerung: Wärme, Warmwerden im Bett, Liegen auf schmerzlose Seite, Heranziehen der Gliedmaßen, Nahrungsmittel Bier, Spulwürmer, Frauenbeschwerden, Schwangerschaft, Wöchnerinnen, Kindbettfieber, Zahnen, Impfung, Verbrennungen, Berührung

Besserung: Kälte, Kaltwerden, Liegen auf schmerzhafte Seite, Ausstrecken der Gliedmaßen, nach Erbrechen

Empfindungen: Ängstlichkeitsgefühl im Körper, Verlangen zu Sitzen, Drücken wie von einer Last, Gefühllosigkeit, wehenartiger Schmerz, Kältegefühl/Kribbeln *äußerer Teile*, Hitze/Brennen/Krämpfe *innerer Teile*, Hitze mit Durst

Besonderes: Schwäche, Taumeln, Lähmungen der Gliedmaßen/Organe, Absterben einzelner Teile, Schwarzwerden äußerer Teile, Blutungen aus inneren Teilen, Bewegungen konvulsivisch, Krämpfe allgemein/klonisch/tonisch, Krummziehen der Glieder, Verdrehungen der Glieder, Zuckungen, Fallsucht (Epilepsie) mit Konvulsionen, Starrkrampf, Erstarrung (Katalepsie), Drüsen Schlaffheit, Fieber mit äußerem Frost und innerer Hitze, Fieber mit Frost → Hitze

Genius

Zyanose, Delirien/Einbildungen, Ängstlichkeitsgefühl, Schlaf tief/komatös, Sehstörungen bis zur Blindheit, Schwerhörigkeit, Nasenbluten, Geschmackssinn vermindert, Atem ängstlich/schluchzend/seufzend, Auswurf blutig, Puls klein/unfühlbar/aussetzend, Durst, Erbrechen, Spulwürmer, Menstruation früh/lang/stark, Zwischenblutungen/Blutsturz, wehenartige Schmerzen, Wehenschwäche, Schwäche/Taumeln, Lähmungen der Gliedmaßen/der Organe, Absterben/Schwarzwerden einzelner Teile, Bewegungen konvulsivisch/Zuckungen/Epilepsie, Krämpfe tonisch/klonisch, Krummziehen/Verdrehen der Glieder, Starrkrampf/Katalepsie, Gefühllosigkeit, gangränöse Hautauschläge, Brandwunden, Falten/Welkheit/Trockenheit der Haut, innere Hitze und äußerer Frost, Hitze/Schweiß mit Durst.

< Wärme, > Kälte, < Warmwerden im Bett, > Kaltwerden, < Liegen auf schmerzlose Seite, > Liegen auf schmerzhafte Seite, < Heranziehen der Gliedmaßen, > Ausstrecken der Gliedmaßen, < Frauenbeschwerden (Schwangerschaft/Wöchnerinnen/Kindbettfieber), < Zahnen und Impfungen.

Selenium

Selenium wurde von Hering geprüft und im *Archiv für die homöopathische Heilkunst* (Band 12, 1833) erstmals veröffentlicht. In *Bönninghausens Therapeutischem Taschenbuch 2000* ist das Arzneimittel mit 487 Symptomen aufgeführt, davon sind 122 im dritten bis fünften Grad. Auf diesen basiert die vorliegende Charakterisierung.

Charakteristische Symptome

(polare Symptome blau)

Äußere Befunde: Abmagerung des Gesichtes, Gesichtsfarbe fettglänzend, Hautausschlag in den Augenbrauen

Gemüt, Verstand: Begreifen schweres, Gedächtnis schwach

Schlaf: Einschlafen spät, Schlaflosigkeit allgemein/vor Mitternacht/veranlassende Beschwerden, Schlaf unerquicklich, *Träume* unerinnerlich

Kopf: Absonderung/Verstopftheit der Ohren, Fließschnupfen, Stimme unrein

Brust: Atemnot, Tiefatmigkeit, Auswurf dunkles/helles Blut

Ernährung und Abdomen: Abneigung gegen Salziges, Verlangen nach Branntwein/Kaffee

Urogenitaltrakt: Harnabgang oft, Harnbeschaffenheit dunkel, Prostatasekretion, Pollutionen, Schwäche des Geschlechtsvermögens, Impotenz

Bewegungsapparat:

Haut: Allgemeines: Brennen wie von Funken, Empfindlichkeit, Komedonen, Krätze allgemein/unterdrückte, Nässen, Zusammenziehen. *Hautausschlag* flach/Friesel/nässend/juckend, *Hautgeschwüre* flach. *Schweiß* allgemein/einzelner Teile/Vorderseite/färbend/färbend fleckig/färbend gelb, Schwitzen leichtes

Modalitäten:

Verschlimmerung: Im Freien, Zugwind, in der Sonne, nach dem Hinlegen, Liegen im Bett, Liegen auf schmerzhafte Seite, Schlafmangel, beim Aufstehen aus dem Bett, während Bewegung, beim Gehen allgemein/im Freien, Fahren im Wagen, Drehen/Biegen, Drehen leidender Teile/Kopf, Sehen in die Höhe, Sprechen, beim Atmen, beim Einatmen, Nahrungsmittel Alkoholika/Wein/Tee/Tabak/Obst/Limonade/Süßes, Alkoholiker, nach Stuhlgang, exzessives Sexualleben, Masturbation, während/nach Beischlaf, Frauenbeschwerden, Säfteverlust, Druck äußerer, Haare berühren, Haare kämmen

Besserung: Im Zimmer, nach Aufstehen aus dem Bett, Stehen, Ruhe, im Halbschlaf

Empfindungen: Pulsieren in den Adern

Besonderes: Abmagerung einzelner Teile/leidender Teile, Empfindlichkeit äußerer Teile

Genius

Begreifen schweres/Gedächtnis schwach, Schlaflosigkeit vor Mitternacht, Atemnot, blutiger Auswurf, Prostatasekretion/Pollutionen, Geschlechtsvermögen schwach, Abmagerung einzelner Teile, flache Hautausschläge und Geschwüre, nässende Hautaffektionen, Schweiß färbend.

< im Freien, > im Zimmer, < nach Hinlegen, < Liegen, < Schlafmangel, < beim Aufstehen aus dem Bett, > nach Aufstehen aus dem Bett, > Stehen, < während Bewegung/Gehen, > in der Ruhe, <Drehen leidender Teile, < beim Atmen/Einatmen, < Alkoholika, < exzessives Sexualleben, <während/nach Beischlaf, < Masturbation, < Druck äußerer/Haare berühren/Kämmen.

Senega

Senega wurde von Seidel geprüft und im *Archiv für die homöopathische Heilkunst* (Band 9, 1830) erstmals veröffentlicht. In *Bönninghausens Therapeutischem Taschenbuch 2000* ist das Arzneimittel mit 515 Symptomen aufgeführt, davon sind 80 im dritten bis fünften Grad. Auf diesen basiert die vorliegende Charakterisierung.

Charakteristische Symptome

(polare Symptome blau)

Äußere Befunde: Aufgedunsenheit

Gemüt, Sensorium: Eingenommenheit

Schlaf: Schlaf tief/komatös

Kopf: Schnupfen schleimig, Geruchstäuschungen, Speichelvermehrung, Speichelverminderung, Stimme rau, Schleimbildung in der Luftröhre

Brust: Atem schnell, Atemnot, Husten mit Auswurf, Auswurf klebriges Blut/grau/schleimig/stärkeartig / Geschmack metallisch / Geschmack wie Urin

Ernährung und Abdomen: Durchfall mit Erbrechen

Urogenitaltrakt: Harnabgang viel, Harn trübe werdend, Bodensatz allgemein/wolkig

Bewegungsapparat: Lähmiger Schmerz/Spannen der Gelenke, Schlaffheit der Muskeln

Haut: Allgemeines: Trockenheit

Modalitäten:

Verschlimmerung: Wärme, Zimmerwärme, Liegen auf Seite, Sitzen, Bücken, Gehen schnell, Laufen, Steigen hinauf, Kränkung, Sehen angestrengt, beim Einatmen

Besserung: Kälte, Liegen auf Rücken, nach Aufstehen vom Sitzen, Steigen hinunter

Empfindungen: Bohren, Wärmegefühl, Brennen/Drücken/Rauhigkeitsgefühl *innerer Teile*

Besonderes: Abspannung körperlich, Blutandrang zu einzelnen Teilen, Blutwallung, Schleimabsonderung vermehrt, ödematöse Schwellung innerer/äußerer Teile, Trockenheit sonst feuchter Teile

Genius

Schlaf tief/komatös, Atemnot, Husten mit Auswurf von üblem Geschmack, Harn mit Bodensatz, ödematöse Schwellung innerer/äußerer Teile, Schleimabsonderung vermehrt (allgemein/Schnupfen/Luftröhre), Blutandrang zu einzelnen Teilen, Blutwallung, Trockenheit (sonst feuchter Teile/Haut).

< Wärme, > Kälte, < Liegen auf Seite, > Liegen auf Rücken, < Sitzen, > nach Aufstehen vom Sitzen, < Gehen schnell/Laufen, < Steigen hinauf, > Steigen hinunter.

Sepia succus

Sepia succus wurde von Hahnemann geprüft und in den *Chronischen Krankheiten* (Band 5, 1839) erstmals veröffentlicht. In *Bönninghausens Therapeutischem Taschenbuch 2000* ist das Arzneimittel mit 1493 Symptomen aufgeführt, davon sind 264 im vierten und fünften Grad. Auf diesen basiert die vorliegende Charakterisierung.

Charakteristische Symptome

(polare Symptome blau)

Äußere Befunde: Gesicht blass/gelb, Hautausschlag im Gesicht allgemein/Unterlippe/um den Mund/an der Nase/Stirn, Schwellung der Nase, Hautfarbe gelb

Gemüt: Gleichgültigkeit. *Verstand:* Angegriffenheit, Begreifen schweres, Zerstreutheit. *Sensorium:* Eingenommenheit

Schlaf: Einschlafen spätes/verhindert durch Beschwerden, Erwachen nachts häufig, Schlaflosigkeit allgemein/vor Mitternacht, Schlaf zu lang, Schläfrigkeit morgens/veranlassende Beschwerden, *Träume* angenehm

Kopf: Pupillen verengt, Weitsichtigkeit, Gehör empfindlich, Schnupfen gelb/schleimig, Geruchssinn empfindlich/schwach, Wasserzusammenlaufen im Mund, Geschmacksveränderung bitter/salzig, Zahnkaries, Zahnschmerzen

Brust: Atem schnell, Atemnot, Husten allgemein/morgens mit – abends ohne Auswurf/nachts mit – tagsüber ohne Auswurf, Auswurf eitrig/weißlich/Geschmack salzig, Herzklopfen

Ernährung und Abdomen: Appetitlosigkeit, Abneigung gegen Fleisch/Milch, Verlangen nach Branntwein/Wein, Aufstoßen, Erbrechen gallig/übelriechend, Stuhl blutig, Gelbsucht

Urogenitaltrakt: Harnbeschaffenheit dunkel, Bodensatz allgemein/blutig/rötlich, Prostatasekretion, Regelblutung spät, wehenartige Schmerzen, starke Wehen, Abort, Ausfluss allgemein/gelb

Bewegungsapparat: Bewegung erschwert, Stechen in Knochen, Kraftlosigkeit/Spannen/Ungelenkigkeit in Gelenken, Krämpfe/Rucke/Straffheit/Ziehen in Muskeln

Haut: Allgemeines: Hautfarbe gelb, Leberflecke, Härte der Haut/mit Verdickung/schwielenartig, Kälte, Krätze allgemein/trocken/unterdrückt, Rauheit, Nägel gelb, Rhagaden/nach Waschen, Schwellung leidender Teile, Wundheitsgefühl, Dekubitus. *Hautausschlag* allgemein/sich abschälend / eitrig / Knötchen / schrundig / trocken/juckend/wundschmerzend, *Flechten* allgemein/eiternd/Ringflechten/schrundig/trocken/juckend/stechend. *Hautgeschwüre* mit viel Eiter/geschwollen/varikös/mit Wildfleisch/kribbelnd. *Hühneraugen* allgemein/Rucke darin/wundschmerzend. *Jucken* mit Kratzen → Knötchen/Wundheitsschmerz, *Schweiß* allgemein/einzelner Teile/mit Angst/riechender/Schweißgeruch sauer, leichtes Schwitzen

Modalitäten:

Verschlimmerung: Hitze, Schneeluft, Durchnässung, Wasser und Waschen, beim/nach Schwitzen, Erkältung des Kopfes, beim Einschlafen, zu Beginn des Schlafes, beim Erwachen, Sitzen, Ausstrecken der Gliedmaßen, Drehen rückwärts, Bücken, Heben, Fahren im Wagen, Reiten, Nichtstun, Gesellschaft, geistige Anstrengung, Musik, Atmen, Husten, nach Essen, Nahrungsmittel Milch/Schweinefleisch, vor/während Regelblutung, Ausfluss, nach Beischlaf, exzessives Sexualleben, Masturbation, Säfteverlust, Frauenbeschwerden, Schwangerschaft, Wöchnerinnen, stillende Mütter, Milchfieber, Fieber, Impfung, Berührung

Besserung: Beim Erwachen, beim Aufrichten, beim/nach Aufstehen aus dem Bett, nach Aufstehen vom Sitzen, Heranziehen der Gliedmaßen, Gehen schnell, Laufen, Tanzen, Anstrengung des Körpers, Alleinsein, Nahrungsmittel kaltes Wasser

Empfindungen: Überempfindlichkeit gegen Schmerz, Drücken wie von einer Last, Leerheitsgefühl, Abneigung gegen Waschen, Frost/Kältegefühl einzelner Teile, Zersprengungsgefühl, Kribbeln/Wundheitsschmerz in *äußeren Teilen*, Brennen/Gefühl wie eine Kugel/Klopfen/Stechen/Wundheitsschmerz in *inneren Teilen*

Besonderes: Unruhe körperlich, Schwäche, Ohnmacht, Krämpfe klonisch/tonisch, Starrkrampf, entzündliche Schwellung, Schwellung leidender Teile, Blutungen aus inneren Teilen, Trockenheit innerer Teile. Fieber innerer Frost mit äußerer Hitze

Genius

Unruhe körperlich/Schwäche/Ohnmacht, Zerstreutheit/Gleichgültigkeit/schweres Begreifen, Schlaflosigkeit vor Mitternacht, Schlafen zu lang/Schläfrigkeit morgens, Schnupfen, Geschmacksveränderungen, Zähne kariös, Atemnot, Husten, Auswurf, Verlangen nach Wein/Branntwein, Erbrechen, Gelbsucht, Harn mit Bodensatz, wehenartige Schmerzen, Ausfluss, Knochen-, Gelenk- und Muskelschmerzen, Krämpfe tonisch/klonisch, Starrkrampf, Schwellungen entzündlich/leidender Teile, Trockenheit (Haut/innere Teile), Hautausschläge allgemein/im Gesicht, Rhagaden, Wundheitsschmerz in äußeren und inneren Teilen.

< Durchnässung/Wasser und Waschen/Schwitzen, < beim Einschlafen, > bei/nach Aufstehen aus dem Bett, < Sitzen, > nach Aufstehen vom Sitzen, < Ausstrecken der Gliedmaßen, > Heranziehen der Gliedmaßen, < Nichtstun, > Gehen schnell/Laufen/Tanzen/körperliche Anstrengung, < Gesellschaft, > Alleinsein, < nach Beischlaf/exzessives Sexualleben/Masturbation, < Frauenbeschwerden (vor/während Regelblutung/Ausfluss/Schwangerschaft/Wöchnerinnen/stillende Mütter/Milchfieber).

Silicea terra

Silicea terra wurde von Hahnemann geprüft und in den *Chronischen Krankheiten* (Band 5, 1839) erstmals veröffentlicht. In *Bönninghausens Therapeutischem Taschenbuch 2000* ist das Arzneimittel mit 1343 Symptomen aufgeführt, davon sind 211 im vierten und fünften Grad. Auf diesen basiert die vorliegende Charakterisierung.

Charakteristische Symptome

(polare Symptome blau)

Äußere Befunde: Gesichtsfarbe fleckig, Hautausschlag an der Nase

Gemüt: Nervenschwäche. *Sensorium:* Eingenommenheit

Schlaf: Schlaf unruhig, schlaflos nach Mitternacht, Einschlafen unmöglich nach Erwachen, Träume allgemein/lebhaft

Kopf: Tränen der Augen, Pupillen verengt, Weitsichtigkeit, Trübsichtigkeit, grauer Star, Blenden der Augen, Sehen fleckig, Sehnervenlähmung, Blindheit, Verstopftheit der Ohren, Absonderung von Eiter aus den Ohren, Schwerhörigkeit, Taubheit, Stockschnupfen, Niesen versagend, Geruchssinn vermindert, Geschmack verloren, Wasserzusammenlaufen im Mund

Brust: Tiefatmigkeit, Husten tagsüber mit – nachts ohne Auswurf, Auswurf eitrig/scharfes Blut, Puls verändert/klein/schnell/unfühlbar

Ernährung und Abdomen: Heißhunger, Appetitlosigkeit, Abneigung gegen Fleisch/Milch, Verlangen nach Milch, Erbrechen allgemein/Speisen, Blähungen stinkend, Verstopfung, Stuhl eitrig/übelriechend, Bandwürmer, Spulwürmer

Urogenitaltrakt: Harnabgang unwillkürlich nachts, Regelblutung spät/lang dauernd/unterdrückt, Zwischenblutungen, Menstruationsblut scharf

Bewegungsapparat: Eiterung/Entzündung/Geschwulst und Rachitis der Knochen, Stechen in Gelenken, Ziehen in Muskeln

Haut: Allgemeines: Brennen, Empfindlichkeit, Entzündung, Hautflecke weiß, schlechte Heilungstendenz der Haut, Nägel geschwürig, Hautschwellung schwammig, Trockenheit, Ganglion. *Hautauswüchse:* Hämangiom/Gliedschwamm/schwammig. *Hautausschlag* allgemein/Eiterbeulen/um sich fressend/trocken/nicht heilend/mit Geschwürschmerz. *Flechten* allgemein/um sich fressend/Pityriasis/trocken. *Hautgeschwüre* allgemein/eiternd → Eiter bräunlich/dick/jauchig/scharf/wenig/entzündet/faul/geschwollene Ränder/harte Ränder/harte, hohe Ränder/krebsartig/krustig/Röte in der Umgebung/schwammig/schwammige Ränder/tief/nicht heilend/mit Wildfleisch/brennend/brennend an den Rändern/drücken/juckend/juckend ringsherum/schmerzhaft an den Rändern/stechend/stechend an den Rändern/zuckend. *Hautjucken* allgemein/brennend/kitzelnd/Kratzen → Brennen. *Hühneraugen* allgemein/empfindlich/entzündet/ziehend

Modalitäten:

Verschlimmerungen: Im Freien, Zugwind, Wetterwechsel, Kaltwerden eines Teiles, Erkältung, Erhitzung, Erkältung/Nasswerden der Füsse, Entblößung allgemein/des Kopfes, während Schlaf, Liegen allgemein/auf schmerzhafte Seite, Auftreten hartes, Trost, Tageslicht, Sehen angestrengt, Lesen, Schreiben, Lärm, nach Essen/Trinken, Trinken schnell, Nahrungsmittel Wein, Würmer, Bandwürmer, Spulwürmer, während Regelblutung, stillende Mütter, Druck äußerer, Impfung, Kinderbeschwerden, Steinhauer

Besserung: Im Zimmer, Warmeinhüllen allgemein/des Kopfes

Empfindungen: Abneigung gegen frische Luft, Eingeschlafenheit einiger Teile, Ziehen in *äußeren Teilen*, Schweregefühl/Ziehen/zuckender Schmerz *innerer Teile*, Frostigkeit/leichtes Frieren, Hitze äußerlich

Besonderes: Anfälle von Unwohlsein, Fallsucht mit Konvulsionen, Drehen (Winden), Greifen, Lähmungen der Gliedmaßen/der Organe, Entzündungen äußerer Teile, Drüseneiterungen, Drüsengeschwüre, Fisteln

Genius

Schlaflos nach Mitternacht, Träume, Sehstörungen, Schwerhörigkeit, Geruchs- und Geschmackssinn vermindert, Husten, Auswurf, Puls schnell/klein/unfühlbar, Erbrechen, Würmer, Regelblutung spät/lang dauernd/unterdrückt, Knochenentzündungen, Lähmungen, eitrige Drüsen- und Hautgeschwüre, schwammige Hautauswüchse, Haut- und Hautausschläge nicht heilend, Frostigkeit.

< im Freien, > im Zimmer, < Kaltwerden/Erkältung, < Entblößung, > Einhüllen, < Liegen allgemein/auf schmerzhafte Seite, < Sehen angestrengt/Lesen/Schreiben, < nach Essen/Trinken/Trinken schnell, < Würmer.

Spigelia anthelmia

Spigelia anthelmia wurde von Hahnemann geprüft und in der *Reinen Arzneimittellehre* (Band 5, 1819) erstmals veröffentlicht. In *Bönninghausens Therapeutischem Taschenbuch 2000* ist das Arzneimittel mit 941 Symptomen aufgeführt, davon sind 264 im dritten bis fünften Grad. Auf diesen basiert die vorliegende Charakterisierung.

Charakteristische Symptome

(polare Symptome blau)

Äußere Befunde: Gesichtsfarbe blass/gelb um Augen/rot, Hautausschlag auf der Nase, Schwellung der Nase

Gemüt, Verstand: Begreifen schweres, Gedächtnis schwach. *Sensorium:* Eingenommenheit

Schlaf: Einschlafen spät, Schlaflosigkeit vor Mitternacht, unerinnerliche Träume

Kopf: Tränen der Augen, Pupillen erweitert, Sehen Blitze/wie Feuer/Schwarzwerden vor Augen, Gehör empfindlich, Ohrgeräusche allgemein/Brausen/Flattern, Verstopftheit der Ohren, Fließschnupfen, Stockschnupfen, Zähne kariös, Zahnschmerzen, Speichelvermehrung

Brust: Atemnot, Herzklopfen allgemein/mit Angst, Herzschlag zitternd, Puls groß/schneller als Herzschlag/zitternd

Ernährung und Abdomen: Durstlosigkeit, Aufsteigen/Aufdämmen, Blähungsgetöse, Gluckern, Stuhl schleimig, Madenwürmer, Spulwürmer

Urogenitaltrakt: Harndrang allgemein, Harnabgang oft/viel/unwillkürlich, Bodensatz weißlich

Bewegungsapparat: Bewegung erschwert, Bohren/Ziehen in Knochen, Stechen/Verrenkungsschmerz/Zerschlagenheitsschmerz in Gelenken, Krampfartige Schmerzen / Rucke / Stechen in Muskeln

Haut: Allgemeines: Hautfarbe bleich/gelb, Brennen, Spannen, Schwellungsgefühl, empfindliche Hühneraugen. *Hautausschlag* schmerzhaft/wundschmerzend. *Hautjucken* allgemein/brennend/kitzelnd/kribbelnd/stechend/Kratzen ändert nicht. *Schweiß* ohne Durst/mit Neigung zu Entblößen/Oberkörper

Modalitäten:

Verschlimmerung: Im Freien, Warmeinhüllen allgemein/des Kopfes, Warmwerden im Freien, Wasser und Waschen, feuchte Umschläge, Erkältung, Liegen im Bett/auf Rücken/Kopf tief, beim/nach Aufstehen aus dem Bett, beim Aufstehen vom Sitzen, während Bewegung, beim Gehen allgemein/im Freien/schnell/im Wind, Laufen, Steigen hinauf/hoch, Reiten, Bewegung leidender Teile/Augen/Kopf, Drehen leidender Teile, Bücken, Kopfschütteln, Augen öffnen, Augendrehen, Sehen angestrengt/hinab/lange auf etwas, Schnupfen, Niesen, Schnäuzen, von Rauch, Lärm, Luft einziehen, Atem anhalten, Atmen/Ausatmen, Sprechen, Hunger, Nüchtern vor dem Frühstück, Nahrungsmittel Alkoholika/Kaltes/kaltes Wasser, Alkoholiker, vor/bei Stuhlgang, Würmer allgemein/Madenwürmer/Spulwürmer, exzessives Sexualleben, Masturbation, Berührung, vor Mitternacht

Besserung: Im Zimmer, Entblößung allgemein/des Kopfes, Wasser und Waschen, feuchte Umschläge, beim Hinsetzen, nach Hinlegen, Liegen Kopf hoch, Ruhe nach Aufstehen aus dem Bett, Steigen hinunter, Augen schließen, Einatmen/Tiefatmen, beim Essen, nach Frühstück, Nahrungsmittel Warmes, nach Stuhlgang, Bohren mit Finger in der Nase

Empfindungen: Überempfindlichkeit gegen Schmerz, Abneigung gegen freie Luft, Gefühlstäuschungen, Gefühl von Herausreißen/Knistern, Aufsteigungsgefühl, Leichtigkeitsgefühl in den Gliedern, Schwellungsgefühl allgemein, Bohren, Brummen im Körper, Drücken wie von einer Last, Drücken/Stechen von innen heraus, Stechen spannendes, Stöße, Erschütterungen, Abneigung gegen Waschen, Wühlen, Zersprengungsschmerz, Schmerzhaftigkeit der Drüsen,

Empfindlichkeit / Entzündungen / Brennen / Zittern / Kribbeln / Schweregefühl / Stechen / Spannen /Verrenkungsschmerz / Zerschlagenheitsschmerz *äußerer Teile*, Gefühl wie ein Knäuel/Kneifen/ Gefühllosigkeit / Pochen / Rucke / Schwellungsgefühl/Stechen/Ziehen/Zittern in *inneren Teilen*, Frostigkeit, Frost allgemein/innerlicher/einzelner Teile, Frost ohne Durst, Hitze äußerlich/innerlich/äußerer Teile, Hitze ohne Durst/ mit Neigung zu Entblößen

Besonderes: Ohnmacht, Bleichsucht, Gelbsucht, Schwellung allgemein, Aufgedunsenheit, Krampfadern allgemein/entzündete, Fieber mit Frost → Hitze

Genius

Begreifen schweres/Gedächtnis schwach, Schlaflosigkeit vor Mitternacht, Sehstörungen, Ohrgeräusche, Schnupfen, Zähne kariös, Herzklopfen allgemein/mit Angst, Herzschlag/Puls zitternd, Durstlosigkeit, Aufsteigen/Aufdämmen, Würmer, Gelbsucht, Harndrang, Harnabgang oft/ viel/unwillkürlich, Schmerzen in Knochen/ Gelenken/Muskeln, Krampfadern, Bleichsucht, Schwellung allgemein/Aufgedunsenheit, Drücken/Stechen von innern heraus, Frost ohne Durst, Hitze/Schweiß ohne Durst/mit Neigung zu Entblößen.

< im Freien, > im Zimmer, < Warmeinhüllen, > Entblößen, < Liegen Kopf tief, > Liegen Kopf hoch, < während Bewegung (Gehen/Laufen/leidender Teile), > in der Ruhe, < Steigen hinauf, > Steigen hinunter, < Augen öffnen, > Augen schließen, < Sehen angestrengt, < Atmen/Ausatmen, > Einatmen/Tiefatmen, < Hunger/vor Frühstück, > beim Essen/nach Frühstück, < kalte Nahrungsmittel, > warme Nahrungsmittel, < Alkoholika, < vor/bei Stuhlgang, > nach Stuhlgang, < Würmer, < exzessives Sexualleben/Masturbation.

Spongia tosta

Spongia tosta wurde von Hahnemann geprüft und in der *Reinen Arzneimittellehre* (Band 6, 1821) erstmals veröffentlicht. In *Bönninghausens Therapeutischem Taschenbuch 2000* ist das Arzneimittel mit 768 Symptomen aufgeführt, davon sind 159 im dritten bis fünften Grad. Auf diesen basiert die vorliegende Charakterisierung.

Charakteristische Symptome

(polare Symptome blau)

Äußere Befunde: Gesichtsfarbe bläulich/rot, hervortretende Augen, Kropf

Gemüt: Fröhlichkeit

Schlaf: Gähnen mit Dehnen und Recken, schlafwachender Zustand, Schlaflage Kopf rückwärts gebeugt/Kopf tiefliegend

Kopf: Schnupfen schleimig, Stimme heiser/hohl/leise/mangelnd/rau/unrein/unterbrochen

Brust: Atem keuchend/laut, Erstickungsanfälle, Husten allgemein/trocken, Auswurf klumpiges Blut/gelb/verhärtet/Gestank wie frische Milch. Herzklopfen, Puls schnell

Ernährung und Abdomen: Stuhl grau, Madenwürmer

Urogenitaltrakt:

Bewegungsapparat: Gichtartige Schmerzen/Stechen in Gelenken, Krampfartige Schmerzen/Schlaffheit/Stechen/Zuckungen in Muskeln

Haut: Allgemeines: Beißen, Nagen, Stechen, Trockenheit, Schwellung leidender Teile. *Hautausschlag* Knötchen/beißend. *Hautjucken* allgemein/beißend/nagend/stechend/Kratzen ändert nicht/Kratzen ändert die Stelle/Kratzen → Beißen/→ Stechen

Modalitäten:

Verschlimmerung: Wetter kalt-trocken, Wetter trocken, Nordwind, Ostwind, im Zimmer, nach Ausziehen, Warmwerden im Bett, vor dem Schlafen, beim Einschlafen, Liegen krumm, Liegen auf rechte Seite, Liegen auf schmerzhafte Seite, Beugehaltung, beim Hinsetzen, Steigen hinauf, nach Bewegung, Drehen/Biegen, Drehen leidender Teile, Drehen Kopf, Drehen Kopf seitwärts, Sehen angestrengt, beim Einatmen, Nahrungsmittel Tabak/Fett, nach einem Rausch, Madenwürmer, Druck äußerer, Kinderbeschwerden, vor Mitternacht.

Besserung: Wetter feucht, im Freien, Liegen horizontal, Liegen auf linke Seite, Liegen auf schmerzlose Seite, Steigen hinunter, Schlucken

Empfindungen: Verlangen zu Liegen/zu Sitzen, Krankheitsgefühl, Nagen/Fressen/Schweregefühl/Spannen/Stechen in *äußeren Teilen*, Kneifen/Pulsieren/Rucke in *inneren Teilen*, Kleidung unerträglich, Stechen/Drücken von innen heraus, Drücken zusammen, würgender Schmerz, Zwängen, Gefühl wie eine Klappe im Hals/wie ein Nagel in inneren Teilen, Drücken in Drüsen/von innen heraus, Drüsen jucken/Kribbeln/wie Laufen darin/Lebendigkeitsgefühl/Nagen/Schwellungsgefühl/Spannen/Stechen, Hitze mit Angst, fliegende Hitze, Fieber mit Frost → Hitze → Schweiß

Besonderes: Abspannung körperlich, Anfälle von Unwohlsein, Auf- und Niederbewegen, Blutandrang zu einzelnen Teilen, Recken der Glieder, Schwellung leidender Teile/Drüsen, Verengungen nach Entzündungen

Genius

Abspannung körperlich, Krankheitsgefühl, Anfälle von Unwohlsein, Verlangen zu Liegen/zu Sitzen, Schlaflage Kopf rückwärts gebeugt/tiefliegend, Stimme heiser, Atem keuchend/laut/ Erstickungsanfälle, Husten allgemein/mit Auswurf, Herzklopfen/Puls schnell, Stechen in Gelenken und Muskeln, Beißen/Nagen/Stechen/ Jucken in Haut, Stechen/Drücken von innen heraus, Schwellung leidender Teile/Drüsen, Hitzegefühl.

< Wetter kalt-trocken/trocken, > Wetter feucht, < Nord- und Ostwind, < im Zimmer, > im Freien, < vor/beim Einschlafen, < Liegen krumm/Beugehaltung, > Liegen horizontal, < Liegen auf rechte Seite, > Liegen auf linke Seite, < Liegen auf schmerzhafte Seite, >Liegen auf schmerzlose Seite, < Steigen hinauf, > Steigen hinunter, < Drehen leidender Teile.

Stannum metallicum

Stannum metallicum wurde von Hahnemann geprüft und in der *Reinen Arzneimittellehre* (Band 6, 1821) erstmals veröffentlicht. In *Bönninghausens Therapeutischem Taschenbuch 2000* ist das Arzneimittel mit 781 Symptomen aufgeführt, davon sind 183 im dritten bis fünften Grad. Auf diesen basiert die vorliegende Charakterisierung.

Charakteristische Symptome

(polare Symptome blau)

Äußere Befunde: Abmagerung, Gesichtsfarbe blass/rot, rot umschriebene Wangen

Gemüt: Gereiztheit, Hypochondrie, Nervenschwäche

Schlaf: Gähnen, Schlaf unruhig, Träume allgemein/von Streit/lebhafte/verworrene

Kopf: Sehen zu weit entfernt, Schnupfen dick/ schleimig/zäh, Geschmacksveränderungen bitter/sauer/süßlich/widrig, Stimme hohl/rau/ unrein

Brust: Atemnot, Atem schnell/ängstlich/rasselnd, Husten allgemein/mit Auswurf, Auswurf eitrig/gelb/schleimig/zäh, Auswurf Geschmack faul/kräuterartig/süßlich/widrig/Gestank allgemein, Schleimbildung in Luftröhre, Puls klein/ schnell

Ernährung und Abdomen: Hunger, Aufstoßen, Übelkeit allgemein/im Hals, Erbrechen blutig/ gallig/Speisen/übelriechend/wässrig, Verstopfung, Stuhl grün

Urogenitaltrakt: Uteruskrämpfe, Pollutionen, Ausfluss schleimig/zäh

Bewegungsapparat: Spannen/Stechen/gichtartige Schmerzen in Gelenken, Drücken/Krampfartige Schmerzen/Rucke/Stechen/Ziehen/Ziehen drückendes in Muskeln

Haut: Allgemeines: Stechen, Nietnägel, trockene Hitze und Brennen. *Hautjucken* stechend. *Schweiß* schwächend, Schweißgeruch dumpfig

Modalitäten:

Verschlimmerungen: Feucht-kaltes Wetter, Liegen im Bett, Liegen auf Seite/auf schmerzlose Seite, während Schlaf, nach Bewegung, Drehen, Lachen, Singen, Sprechen, vor Regelblutung, Berührung leise, Druck auf die schmerzlose Seite, Kleiderdruck

Besserungen: Im Freien, Liegen auf Rücken, Einatmen, Tiefatmen, Kleiderlösen

Empfindungen: Ängstlichkeitsgefühl im Körper, Brennen/Drücken/Empfindlichkeit/Kneifen/ Schweregefühl/Stechen/Verrenkungsschmerz/ Zerschlagenheitsschmerz/zuckender Schmerz/ Zusammenschnüren *äußerer Teile*, Brennen/ Drücken/Jucken/Kneifen/Krämpfe/Rauhigkeitsgefühl/Rucke/Schneiden/Schwellungsgefühl/ Schweregefühl/Spannen/Wundheitsschmerz/ Zerschlagenheitsschmerz in *inneren Teilen*, Leerheitsgefühl, Stechen von innen heraus, Hitze, Drücken zusammen, Wühlen, Hitze innerlich/ einzelner Teile/äußerer Teile/mit Angst, fliegende Hitze

Besonderes: Schwindsucht, Schwäche, Fallsucht (Epilepsie) mit Konvulsionen, Bewegung konvulsivisch, Starrkrampf mit Rückwärtsbeugung, Blutwallung, Zittern äußerer Teile, Greifen, Schleimabsonderung vermehrt, Fiebererscheinungen links

Materia medica

Genius

Abmagerung/Schwindsucht/Schwäche, Gesichtsfarbe rot/rot umschriebene Wangen, Gereiztheit/Hypochondrie/Nervenschwäche/Ängstlichkeit, Träume allgemein, Schnupfen, Geschmacksveränderungen, Stimme unrein, Atemnot/Atem schnell, Husten, Auswurf von üblem Geschmack, Puls klein/schnell, Übelkeit/Erbrechen, vaginaler Ausfluss, Gelenk- und Muskelschmerzen, Epilepsie mit Konvulsionen, Bewegungen konvulsivisch, Schleimabsonderung vermehrt (allgemein/Luftröhre), Schmerzen stechend / drückend / kneifend / Schweregefühl/Zerschlagenheit, Hitze innerer und äußerer Teile.

< Liegen im Bett/auf Seite/auf schmerzlose Seite, < Druck auf schmerzlose Seite, > Liegen auf Rücken, < Lachen/Singen/Sprechen, > Einatmen/Tiefatmen, < Berührung leise/Kleiderdruck, > Kleiderlösen.

Staphisagria

Staphisagria wurde von Hahnemann geprüft und in der *Reinen Arzneimittellehre* (Band 5, 1819) erstmals veröffentlicht. In *Bönninghausens Therapeutischem Taschenbuch 2000* ist das Arzneimittel mit 1083 Symptomen aufgeführt, davon sind 95 im vierten und fünften Grad. Auf diesen basiert die vorliegende Charakterisierung.

Charakteristische Symptome

(polare Symptome blau)

Äußere Befunde: Blutmangel, Hautausschlag an Oberlippe/um den Mund/auf den Wangen

Gemüt:

Schlaf: Angenehme/verliebte *Träume*

Kopf: Tränen der Augen, Zähne kariös, Zahnschmerzen

Brust:

Ernährung und Abdomen: Verlangen nach Milch, Geschmacksveränderung fade, Wasserzusammenlaufen im Mund, Blähungen, Blähungsschmerz, Blähungsversetzung, Verstopfung

Urogenitaltrakt: Harndrang allgemein, Harnabgang oft/gering, starker Geschlechtstrieb

Bewegungsapparat: Entzündung/Geschwulst der Knochen, ziehendes Stechen/lähmiger Schmerz/lähmiges Ziehen/gichtartiger Schmerz in Gelenken, Stechen/brennendes Stechen/Ziehen in Muskeln

Haut: Allgemeines: Feigwarzen, pendelnde Fibrome, Gichtknoten, Nagen, Schnittwunden, Stechen brennend. *Hautausschlag* juckend. *Hautjucken* allgemein/kriechend/nagend, Jucken/Kratzen → Wundheitsschmerz. *Hautgeschwüre* mit stinkendem Eiter/nagend

Modalitäten:

Verschlimmerung: Nach Schlaf am Nachmittag, Anstrengung des Geistes, Gemütsbewegung allgemein, Ärger, Ärger mit Entrüstung, Kummer, Kränkung, Nüchtern vor Frühstück, Nahrungsmittel Tabak, exzessives Sexualleben, Masturbation, Säfteverlust, Berührung, Schnittverletzungen, Impfung

Besserung: Nach Frühstück, nach Blähungsabgang

Empfindungen: Drücken/Nagen/Stechen *äußerer Teile*, Schauder einzelner Teile

Besonderes: Unruhe körperlich, Entzündungen äußerer Teile, Zittern innerer Teile, Polypen, Skorbut

Genius

Angenehme/verliebte Träume, Zähne kariös, schmerzhafte Blähungen, Harndrang, Harnabgang oft/gering, stechende/ziehende Gelenk- und Muskelschmerzen, juckende Hautausschläge, Feigwarzen/pendelnde Fibrome/Polypen/Gichtknoten, Schnittwunden.

< Gemütsbewegungen (Ärger/Kummer/Kränkung) < Nüchtern vor Frühstück, > nach Frühstück, < exzessives Sexualleben/Masturbation/Säfteverlust.

Stramonium

Stramonium wurde von Hahnemann geprüft und in der *Reinen Arzneimittellehre* (Band 3, 1817) erstmals veröffentlicht. In *Bönninghausens Therapeutischem Taschenbuch 2000* ist das Arzneimittel mit 669 Symptomen aufgeführt, davon sind 176 im dritten bis fünften Grad. Auf diesen basiert die vorliegende Charakterisierung.

Charakteristische Symptome

(polare Symptome blau)

Äußere Befunde: Gesichtsfarbe rot, Miene verändert, Verzogenheit des Gesichtes

Gemüt: Angegriffenheit, Angst/Furcht/Schreckhaftigkeit, Boshaftigkeit, Fröhlichkeit, Melancholie, Stolz, Todesahnungen, Verliebtheit, wechselnde Stimmung. *Verstand*: Angegriffenheit, Begreifen schweres, Gedächtnis schwach/verloren, Bewusstlosigkeit, Imbezilität, Delirien, Delirium tremens, Einbildungen, Sehen Gestalten/Fratzen, Wahnsinn. *Sensorium*: Benebelung, Betäubung, Eingenommenheit

Schlaf: Schlaf tief/komatös, Schlaflage auf Bauch, ängstliche Träume

Kopf: Schwindel, Bewegungen des Kopfes, Tränen der Augen, Pupillen erweitert/unbeweglich, Kurzsichtigkeit, Sehschwäche, Lichtscheu, Farbensehen dunkel/schwarz, Mouches volantes, Starrsehen, Sehen zu klein, Schwarzwerden vor Augen, Sehnervenlähmung, Blindheit, Schwerhörigkeit, Nasenbluten/dunkles Blut/geronnenes Blut, Speichelvermehrung/Speichelverminderung, Geschmack schwach

Brust: Atem ängstlich/keuchend/laut/rasselnd/seufzend, Tiefatmigkeit, Auswurf dünnes/nicht geronnenes/klumpiges/dunkles/helles Blut, Herzschlag aussetzend, Puls groß/hart/klein/langsam/schnell/verändert/ungleich

Ernährung und Abdomen: Durst, Durst mit Abscheu gegen Getränke, Abneigung gegen Wasser, Verlangen nach Saurem, Blähungen stinkend, Durchfall schmerzlos, Stuhl übelriechend

Urogenitaltrakt: Harnabgang selten/verhalten/unwillkürlich im Bett, Harn blass, Geschlechtstrieb stark, Regelblutung stark, Menstruationsblut geronnen, Blutsturz

Bewegungsapparat: Abgelöstheitsgefühl der Gelenke

Haut: Allgemeines: Hautflecke rot, Brandwunden. *Hautausschlag* schmerzlos, *Hautgeschwüre* schmerzlos. *Schweiß* heiß, Schweißgeruch faulig

Modalitäten:

Verschlimmerung: Im Freien, während/nach/nach langem Schlaf, beim Erwachen, Gehen im Freien, nach Bewegung, Anstrengung des Geistes, Gemütsbewegungen allgemein, Alleinsein, unter fremden Menschen, in Gewölben, Dunkelheit, Schwindel, Licht, Sehen glänzende Dinge, beim Trinken, Nahrungsmittel Alkoholika/Branntwein, Alkoholiker, nach einem Rausch, nach Regelblutung, Schwangerschaft, Berührung, beim Schwitzen, Verbrennungen, Quecksilberdämpfe.

Besserung: Im Zimmer, Dunkelheit, nach dem Hinlegen, Liegen im Bett, in Gesellschaft

Empfindungen: Anfälle von Unwohlsein, Verlangen zu Liegen, Reizlosigkeit körperlich, Gefühlstäuschungen, Gefühllosigkeit, Leichtigkeitsgefühl in den Gliedern, Wasserscheu, Trockenheitsgefühl *innerer Teile*, Hitze mit Angst

Besonderes: Unruhe körperlich, Beweglichkeit zu groß, Bewegungen konvulsivisch/unwillkürlich, Verdrehungen der Glieder, Taumeln, Fallen leichtes, Zittern äußerer Teile, Zuckungen, Fallsucht (Epilepsie) allgemein/mit Bewusstsein/mit Konvulsionen, Krämpfe allgemein/hysterisch/klonisch/tonisch, Erstarrung, Starrkrampf, Blutfülle, Butandrang zu einzelnen Teilen, Blutungen aus inneren Teilen, Schlaganfall, Blutschlaganfall, Lähmungen der Organe, Ohnmacht, Schwellung allgemein, Trockenheit sonst feuchter Teile, Fieber Hitze mit Schweiß

Genius

Angst, wechselnde Stimmung (Boshaftigkeit/Fröhlichkeit/Verliebtheit/Stolz/Melancholie/Todesahnungen), Begreifen schweres/Gedächtnisschwäche/Benebelung, Delirien/Halluzinationen/Wahnsinn, Unruhe körperlich, Anfälle von Unwohlsein/Verlangen zu Liegen, Schlaf tief/komatös, Sehstörungen, Nasenbluten, Atem keuchend/rasselnd, blutiger Auswurf, Puls verändert, Durst, Abscheu gegen Getränke/Wasser, Wasserscheu, Harnabgang selten/verhalten, Blutfülle/Blutandrang zu einzelnen Teilen, Blutungen aus inneren Teilen, Taumeln/Fallen leichtes, Schlaganfall, Ohnmacht, Zittern/Zuckungen, Bewegungen konvulsivisch / unwillkürlich / Verdrehen der Glieder, Epilepsie mit Konvulsionen, Krämpfe allgemein/hysterisch/tonisch/klonisch, Erstarrung/Starrkrampf, Verbrennungen.

< im Freien, > im Zimmer, > nach Hinlegen/Liegen im Bett, < während/nach Schlaf, < Allein/unter fremden Menschen/in Gewölben, > Gesellschaft, < Licht/Sehen glänzende Dinge, < Alkohol.

Strontium metallicum

Strontium metallicum wurde von Nenning, Schreter, Seidel, Trinks und Woost geprüft und in der *Reinen Arzneimittellehre von Hartlaub und Trinks* (Band 3, 1831) erstmals veröffentlicht. In *Bönninghausens Therapeutischem Taschenbuch 2000* ist das Arzneimittel mit 534 Symptomen aufgeführt, davon sind 108 im dritten bis fünften Grad. Auf diesen basiert die vorliegende Charakterisierung.

Charakteristische Symptome

(polare Symptome blau)

Äußere Befunde: Abmagerung allgemein

Gemüt:

Schlaf: Unruhiger Schlaf

Kopf: Speichelverminderung

Brust: Atem heiß, Husten morgens mit – abends ohne Auswurf nicht, tagsüber mit – nachts ohne Auswurf, Auswurf helles/klumpiges/nicht geronnenes Blut, Auswurf Geschmack wie Erde

Ernährung und Abdomen: Verlangen nach Bier

Urogenitaltrakt: Harn blass

Bewegungsapparat: Stechen/Ziehen/Zusammenschnüren/gichtartige Schmerzen in Gelenken, Ziehen in Muskeln

Haut: Allgemeines: Spannen, gespannte Schwellung, Straffheit. *Hautausschlag* spannend. *Hautgeschwüre* spannend. *Hautjucken* Kratzen → Spannen, Kratzen verschlimmert

Modalitäten:

Verschlimmerung: Kälte, Wetter kalt, Wetter feucht/feucht-kalt, Winter, Entblößung/des Kopfes, Kaltwerden, feuchte Umschläge, Wasser und Waschen, nach dem Hinlegen, Liegen, Liegen im Bett, beim Bücken, Einziehen von kalter Luft, vor Essen, Berührung, Reiben, Kratzen, vor Mitternacht

Besserung: Wärme, Zimmerwärme, Wetter trocken, Wetter warm, Warmeinhüllen allgemein/des Kopfes, Warmwerden, nach Aufstehen aus dem Bett, im Hellen, Licht, Sonnenschein, nach Essen, nach Schwitzen

Empfindungen: Abneigung gegen Waschen, Zersprengungsschmerz, Zusammenschrauben, Ziehen nach oben, Zittern/Spannen/Ziehen/Zusammenschnüren *äußerer Teile*, Rauhigkeitsgefühl/Spannen/Schneiden/Zittern *innerer Teile*, Hitze/Schweiß mit Abneigung gegen Entblößung

Besonderes: Greifen, Zusammenfahren, Krämpfe klonisch, Trockenheit, Pulsieren in den Adern

Genius

Husten morgens/tagsüber mit – abends/nachts ohne Auswurf, Auswurf blutig, Ziehen in Muskeln und Gelenken, Spannen in Haut/äußeren und inneren Teilen, Hitze/Schweiß mit Abneigung gegen Entblößung.

< Kälte, > Wärme, < Wetter kalt, > Wetter warm, < Wetter feucht/feucht-kalt, > Wetter trocken, < Entblößen, > Einhüllen, < Kaltwerden, > Warmwerden, < Wasser und Waschen/feuchte Umschläge, < nach Hinlegen, < beim Liegen, > nach Aufstehen aus dem Bett, > im Hellen/Licht/Sonnenschein, < vor Essen, > nach Essen, < Berührung/Reiben/Kratzen.

Sulphur lotum

Sulphur lotum wurde von Hahnemann geprüft und in der *Reinen Arzneimittellehre* (Band 4, 1818) erstmals veröffentlicht. In *Bönninghausens Therapeutischem Taschenbuch 2000* ist das Arzneimittel mit 1635 Symptomen aufgeführt, davon sind 286 im vierten und fünften Grad. Auf diesen basiert die vorliegende Charakterisierung.

Charakteristische Symptome

(polare Symptome blau)

Äußere Befunde: Abmagerung, Bleichsucht, Gesichtsfarbe blass/gelb/rot umschriebene Wangen, Hautausschlag Oberlippe und Stirn

Gemüt: Verdrießlichkeit. *Sensorium:* Eingenommenheit, Halluzinationen

Schlaf: Schlaf unruhig/unerquicklich, Erwachen nachts häufig, Schläfrigkeit nachmittags, *Träume* allgemein/lebhaft

Kopf: Tränen der Augen, Pupillen verengt, Lichtscheu, Trübsichtigkeit, grauer Star, Sehen: Schein um das Licht, Sehnervenlähmung, Ohrgeräusch Brausen, Schwerhörigkeit, Nasenbluten, Geruchstäuschung nach altem Schnupfen, Speichelverminderung, Wasserzusammenlaufen im Mund

Brust: Atem schnell, Atemnot, Husten allgemein, Auswurf blutig, Herzklopfen

Ernährung und Abdomen: Durst, Abneigung gegen Brot/Fleisch/Milch/Süßes, Verlangen nach Bier / Saurem / Wein. Geschmacksveränderung sauer, Aufstoßen, Übelkeit, Ohnmachtsartige Übelkeit, Erbrechen allgemein/sauer, stinkende Blähungen, Blähungsgetöse, Durchfall, Stuhldrang allgemein/vergeblich, Verstopfung, Stuhl blutig/grün/knotig/übelriechend/ungenügend; Band-/Maden- und Spulwürmer

Urogenitaltrakt: Harndrang, Harnen tropfenweise/unwillkürlich nachts, Geschlechtstrieb stark, Schwäche des Geschlechtsvermögens, Regelblutung kurz/schwach/spät/unterdrückt, verzögerte Menarche

Bewegungsapparat: Gefühl wie ein Band um Knochen, Gefühl wie Zusammenschnüren der Knochen, Knochengeschwulst, Kraftlosigkeit/ Spannen/Ziehen/Verrenkungsschmerz in Gelenken, Rucke/Stechen/Ziehen in Muskeln

Haut: Allgemeines: Kälte der Haut, Trockenheit, Hautrisse, Schrunden nach Waschen, Dekubitus, Wundheit bei Kindern, Hautfarbe bleich, Hautflecke gelb, Leberflecke, Sommersprossen, Haarausfall Kopf, Nägel allgemein/geschwürig, Nietnägel, Warzen, Hühneraugen stechend, Schnittwunden. *Schwellung* allgemein/leidender Teile/ brennend/heiß/ödematös. *Hautausschlag* allgemein/schrundig/krustig, *Krätze* allgemein/nässend/trocken. *Flechten* allgemein/schrundig/ krustig, *Hautgeschwüre* allgemein/stinkender Eiter/geschwollen/krebsartig/krustig/klopfend/ spannend/stechend/ziehend. *Hautjucken* allgemein/kribbelnd/wollüstig, Kratzen → Ausschlag/ → Blutigwerden/ → Brennen/ → Geschwüre/ → Schorfe, Kratzen → Wundheitsschmerz/ → Ziehen. *Schweiß* allgemein/einzelner Teile/ Hinterseite/mit Angst, Schwitzen leichtes

Modalitäten:

Verschlimmerung: Erkältung, Zugluft, Wasser und Waschen, feuchte Umschläge, Warmwerden im Bett, während/nach langem Schlaf, beim Erwachen, beim Aufrichten, Gehen schnell, Laufen, Heben, Ausstrecken der Gliedmaßen, Anstrengung des Körpers, Sprechen, Schlucken, Schlucken Speisen, nach Essen, Nahrungsmittel Milch/kaltes Wasser, beim Erbrechen, bei Stuhlgang, vor/während Regelblutung, unterdrückte Regelblutung, unterdrücktes Sexualleben, Masturbation, Säfteverlust, Wöchnerinnen, unterdrückte Hautausschläge, unterdrücktes Schwitzen, beim Schwitzen, Berührung, Vollmond, Impfungen

Besserung: Warmwerden, Heranziehen der Gliedmaßen

Empfindungen: Gefühl wie ein Band darum/wie Laufen in den Gliedern, Bewegungsgefühl, beißender Schmerz, Brummen im Körper, Dröhnen,

Stechen von innen heraus, Abneigung gegen Waschen, ohnmachtsartige Übelkeit, Brennen/Hitze/Klopfen/Spannen/Stechen/Verrenkungsschmerz/Zerschlagenheitsschmerz/Ziehen *äußerer Teile*, Brennen/Hitze/Gefühl wie ein Knäuel/Rauhigkeitsgefühl/Schneiden/Schweregefühl/Völlegefühl/Zusammenschnüren *innerer Teile*, Kälte und Kältegefühl einzelner Teile, Hitze mit Durst, Hitze einzelner Teile

Besonderes: Blutandrang zu einzelnen Teilen, Blutungen aus inneren Teilen, Fallsucht (Epilepsie), Drüsen Schwellung/Geschwüre krebsartig, Entzündungen der Schleimhäute, Schleimabsonderung vermehrt, entzündliche Schwellungen, Schwellung leidender Teile, ödematöse Schwellung innerer Teile, Trockenheit sonst feuchter Teile, Zittern äußerer Teile, zusammengesetzte Fieber

Genius

Blässe, Schlaf unruhig, Träume, Sehstörungen, Atemnot, Durst, Verlangen nach Saurem, Geschmacksveränderung sauer, Übelkeit/Erbrechen, allgemein/sauer, Blähungen, Verstopfung, Würmer, stinkende Absonderungen (Blähungen, Stuhl), Harndrang/Harnen tropfenweise/unwillkürlich, Menstruation kurz/schwach/spät, Geschlechtstrieb stark, aber Schwäche des Geschlechtsvermögens, Gefühl wie eine Band/Zusammenschnüren der Knochen, Gelenk- und Muskelschmerzen, Butandrang zu einzelnen Teilen/Blutungen aus inneren Teilen, Schwellung leidender Teile, Hitze/Brennen in inneren und äußeren Teilen, Trockenheit von Schleimhäuten und Haut, juckende Hautausschläge.

< Erkältung/Zugluft, < Wasser und Waschen/feuchte Umschläge, < während/nach langem Schlaf, < durch körperliche Anstrengungen (Heben, Gehen schnell, Laufen), < Ausstrecken der Gliedmaßen, > Heranziehen der Gliedmaßen, < Schlucken/Speisen, < vor/während/nach Regelblutung, < Säfteverluste, < durch Unterdrückung (Regelblutung/Sexualleben/Hautausschläge/Schwitzen).

Sulphuricum acidum

Sulphuricum acidum wurde von Hahnemann geprüft und in den *Chronischen Krankheiten* (Band 5, 1839) erstmals veröffentlicht. In *Bönninghausens Therapeutischem Taschenbuch 2000* ist das Arzneimittel mit 750 Symptomen aufgeführt, davon sind 108 im dritten bis fünften Grad. Auf diesen basiert die vorliegende Charakterisierung.

Charakteristische Symptome

(polare Symptome blau)

Äußere Befunde: Gesichtsfarbe wechselnd

Gemüt: Ernsthaftigkeit, Misstrauen, wechselnde Stimmung. *Verstand*: Aufgeregtheit

Schlaf: Erwachen zu früh, Schlaflos nach Mitternacht, Träume ängstlich/von Unglücksfällen

Kopf: Kurzsichtigkeit, Schnupfen dickflüssig, Speichelvermehrung

Brust: Husten morgens mit – abends ohne Auswurf, Auswurf sauer riechend, Puls klein

Ernährung und Abdomen: Hunger ohne Appetit, Verlangen nach Obst, Aufstoßen, Übelkeit, Erbrechen blutig/wässrig, Durchfall mit Erbrechen, Verstopfung allgemein/mit Kotverhärtung, Stuhl schafskotartig/schwarz, Leistenbruch allgemein/eingeklemmt

Urogenitaltrakt: Regelblutung früh/stark

Bewegungsapparat: Rucken/Stechen in Gelenken, Rucke/Stechen brennendes/Drücken in Muskeln

Haut: Allgemeines: Hämatome, Hautflecke blau/rot/juckend, Hautstechen brennend, Frostbeulen. *Hautjucken* Kratzen ändert die Stelle. *Schweiß* an Oberkörper, leichtes Schwitzen

Modalitäten:

Verschlimmerung: Beim Aufstehen aus dem Bett, nach dem Hinlegen, Reiten, Lesen, nach Regelblutung, Verletzungen allgemein/stark blutend/mit Bluterguss/Quetschungen/Schnittverletzungen/Weichteilverletzungen, Erfrierung, Wundfieber

Besserung:

Empfindungen: Abneigung gegen freie Luft, Drücken zusammen, Stöße, Wärmegefühl, Schneiden/Wundheitsschmerz *äußerer Teile*, Rauhigkeitsgefühl/Zittern/Zusammenschnüren *innerer Teile*

Besonderes: Weißwerden roter Teile, Lähmungen halbseitig, Quetschungen/Quetschungswunden, Schnittwunden, Wunden allgemein/stark blutend

Genius

Ernsthaftigkeit/Misstrauen, Schlaflosigkeit nach Mitternacht, ängstliche Träume, Aufstoßen, Übelkeit/Erbrechen, Verstopfung, Leistenbruch, Regelblutung früh/stark, Rucke und Stechen in Gelenken und Muskeln, Erfrierungen/Frostbeulen, Hämatome/Quetschungen/Schnittwunden, Wunden allgemein/stark blutend.

< Verletzungen allgemein/stark blutend/mit Hämatom, < Quetschungen/Schnittverletzungen/Weichteilverletzungen, < Wundfieber.

Symphytum officinale

Symphytum officinale wurde von MacFarlan geprüft und in *The Homeopathic Physician* (1892) erstmals veröffentlicht. In *Bönninghausens Therapeutischem Taschenbuch 2000* ist das Arzneimittel mit 4 Symptomen aufgeführt, davon sind 3 im dritten bis fünften Grad. Die vorliegende Auflistung umfasst alle vier Symptome. Eine Charakterisierung des Mittels ist aber aufgrund der spärlichen Symptomatik nicht möglich.

Charakteristische Symptome

(polare Symptome blau)

Äußere Befunde:

Gemüt:

Schlaf:

Kopf:

Brust:

Ernährung und Abdomen:

Urogenitaltrakt:

Bewegungsapparat: Knochenbrüche allgemein/ mit langsamer Heilung, Wunden mit Knochenverletzung

Haut:

Modalitäten:

Verschlimmerung: Verletzung von Knochen und Knochenhaut

Besserung:

Empfindungen:

Besonderes:

Genius

Knochenbrüche, Knochenverletzungen.

< *Verletzungen von Knochen und Knochenhaut.*

Tabacum

Tabacum wurde von Schreter, Nenning und Hausbrand geprüft und in der *Reinen Arzneimittellehre von Hartlaub und Trinks* (Band 3, 1831) erstmals veröffentlicht. In *Bönninghausens Therapeutischem Taschenbuch 2000* ist das Arzneimittel lediglich mit einem Symptom aufgeführt. Eine Charakterisierung kann deshalb nicht vorgenommen werden.

Charakteristische Symptome

(polare Symptome blau)

Äußere Befunde:

Gemüt:

Schlaf:

Kopf:

Brust:

Ernährung und Abdomen:

Urogenitaltrakt:

Bewegungsapparat:

Haut:

Modalitäten:

Verschlimmerung: < Fahren mit dem Schiff, Seekrankheit (3-wertig)

Besserung:

Empfindungen:

Besonderes:

Genius

< Fahren mit dem Schiff, Seekrankheit.

Thuja occidentalis

Thuja occidentalis wurde von Hahnemann geprüft und in der *Reinen Arzneimittellehre* (Band 5, 1819) erstmals veröffentlicht. In *Bönninghausens Therapeutischem Taschenbuch 2000* ist das Arzneimittel mit 1032 Symptomen aufgeführt, davon sind 258 im dritten bis fünften Grad. Auf diesen basiert die vorliegende Charakterisierung.

Charakteristische Symptome

(polare Symptome blau)

Äußere Befunde: Gesichtsfarbe rot, Hautausschlag um die Nase, Schwellung der Nase

Gemüt: Ernsthaftigkeit, Begreifen schweres, Halluzinationen. *Sensorium:* Eingenommenheit

Schlaf: Schlaflosigkeit, Schlaf unruhig, Träume allgemein/ängstlich/von Fallen/von Krieg/von Toten/von Unglücksfällen/geistig anstrengend

Kopf: Pupillen verengt, Sehen Blitze, Sehen zu klein, Schnupfen grau, Zähne kariös

Brust: Atemnot, Husten mit Auswurf, Auswurf gelb/grau/scharf, Auswurf Geschmack wie Eidotter/wie nach dem zuvor genossenen/wie Harz/wie alter Käse/modrig/ranzig, Herzklopfen

Ernährung und Abdomen: Appetitlosigkeit, Abneigung gegen Kartoffeln, Aufstoßen, Verstopfung mit Untätigkeit des Darmes/mit Verhärtung des Kots, Stuhl schafskotartig, Leistenbruch

Urogenitaltrakt: Harnabgang oft, Harnbeschaffenheit scharf/schäumend, Harn Bodensatz allgemein/wolkig, Priapismus, Abort

Bewegungsapparat: Bewegung erschwert, Knacken/Stechen/ziehendes Stechen/gichtartige Schmerzen in Gelenken, krampfartige Schmerzen/Stechen/brennendes Stechen/drückendes Stechen/ziehendes Stechen in Muskeln, Rachitis

Haut: Allgemeines: Hautfarbe schmutzig, Empfindlichkeit, Erysipel, Pocken, Windpocken, Zoster, Hautschwellung stechend, Stechen, Stechen brennend, Geschwürschmerz, Leberflecke, Hautflecke rot-bräunlich, Sommersprossen, Nägel spröde/verkrüppelt, Haarwuchs an unbehaarten Stellen. *Hautauswüchse* fleischartig/Markschwamm/pendelnde Fibrome/schwammig/Atherom/Feigwarzen/Warzen allgemein/gestielt/zackig. *Hautausschlag* allgemein/nur an bedeckten Teilen/Furunkel/Knötchen/Schwellung. *Hautflechten* krustig/Pityriasis/Ringflechten/juckend. *Hautgeschwüre* schwammig/zackige Ränder. *Hautjucken* allgemein/stechend/Kratzen bessert/Kratzen → Brennen. *Schweiß* allgemein/Kopf ausgenommen/einzelne Teile/Oberkörper/gelb färbend, Schweißgeruch süßlich

Modalitäten:

Verschlimmerung: Wetter feucht, Wetter feuchtkalt, Hitze, Erhitzung, Warmwerden im Bett, Liegen auf Seite/linke Seite/schmerzhafte Seite, beim Aufstehen aus dem Bett, beim Aufstehen vom Sitzen, beginnendes Gehen, Gehen im Wind, Ausstrecken der Gliedmaßen, Drehen vorwärts, Bücken, Sehen in die Höhe, beim Kauen, Schlucken, Leerschlucken, Nahrungsmittel Bier/Wein/Tee/Tabak/Fett/Schweinefleisch/Saures/Süßes/Zwiebeln, beim/nach Harnen, Masturbation, Pocken, Windpocken, nach unterdrückten Hautausschlägen, Impfung, periodisch/jährlich, nach Mitternacht

Besserung: Liegen auf Rücken, Liegen auf rechte Seite, Heranziehen der Gliedmaßen, Drehen leidender Teile, Drehen rückwärts, Berührung, Reiben, Kratzen, Bohren mit Finger, nach Schwitzen

Empfindungen: Abneigung gegen Bewegung, Bohren, Gefühl wie Fleisch losgeschlagen von den Knochen, Klopfen/Schweregefühl/Spannen/Stechen/Zerschlagenheitsschmerz in *äußeren Teilen*, Leichtigkeitsgefühl in den Gliedern, Kneifen/Pulsieren/Zusammenschnüren in *inneren Teilen*, innerer Frost, Kälte- und Kältegefühl allgemein/einzelner Teile, fliegende Hitze

Besonderes: Abmagerung leidender Teile, Blutwallung, Pulsieren in den Adern, Adernetze, Taumeln, Schlaganfall, Blutschlaganfall, Schwellung allgemein, Drüsen mit schwammigen Geschwüren/Schwellung/entzündlicher Schwellung, Einziehen weicher Teile

Genius

Schlafstörungen, Träume ängstlich, Sehstörungen, Husten mit Auswurf von üblem Geschmack, graue Absonderungen (Schnupfen / Auswurf), Verstopfung mit Kotverhärtung, Harn mit Bodensatz, Abneigung gegen Bewegung/Bewegung erschwert, Stechen in Gelenken/Muskeln/ Haut, Blutwallung/Pulsieren in den Adern/ Schlaganfall, Drüsenschwellungen, Hautausschläge und Auswüchse (Warzen/Feigwarzen/ pendelnde Fibrome/Markschwamm/Atherome), Schweiß, Kälte und Kältegefühl.

< Wetter feucht/feucht-kalt, < Warmwerden im Bett/Erhitzung/Hitze, < Liegen auf Seite/linke Seite/schmerzhafte Seite, > Liegen auf Rücken/ rechte Seite, < beim Aufstehen aus dem Bett/vom Sitzen, < Gehen beginnend/im Wind, < Ausstrecken der Gliedmaßen, > Heranziehen der Gliedmaßen, < Drehen vorwärts, > Drehen rückwärts, < Kauen/Schlucken/Leerschlucken, < Nahrungsmittel Bier/Wein/Fett/Schweinefleisch, < beim/ nach Harnen, < Pocken/Windpocken, < periodisch, > Berührung/Reiben/Kratzen/Bohren mit Finger.

Valeriana officinalis

Valeriana officinalis wurde von Jörg erstmals geprüft und in den *Materialien zu einer künftigen Arzneimittellehre* (1825) erstmals veröffentlicht. In *Bönninhausens Therapeutischem Taschenbuch 2000* ist das Arzneimittel mit 585 Symptomen aufgeführt, davon sind 109 im dritten bis fünften Grad. Auf diesen basiert die vorliegende Charakterisierung.

Charakteristische Symptome

(polare Symptome blau)

Äußere Befunde: Gesichtsfarbe rot

Gemüt: Nervöse Aufregung, Hypochondrie, Nervenschwäche. *Verstand:* Aufgeregtheit, Halluzinationen

Schlaf: Einschlafen spät, Schlaflos vor Mitternacht, Schlaf komatös

Kopf: Schwindel, Trunkenheit, Kurzsichtigkeit, Blenden der Augen, Farbsehen hell, Sehen zu hell, Geschmacksveränderung fettig/widrig

Brust: Auswurf Geschmack wie Talg/Gestank wie Veilchen, Puls schnell

Ernährung und Abdomen: Verlangen nach Erfrischendem, Übelkeit allgemein/im Hals, Aufsteigen, Aufstoßen, Sodbrennen, Blähungen faul riechend

Urogenitaltrakt: Harnbeschaffenheit mit kleieartigen Stoffen/schleimig/trübe werdend, Harn Bodensatz allgemein/rötlich(schleimig/weißlich, Menstruation spät/unterdrückt

Bewegungsapparat: Lähmiger Schmerz in Gelenken, Drücken/Krampfartige Schmerzen in Muskeln

Haut: Hautausschlag weißlich/Friesel. *Schweiß* Oberkörper

Modalitäten:

Verschlimmerungen: Im Freien, in der Sonne, im Zimmer, in Ruhe, Liegen allgemein/krumm, Sitzen, Stehen, nach Bewegung, Bewegung der Augen, beim Bücken, durch Beugehaltung, beim Hinsetzen, Dunkelheit, beim Einatmen, unterdrückte Regelblutung, Frauenbeschwerden, äußerer Druck, Hutdruck, narkotische Arzneien, vor Mitternacht.

Besserung: Im Zimmer, durch Lagewechsel, nach Aufstehen vom Sitzen, Bewegung allgemein/fortgesetzt/leidender Teile, beim Gehen, Steigen hinauf, im Hellen

Empfindungen: Abneigung frische Luft, Stechen von innen heraus, Zerschlagenheitsschmerz/Ziehen/zuckender Schmerz *äußerer Teile*, Rucke/Völlegefühl/zuckender Schmerz *innerer Teile*, fliegende Hitze

Besonderes: Abspannung körperlich, hysterische Krämpfe

Genius

Nervöse Aufregung / Hypochondrie / Nervenschwäche, Schlaflosigkeit vor Mitternacht, Schwindel/Trunkenheit, Sehen zu hell, Geschmacksveränderungen, Auswurf, Übelkeit, Aufsteigen/Aufstoßen/Sodbrennen, Harn schleimig/trübe/mit Bodensatz, Regelblutung spät/unterdrückt, Muskelschmerzen, zuckende Schmerzen in äußeren und inneren Teilen.

< im Freien, < Ruhe/Liegen/Sitzen/Stehen, < Beugehaltung/Bücken/Liegen krumm, < nach Bewegung, > Bewegung allgemein/fortgesetzt/Gehen, < Dunkelheit, > im Hellen, < Frauenbeschwerden/unterdrückte Regelblutung, < äußerer Druck/Hutdruck.

Veratrum album

Veratrum album wurde von Hahnemann geprüft und in der *Reinen Arzneimittellehre* (Band 3, 1817) erstmals veröffentlicht. In *Bönninghausens Therapeutischem Taschenbuch 2000* ist das Arzneimittel mit 1028 Symptomen aufgeführt, davon sind 75 im vierten und fünften Grad. Auf diesen basiert die vorliegende Charakterisierung.

Charakteristische Symptome

(polare Symptome blau)

Äußere Befunde: Gesichtsfarbe bläulich, Zyanose, Miene verändert

Gemüt: Angegriffenheit, Stolz, Verliebtheit. *Verstand*: Angegriffenheit, Delirien, Wahnsinn, Gedächtnis schwach/verloren. *Sensorium:* Betäubung

Schlaf: Schlummersucht

Kopf: Pupillen verengt, Speichelverminderung, Geschmacksveränderung bitter, Stimme hohl/leise

Brust: Atemnot, Puls verändert/klein/weich/unfühlbar

Ernährung und Abdomen: Heißhunger, Verlangen nach Obst/Saurem, Aufstoßen, Brechreiz, Übelkeit allgemein/im Magen, Erbrechen allgemein/gallig, Blähungen, Blähungsschmerz, Durchfall, Stuhl unwillkürlich abgehend, Leistenbruch

Urogenitaltrakt: Harnbeschaffenheit dunkel, Geschlechtstrieb stark

Bewegungsapparat:

Haut: Allgemeines: Hautfarbe bläulich, Kälte- und Kältegefühl der Haut. *Hautausschlag* trocken/trockene Krätze. *Schweiß* allgemein

Modalitäten:

Verschlimmerung: Wetter kalt, Hitze, Frühjahr, Herbst, Anstrengung des Körpers, nach Trinken, Nahrungsmittel Obst, vor/bei Stuhlgang, vor Regelblutung, Schwangerschaft, beim Schwitzen

Besserung:

Empfindungen: Geschwürschmerz innerer Teile, Ohnmachtsartige Übelkeit, Zerbrochenheitsschmerz, Frost allgemein, Kälte- und Kältegefühl einzelner Teile/*äußerer Teile*

Besonderes: Schwäche, Haltlosigkeit des Körpers, Taumeln, Schwarzwerden äußerer Teile

Genius

Schwäche, Haltlosigkeit des Körpers, Taumeln, Zyanose, Gemüt und Verstand angegriffen, Gedächtnisschwäche, Delirien, Stimme verändert, Puls klein/weich/unfühlbar, Verlangen Obst/Saures, Übelkeit/Erbrechen/Blähungen/Durchfall, Kälte- und Kältegefühl der Haut/einzelner Teile, trockene Hautausschläge.

< Wetter kalt/Frühjahr/Herbst, < vor/bei Stuhlgang < vor Regelblutung/in Schwangerschaft.

Verbascum thapsus

Verbascum thapsus wurde von Hahnemann geprüft und in der *Reinen Arzneimittellehre* (Band 6, 1821) erstmals veröffentlicht. In *Bönninghausens Therapeutischem Taschenbuch 2000* ist das Arzneimittel mit 388 Symptomen aufgeführt, davon sind 61 im dritten bis fünften Grad. Auf diesen basiert die vorliegende Charakterisierung.

Charakteristische Symptome

(polare Symptome blau)

Äußere Befunde:

Gemüt:

Schlaf:

Kopf: Verstopftheit der Ohren, Zunge belegt, Geschmacksveränderung fade

Brust: Husten trocken, Puls unverändert

Ernährung und Abdomen: Aufstoßen, Verstopfung mit Kotverhärtung, Stuhl schafskotartig

Urogenital-Bereich: Harnabgang viel

Bewegungsapparat: Drücken in Muskeln

Haut: Allgemeines: Trockenheit

Modalitäten:

Verschlimmerung: Temperaturwechsel allgemein/bei Eintritt in die Kälte, Liegen, Sitzen, Stehen, in Ruhe, Lesen allgemein/laut, Nüchtern vor Frühstück, Kauen, Zähne zusammenbeißen, Aufstoßen, äußerer Druck.

Besserung: nach Aufstehen vom Sitzen, während Bewegung, beim Gehen, nach Frühstück

Empfindungen: Betäubender Schmerz, Picken, Drücken von innen heraus, Spannen in *äußeren Teilen*, Kneifen/Stechen in *inneren Teilen*, Frost halbseitig

Besonderes: Ödematöse Schwellung äußerer Teile

Genius

Verstopfung mit Kotverhärtung, Spannen, ödematische Schwellung äusserer Teile.

< Temperaturwechsel/Eintritt in die Kälte, < Liegen/Sitzen/Stehen, > nach Aufstehen vom Sitzen, < in Ruhe, > Bewegung/Gehen < Lesen allgemein/laut, < Nüchtern vor Frühstück, > nach Frühstück, < Kauen/Zähnezusammenbeißen.

Viola odorata

Viola odorata wurde von Gross, Hahnemann und Stapf geprüft und im *Archiv für die homöopathische Heilkunst* (Band 8, 1829) erstmals veröffentlicht. In *Bönninghausens Therapeutischem Taschenbuch 2000* ist das Arzneimittel mit 202 Symptomen aufgeführt, davon sind 18 im dritten bis fünften Grad. Auf diesen basiert die vorliegende Charakterisierung. Wegen der nur geringen Anzahl an Symptomen ist die Ermittelung einer Geniussymptomatik nicht möglich.

Charakteristische Symptome

(polare Symptome blau)

Äußere Befunde:

Gemüt: Nervenschwäche. *Verstand:* Aufgeregtheit, Begreifen leichtes, Gedächtnis schwach

Schlaf: Gähnen

Kopf:

Brust: Atem leise,

Ernährung und Abdomen:

Urogenitaltrakt:

Bewegungsapparat:

Haut: Allgemeines: Trockenheit

Modalitäten:

Verschlimmerung: < Musik, < Ausatmen.

Besserung:

Empfindungen: Spannen in *äußeren Teilen*

Besonderes: Ohnmacht, Blutandrang zu einzelnen Teilen

Genius

Nervenschwäche, Aufgeregtheit.

< Erhitzung/am Feuer, < nach Bewegung/Anstrengung körperlich, < Steigen hinauf, > Steigen hinunter, < Kauen/nach Schlucken von Speisen/nach Essen, > Nüchtern vor Frühstück/beim Essen, < Alkoholika, > Reiben/Kratzen.

Anhang

Literatur

Allen TF: The Encyclopedia of pure Materia Medica, Volume 1-12, 1874. Reprint. New Delhi: Jain Publishers; 1990.

Boger CM: A Synoptic Key to Materia Medica, Reprint. New Delhi: Jain Publishers; 1998. Deutsche Übersetzung: Synoptic Key zur homöopathischen Materia Medica. Hamburg: Verlag für Homöopathie B. von der Lieth; 2007.

Boger C: Boenninghausens Characteristics and Repertory. Reprint. New Delhi: Jain Publishers; 1984.

Bönninghausen Arbeitsgemeinschaft: Bönninghausens Therapeutisches Taschenbuch, Programm für PC und Macintosh. Sinzig-Löhndorf: Bönninghausen Arbeitsgemeinschaft; 2000. (www.boenninghausen.de)

Bönninghausen Cv: Die Aphorismen des Hippokrates. Göttingen: Burgdorf; 1979.

Bönninghausen Cv: Die Körperseiten und Verwandtschaften. Münster: Druck und Verlag von Friedrich Regensberg; 1853.

Bönninghausen Cv: Kleine medizinische Schriften. Hrsg. Gypser KH. Heidelberg: Arkana; 1984.

Bönninghausen Cv: Therapeutisches Taschenbuch, revidierte Ausgabe. Hrsg. Gypser KH. Stuttgart: Sonntag; 2000.

Buchner J: Mercurius corrosivus. Allgemeine homöopathische Zeitschrift. Monatsblätter. Leipzig: Baumgärtners Buchhandlung; 1849.

Central New York State Homeopathic Society: Apis mellifica. Amerikanische Arzneiprüfungen, 1. Teil, S. 171-376. Hrsg. Hering C. Leipzig und Heidelberg: CF Winter'sche Verlagshandlung; 1857.

Clarke J: Dictionary of Practical Materia medica. Deutsche Übersetzung: Der Neue Clarke, Band 1-10. Hrsg. Grudzinski Tv und Vint P. Bielefeld: Stefanovic; 1990.

Conners CK: Conners Rating Scales (Revised), Technical Manual. Toronto: Multi Health Systems; 1997.

Dunham C: Homeopathy – The Science of Therapeutics. Delhi: Pratap Medical Publishers; o.J.

Dunham C: Lectures on Materia medica. Reprint. Delhi: Jain Publishers; 1885. Deutsche Übersetzung: Vorlesungen zur homöopathischen Materia medica. Stuttgart: Haug; 2003.

Franz E: Asa foetida. Archiv für die homöopathische Heilkunst, Band 1, S. 187-220. Leipzig: Carl Heinrich Reclam; 1822.

Franz E: Ranunculus bulbosus. Archiv für die homöopathische Heilkunst, Band 7, S. 215-219. Leipzig: Carl Heinrich Reclam; 1828.

Franz E: Ranunculus scleratus. Archiv für die homöopathische Heilkunst, Band 7, S. 215-219. Leipzig: Carl Heinrich Reclam; 1828.

Frei H: Die homöopathische Behandlung von Kindern mit ADS/ADHS. Stuttgart: Haug; 2005.

Frei H: Die Rangordnung der Symptome von Hahnemann, Bönninghausen, Hering und Kent, evaluiert anhand von 175 Kasuistiken. ZKH. 1999. 43: 143-155.

Frei H: Homöopathische Behandlung der Tonsillopharyngitiden bei Kindern. Schweiz Zeitschrift Ganzheitsmedizin. 2000; 12: 37-40.

Frei H: Homeopathy in acute otitis media in children: Treatment effect or spontaneous resolution? British Homeopathy Journal. 2001a. 90: 180-182.

Frei H: Langzeitverlauf chronischer Erkrankungen unter homöopathischer Behandlung: Eine prospektive Outcome-Studie über zwei Jahre. ZKH. 2001b; 45: 64-71.

Frei H, Everts R, von Ammon K et al.: Homeopathic treatment of children with attention deficit hyperactivity disorder – a randomised, double blind, placebo controlled trial. Eur J Ped. 2005. DOI: 10.1007/s00431-005-1735-7. 164/12: 758-767.

Frei H, Everts R, von Ammon K et al.: Randomized controlled trials of homeopathy in hyperactive children: Treatment-procedure leads to an unconventional study design. Homeopathy. 2007. 96: 35-41.

Frei H, von Ammon K, Thurneysen A: Die Polaritätsanalyse und repertoriumsspezifische Fragebogen: Wichtige Optimierungsschritte in der Arzneimittelbestimmung. ZKH. 2006a; 50: 101-115.

Frei H, von Ammon K, Thurneysen A: Optimierung des homöopathischen Behandlungskonzepts bei Kindern mit ADS/ADHS. Erfahrungsheilkunde. 2006b; 55: 177-185.

Frei H, von Ammon K, Thurneysen A: Treatment of hyperactive children: Increased efficiency trough modifications of homeopathic diagnostic procedure. Homeopathy. 2006c; 95: 163-70.

Groß G, Hahnemann F, Stapf E: Viola odorata. Archiv für die homöopathische Heilkunst, Band 8, S. 182-187. Leipzig: Carl Heinrich Reclam; 1829.

Guernsey HN: Keynotes to the Materia medica. Philadelphia: Boericke FE, Hahnemann Publishing House; 1887. Deutsche Übersetzung: Keynotes zur Materia medica. 2. Aufl. Heidelberg: Haug; 1999.

Hahnemann CFS: Agnus castus. Archiv für die homöopathische Heilkunst, Band 10, S. 177-188. Leipzig: Carl Heinrich Reclam; 1841.

Hahnemann CFS: Antimon tartaricum. Archiv für die homöopathische Heilkunst, Band 3, S. 146-194. Leipzig: Carl Heinrich Reclam; 1824

Hahnemann CFS: Cantharis vesicatoria. Archiv für die homöopathische Heilkunst, Band 13, S. 157-164. Leipzig: Carl Heinrich Reclam; 1833.

Hahnemann CFS: Coffea cruda. Archiv für die homöopathische Heilkunst, Band 2, S. 150-172. Leipzig: Carl Heinrich Reclam; 1823.

Hahnemann CFS: Gesammelte kleine Schriften. Hrsg. Schmidt JM, Kaiser D. Heidelberg: Haug; 2001.

Hahnemann CFS: Paris quadrifolia. Archiv für die

homöopathische Heilkunst, Band 8, S. 177-188. Leipzig: Carl Heinrich Reclam; 1829.

Hahnemann CFS: Psorinum. Archiv für die homöopathische Heilkunst, Band 13, S. 163-187. Leipzig: Carl Heinrich Reclam; 1833.

Hahnemann CFS: Sabina. Archiv für die homöopathische Heilkunst, Band 5, S. 151-182. Leipzig: Carl Heinrich Reclam; 1826.

Hahnemann CFS: Viola tricolor. Archiv für die homöopathische Heilkunst Band 7, S. 173-186. Leipzig: Carl Heinrich Reclam; 1828.

Hahnemann CFS: Reine Arzneimittellehre, Band 1-6, 1811-1821. Nachdruck. Heidelberg: Haug; 1996.

Hahnemann CFS: Organon der Heilkunst, Ausgabe 6B, 1842. Nachdruck. Heidelberg: Haug; 1999.

Hahnemann CFS: Die Chronischen Krankheiten, Band 1-5. 1828-1839. Nachdruck. Stuttgart: Haug; 2003.

Hahnemann CFS: Gesamte Arzneimittellehre. Alle Arzneien Hahnemanns: Reine Arzneimittellehre, Die chronischen Krankheiten und weitere Veröffentlichungen in einem Werk. Hrsg. von Lucae C, Wischner M. Stuttgart: Haug; 2007.

Haller Av: Pharmacopoea Helvetica Basiliensis. Basel; 1771.

Hartlaub D, Trinks D: Plumbum metallicum. Reine Arzneimittellehre von Hartlaub und Trinks, Band 1, S. 1-62. Leipzig: F.A. Brockhaus; 1828.

Hartlaub D, Trinks D: Secale cornutum. Annalen der homöopathischen Klinik, S. 228-252. Leipzig: Carl Heinrich Reclam; 1832.

Hartlaub D: Bovista lycoperdon. Reine Arzneimittellehre, Band 3, S. 1-36. Hrsg. Hartlaub und Trinks. Leipzig: F.A. Brockhaus; 1831.

Helbig C: Nux moschata. Heraklides. Leipzig: Druck und Verlag von Breitkopf und Härtel: 1833.

Hering C: Bromium. Neues Archiv für die homöopathische Heilkunst, Band 2, S. 109-165. Leipzig: Ludwig Schumann; 1846.

Hering C: Caladium seguinum. Archiv für die homöopathische Heilkunst, Band 11, S. 160-170. Leipzig: Carl Heinrich Reclam; 1832.

Hering C: Fluoricum acidum. Neues Archiv für homöopathische Heilkunst, Band 2, S. 100-185. Leipzig: Ludwig Schumann; 1845.

Hering C: Hahnemann's Three Rules Concerning the Rank of Symptoms. Hahnemannian Monthly. 1865. August: 5-12.

Hering C: Lachesis muta. Archiv für die homöopathische Heilkunst, Band 14, S. 170-172. Leipzig: Carl Heinrich Reclam; 1834.

Hering C: Selenium. Archiv für die homöopathische Heilkunst, Band 12, S. 192-202. Leipzig: Carl Heinrich Reclam; 1833.

Hering C: The Guiding Symptoms of our Materia Medica, Vol. 1-10, 1879. Reprint. New Delhi: Jain Publishers; 1991. Deutsche Übersetzung: Leitsymptome unserer Materia Medica. Aachen: René van Schlick;

Holzapfel K: Zur Kritik der pathognomonischen Symptome. ZKH. 2002; 46: 183-193.

Jörg J, Nenning C, Hartlaub D, Trinks D, Hartmann F: Laurocerasus. Reine Arzneimittellehre, Band 1, S. 126-200. Hrsg. Hartlaub D, Trinks D. Leipzig: F.A. Brockhaus; 1828.

Jörg J: Kali nitricum. Materialien zu einer künftigen Arzneimittellehre, S. 28-52. Leipzig: Carl Cnoblauch; 1825.

Jörg J: Valeriana officinalis. Materialien zu einer künftigen Arzneimittellehre, S. 128-157. Leipzig: Carl Cnoblauch; 1825.

Kast A, Morgenroth H: Jedes Kind kann schlafen lernen. Ratingen: Oberstebrink; 1995.

Kent JT: Kents Repertorium der homöopathischen Arzneimittel, 3 Bde. 13. Aufl. Übers. und Hrsg. Keller G und Künzli J. Heidelberg: Haug; 1993.

MacFarlan M: Symphytum officinale. The Homeopathic Physician, Band 12, S. 137. Philadelphia: 1125 Spruce Street; 1892.

Nenning C, Seidel E, Trinks D, Schreter G, und Woost W: Strontium carbonicum. Reine Arzneimittellehre, Band 3, S. 72-93. Hrsg. Hartlaub D, Trinks D. Leipzig: F.A. Brockhaus; 1831.

Rutten A, Stolper C, Lutgen R, Barthels R: Is assessment of likelihood ratio of homeopathic symptoms possible? A pilot study. Homeopathy. 2003; 92: 213-216.

Rutten A, Stolper C, Lutgen R, Barthels R: ‚Cure' as gold standard for likelihood ratio assessment: theoretical considerations. Homeopathy. 2004; 93: 78-83.

Rutten A, Stolper C, Lutgen R, Barthels R: A Bayesian perspective on the reliability of homeopathic repertories. Homeopathy. 2006; 95: 88-93.

Schreter G, Nenning C, Hausbrand E: Tabacum. Reine Arzneimittellehre, Band 3, S. 91-119. Hrsg. Hartlaub D, Trinks D. Leipzig: F.A. Brockhaus; 1831.

Schreter G, Nenning C: Millefolium. Annalen der homöopathischen Klinik, Band 4. Leipzig: Friedrich Fleischer; 1833.

Seidel E: Senega. Archiv für die homöopathische Heilkunst, Band 9, S. 175-219. Leipzig: Carl Heinrich Reclam; 1830.

Seidel E: Rhododendron chrysanthemum. Archiv für die homöopathische Heilkunst, Band 10, S. 139-187. Leipzig: Carl Heinrich Reclam; 1831.

Stapf E: Crocus sativus. Reine Arzneimittellehre, Band 1, S. 271-298. Leipzig: Carl Heinrich Reclam; 1836.

Stapf E: Sabadilla officinalis. Archiv für die homöopathische Heilkunst, Band 4, S. 119-156. Leipzig: Carl Heinrich Reclam; 1825.

Stapf E: Teucrium marum verum. Beiträge zur reinen Arzneimittellehre, S. 346-362. Leipzig: Carl Heinrich Reclam; 1836.

Steiner U: Amokoor Repertorisationsprogramm, 2007. Immensee: Steiner; 2007 (www.urssteiner.ch).

Stolper C, Rutten A, Lutgen R, Barthels R: Improving homeopathic prescription by applying epidemiological techniques: The role of likelihood ratio. Homeopathy. 2002; 91: 203-238.

Störk Av: Colchicum autumnale. Archiv für die homöopathische Heilkunst, Band 6, S. 136-170. Leipzig: Carl Heinrich Reclam; 1826.

Wahle W: Kreosotum. Archiv für die homöopathische Heilkunst, Band 16, S. 152-220. Leipzig: Carl Heinrich Reclam; 1837.

Verzeichnis der Fallbeispiele

a) akute Erkrankungen

Fragebogen	*Diagnose*	*Arzneimittel*
1. Bönninghausens Fall	Weichteilrheumatismus	Valeriana officinalis
2. Atemwege	Reizhusten	Agnus castus
3. Bewegungsapparat	Periarthritis humero-scapularis	Ledum pallustre
4. Grippale Erkrankungen	Grippe	Sabadilla
5. Allergien	Heuschnupfen	Aconitum napellus
6. HNO-Erkrankungen	Akute Otitis media	Cicuta virosa
7. Kinderkrankheiten	Scharlach	Hepar sulphuris calcarea
8. Kopfschmerzen/Schwindel	Kopfschmerzen	Crocus sativus
9. Magen-Darm-Trakt	Gastritis	Moschus
10. Nieren und Harnwege	Zystitis	Kreosotum
11. Reisekrankheit	Reisekrankheit	Laurocerasus
12. Säuglinge	Drei-Monats-Koliken	Antimonium tartaricum

b) chronische Krankheiten

13. Allgemeiner Fragebogen	Kälteurtikaria	Belladonna
14. ADS und Wahrnehmungsst.	ADS	Causticum Hahnemanni
15. Allergien	Asthma	Borax veneta
16. Bewegungsapparat	Karpaltunnel-Syndrom	Agaricus muscarius
17. Gynäkologie	Dysmenorrhoe	Ammonium carbonicum
18. Herz-Kreislauf	Palpitationen	Phosphorus
19. HNO und Atemwege	Parotitis	Nitri acidum
20. Magen-Darm-Trakt	Divertikulitis	Aurum foliatum
21. Neurologie	BNS-Krämpfe	Calcarea carbonica
22. Psychosomatik	Hyperventilationstetanien	Arsenium album
23. Schlafstörungen	Pavor nocturnus	Alumina
24. Urologie	Reizblase	Iodum

Sachverzeichnis

A

B

C

D

O

P

Q

R

S